Polster · Zugehörigkeit

P H
V

»Therapie ist zu wertvoll, um nur den Kranken vorbehalten zu sein.« Aus dieser Überzeugung hat Erving Polster, der wohl bekannteste Gestalttherapeut der Welt, die Vision einer Psychotherapie entwickelt, die die Grenzen des traditionellen therapeutischen Settings überschreitet. Die nicht allein Hilfe bei seelischen Problemen gibt, sondern Menschen Orientierung bietet, sie zu Leben und seelischem Wachstum anleitet. Polsters Psychotherapie der Zukunft will Menschen zugänglich machen, was sie so oft vermissen: Verbundenheit, Zugehörigkeit, Gemeinschaft. In der Edition GIK im Hammer Verlag sind zwei seiner Bücher erschienen, die er gemeinsam mit seiner Frau Miriam verfasst hat: »Gestalttherapie: Theorie und Praxis der integrativen Gestalttherapie« und »Das Herz der Gestalttherapie: Beiträge aus vier Jahrzehnten«.

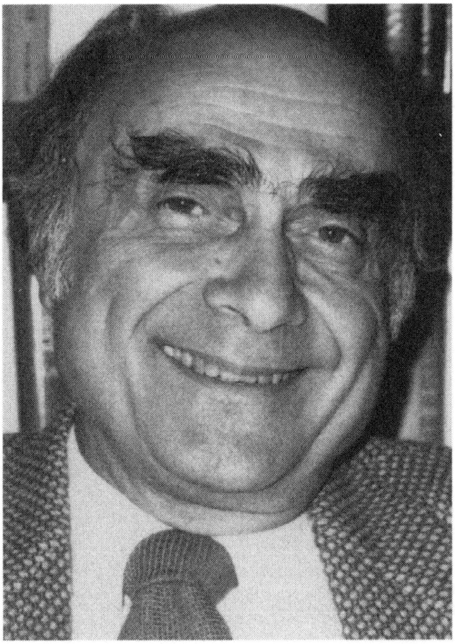

Über den Autor

Erving Polster, geboren 1922, ist Psychotherapeut und war viele Jahre Therapeutenausbilder am Gestalt Training Center in San Diego / Kalifornien.

Erving Polster

Zugehörigkeit

Eine Vision für die Psychotherapie

Aus dem Amerikanischen von
Ludger Firneburg

gik Gestalt Institut Köln
Dialogische Gestalttherapie

Peter Hammer Verlag
Eine Edition des Gestalt-Instituts Köln GIK

Originaltitel:
Uncommon ground: harmonizing psychotherapy and community to enhance everyday living, Phoenix 2006: Zeig, Tucker, & Theisen, Inc.
Aus dem Amerikanischen von Ludger Firneburg

Umschlaggestaltung: Magdalene Krumbeck
Herausgeber der Edition GIK im Peter Hammer Verlag:
Anke und Erhard Doubrawa
Satz: Edition GIK – Buchproduktion
Druck: AALEXX Buchproduktion GmbH, Großburgwedel
ISBN 978-3-7795-0233-3
www.peter-hammer-verlag.de

INHALT

GELEITWORT

Samstag, der 13. Juni 2009. 18:00 Uhr in Köln. Schnell zum Telefon gegriffen. Das ist eine gute Zeit für einen Anruf in San Diego. Dort ist es 9:00 Uhr morgens. Nicht zu früh, nicht zu spät, um mit unserer Freundin Marce zu sprechen. Zusammen haben wir bei Miriam und Erving Polster Gestalttherapie gelernt. Ende der 1980er Jahre lernten wir uns kennen, beim ersten der 4-Wochen-Workshops in La Jolla auf dem Campus der University of California San Diego. Seitdem halten wir die Verbindung. Neuerdings auch per Skype. Es hat eine ganze Weile gedauert, bis wir das mit den Telefonzeiten drin hatten. Wann rufen wir am besten bei Marce an? Wann bei Sandra in Brasilien? Und wann bei David in Australien? Tatsächlich haben wir David mehrmals aus dem Bett geworfen, mitten in der Nacht. Und dennoch haben wir dann weitertelefoniert.

Verbundenheit – Zugehörigkeit – Gemeinschaft

Für uns ist die Welt kleiner geworden, seit wir an Workshops von Miriam und Erv Polster in San Diego teilnahmen. Und wir fühlen uns viel verbundener mit der Welt, dazugehöriger. Wir sind sicher, dass das eine Folge dieser besonderen Erfahrung ist: mehrmals einen Monat mit Menschen aus der ganzen Welt verbracht zu haben. Wir lebten dort auch zusammen. In Studentenappartments auf dem Campus der Uni in La Jolla bildeten die Teilnehmerinnen und Teilnehmer der Workshops Wohngemeinschaften. Wir redeten, kochten und aßen zusammen – sangen, feierten und tanzten.

Das war gemeinschaftsstiftend. Ausdrücklich schrieben Miriam und Erv bereits 1974 über ihr »Intensive Program«:

»[Es] handelt sich um ein Vollzeit-Programm, wenn auch nur für einen begrenzten Zeitraum. ... Eine neue Gemeinschaft wird gebaut. Der Moment ihrer Erschaffung gestaltet sich wie jede Geburt und begeistert und vibriert während der ganzen Trainingsperiode ... Jeder Einzelne wird durch seine Mitstudenten genährt und unterstützt.« (Notes on the Training of Gestalt Therapists, Voices: Fall, 1974.)

Wie beneideten wir unsere kalifornischen Kolleginnen und Kollegen, als wir von Miriam und Ervs nächstem Projekt erfuhren – dem Aufbau einer

Gestalt-Gemeinschaft im südlichen Kalifornien. Neugierig lauschten wir ihren Berichten. Wie sie sich trafen. Und wo. Wann und wie regelmäßig. Und wie die Treffen abliefen. Worüber sie miteinander sprachen. *Wie* sie miteinander sprachen. Welche Rituale sie entwickelten.

Ganz neu war dieses Engagement unserer Lehrer für Gemeinschaft nicht. Schon in den 1960er Jahren hatten sie sich an Gemeinwesenprojekten beteiligt und mit Großgruppen gearbeitet. Und so findet sich bereits in ihrem ersten gemeinsamen Buch von 1973, dem Klassiker »Gestalttherapie: Theorie und Praxis der integrativen Gestalttherapie« (Edition GIK/Hammer, 2001), dieser Satz: »Therapie ist zu wertvoll, um nur den Kranken vorbehalten zu sein.«

In seinem vorliegenden – international viel beachteten – Buch »Zugehörigkeit« lädt Erv Polster nun dazu ein, den Blick darauf zu werfen, wie die Psychotherapie der Zukunft aussehen kann. Seine Vision ist, dass die Psychotherapie über die engen Grenzen der Praxisräume hinaus schreiten wird, so dass sie viel mehr Menschen erreichen kann als bisher. Die Errungenschaften der Psychotherapie werden dann allen Bereichen des menschlichen Lebens zugute kommen können: Psychotherapie der Zukunft wird nicht allein Hilfe bei seelischen Problemen geben, sondern Menschen Orientierung für ihr Leben bieten und sie zu Leben und seelischem Wachstum anleiten.

Psychotherapie der Zukunft wird – so Erv Polster – das traditionelle therapeutische Setting überschreiten und Menschen die Erfahrung von Verbundenheit und Bezogenheit ermöglichen. Sie wird ihnen das zugänglich machen, was viele schon jetzt in ihrem Leben vermissen: Gemeinschaft.

Dieses visionäre Buch ist Ermutigung und Inspiration für Psychotherapeuten. Und darüber hinaus für alle Menschen, die mit Menschen arbeiten – in Beratung, Coaching, Supervision und Seelsorge.

Wir wünschen Ihnen viel Freude und Anregung bei der Lektüre – und wir wünschen Ervs Buch, dass es die Aufmerksamkeit findet, die es verdient.

Anke und Erhard Doubrawa
GIK Gestalt-Institut Köln
www.gestalt.de • gik@gestalt.de

TO MIRIAM AND SARAH,
IMBEDDED ALWAYS IN ME.

VORWORT

Dieses Buch spiegelt die bemerkenswerte Wiederkehr eines Themas wider, mit dem ich mich vor vielen Jahren bereits zu beschäftigen angefangen hatte, das ich dann aber aufgrund der größeren Dringlichkeit anderer beruflicher Aktivitäten hintanstellen musste. Bei der Durchsicht früherer Schriften und Arbeiten fiel mir auf, dass ich unbewusst schon vor langer Zeit begonnen habe, was ich hier nun ausführen und weiterentwickeln werde. Vielleicht geht es uns auf die eine oder andere Weise allen so: wir spielen die Themen des Lebens durch, wieder und wieder, und verändern dabei zwar die Bilder, aber im Grunde ist es dasselbe Denken und Fühlen wie eh und je. Vor 36 Jahren, 1972, schrieb ich über die Ausweitung der Psychotherapie in den Bereich der gemeinschaftlichen Erfahrung, die über die Möglichkeiten und Herausforderungen einer psychotherapeutischen Praxis hinausgeht und sich Menschen in ihrem täglichen Leben öffnet. Damals schrieb ich:

> Gegenwärtig entwickeln die Psychotherapeuten und ihre Kollegen aus benachbarten Gebieten eine populäre Form von Psychotherapie. Damit meine ich eine Psychotherapie, die über den einzelnen Klienten und das übliche Praxis-Setting hinausgeht und sich der Gemeinschaft als Ganzes zuwendet ... Wir wollten die Menschen nur »heilen«, bis uns klar wurde, dass der Begriff »krank« offensichtlich nicht ausreichte, um die meisten Menschen, mit denen wir arbeiteten, zu bezeichnen. ... Immer mehr neue Menschen kamen, die bessere Lebensformen suchten; sie dachten nur wenig an Behandlung und viel an Selbstverbesserung und -entdeckung. Erregung als Motivation gewann immer mehr an Bedeutung. Die Formen der Interaktion führten zu großer Erregung, führten zu Erfahrungen ursprünglicher Vertrautheit ... führt der nächste soziologische Schritt nicht nur über die »Heilung«, sondern auch noch über die persönliche »Entwicklung« hinaus zur Entwicklung eines neuen gesellschaftlichen Klimas.

Das war 1972, als sich zeigte, dass Therapie zu wertvoll ist, um nur den Kranken vorbehalten zu sein. Diese Erkenntnis habe ich hier mit dem Thema der lebenslangen Anleitung und Begleitung im täglichen Leben verbunden, und durch die in der Gesellschaft insgesamt gestiegene Öffnung gegenüber der Psychotherapie erfährt diese Verbindung eine besondere Belebung. Die Psychotherapie hat viel dafür getan, die Lebenserfahrung von Menschen persönlicher werden zu lassen, die Kommunikation offener zu machen, persönliche Bewusstheit zu steigern und durch die Arbeit mit großen Gruppen einen Raum für zwischenmenschliche Erfahrung bereitzustellen. Dieses Buch ist eine Antwort auf das allgemeine Verlangen nach Zugehörigkeit und persönlicher Weiterentwicklung, auch mit Blick auf religiöse Dimensionen und das sine qua non der psychotherapeutischen Grundhaltung und Verfahrensweisen.

Von wachsender Bedeutung ist die Erkenntnis, dass eine rein individuelle Psychotherapie, so weit sie heute auch verbreitet sein mag, niemals ausreichen wird, um das ganze Spektrum menschlicher Bedürfnisse in diesem Bereich abzudecken. Zu recht richtet sich die Kritik an der Begrenzung psychotherapeutischer Angebote vor allem gegen das öffentliche Gesundheitssystem, und sicherlich wollen die Krankenversicherungen die Kosten eines der Nachfrage angemessenen psychotherapeutischen Angebots nicht übernehmen. Aber selbst wenn man sich vorstellt, dass diese Kosten in voller Höhe übernommen würden, könnte das menschliche Bedürfnis nach persönlicher Anleitung und Begleitung niemals auf einer Eins-zu-eins-Basis befriedigt werden. Es gibt schlicht zu viele Menschen und zu wenige Therapeuten, um diesen Bedürfnissen in der Einzeltherapie oder auch in kleinen Gruppen zu begegnen. Ebenso schwer wiegt jedoch der Einwand, dass im bekannten Szenario der Einzeltherapie noch ein anderes, entscheidendes Element fehlt, ohne das keine Gesellschaft existieren kann. Die Einzeltherapie fördert weder das Gefühl der Zugehörigkeit, das immer da entsteht, wo Menschen Gemeinschaften bilden, noch den damit verbundenen Sinn für Kontinuität. Die Gemeinschaften, die ich in diesem Buch als Life Focus Communities bezeichne, könnten mit geringem finanziellen Aufwand und in großer Zahl dadurch ermöglicht werden, dass sich Menschen über einen unbegrenzten Zeitraum regelmäßig in einer Atmosphäre persönlicher Vertrautheit treffen.

Um dies zu erreichen, möchte ich eine Reihe von förderlichen Prinzipien und Verfahrensweisen anbieten und damit neue Möglichkeiten aufzeigen, die schon lange in der Gesellschaft als Ganzes, insbesondere aber im psychotherapeutischen Feld geschlummert haben. Die professionellen Entwicklungsstränge psychotherapeutischer Verfahren und Perspektiven verbinden sich mit sozialen Bedürfnissen und erfordern ein neues Paradigma der persönlichen Entwicklung – gerade im Hinblick auf die Gestaltung des täglichen Lebens und auf die Frage, wie die psychotherapeutische Weisheit, die das letzte Jahrhundert kennzeichnet, mit Sinn und Bedeutung gefüllt werden kann. Ich lade den Leser ein, mich bei der Betrachtung dieser Möglichkeiten zu begleiten.

Während ich dieses Buch schrieb, hatte ich die Freude, von vielen Freunden, die an diesem Prozess interessiert waren, begleitet zu werden, und manche von ihnen boten mir an, einzelne Abschnitte des wachsenden Manuskripts zu lesen. Sie haben mir nicht nur wertvolle Hinweise in Bezug auf Klarheit, Zweck und Struktur dieses Buches gegeben, sondern mich auch in einer bestimmten Weise begleitet und so dazu beigetragen, dass das, was ansonsten vielleicht in isolierter Weise entstanden wäre, lebendig werden konnte. Besonders bedanken möchte ich mich bei Gay Parnell, Natasha Josefowitz, Jean Weissman, Milton Richlin, Herman Gadon, Joe Fisch, Marshall und Leila Taylor, Vincent Felitti, Sharon Grodner, John Reis, Roy Resnikoff, Rich Hycner, Joan Cole, Michael Yapko, Joe Barber und Dick Webber.

Besonders dankbar bin ich Rose Lee Josephson, die nicht nur meine Lebenspartnerin ist, sondern auch ein sehr genaues Gespür für Sprache und Organisation hat und die die Bereitschaft und die Geduld hatte, jeden einzelnen meiner Gedanken zu erwägen, den ich ihr in Bezug auf das Manuskript vortrug. Sehr viel verdanke ich auch Suzi Tucker, der warmherzigsten und verständnisvollsten Herausgeberin, sanft in der Kommunikation, mit klarem Blick und von einer besonderen Fähigkeit, das Gefühl von Gegenseitigkeit zu vermitteln. Mit dem Verleger Jeffrey Zeig verbindet mich eine lange Geschichte der Freundschaft und Wertschätzung; ihm danke ich vor allem für seine Fähigkeit, Menschlichkeit und Produktivität miteinander zu verbinden.

TEIL 1
DAS HEILIGE UND DAS WELTLICHE

1
EINE THERAPIE DES MENSCHEN

Die Psychotherapie stellt nicht nur eine der großen medizinischen Neuerungen des 20. Jahrhunderts dar, sondern hat sich bis heute deutlich darüber hinaus entwickelt. Ursprünglich auf die Behandlung seelischer Störungen fokussiert, ist sie ohne bewusste Intention dazu übergegangen, das Bedürfnis vieler Menschen nach Orientierung und Hilfestellung für ihr Leben und ihre Existenz zu befriedigen. Der Einfluss der Psychotherapie ist in allen kulturellen Bereichen sichtbar: in der Bildung, in partnerschaftlichen und familiären Beziehungen, in der Erziehung, in der Funktionsweise von Organisationen, in der Werbung, in den Inhalten von Literatur, Malerei, Musik und Film sowie in zahlreichen anderen Lebensbereichen. Ja selbst bei den großen Religionen, die den Menschen von jeher als Orientierungshilfe dienten, ist ihr Einfluss in verschiedenen Bereichen erkennbar.

Vor etwas mehr als 100 Jahren war kaum bekannt, dass der Anstoß für die vielleicht größte Umwälzung westlicher Religionen seit der Reformation von Sigmund Freud ausgegangen war. Das mag übertrieben klingen, wenn man Ereignisse und Entwicklungen wie etwa das 2. Vatikanische Konzil, die Ausbreitung der Mormonenbewegung, die Zunahme evangelikaler Gruppen im Fernsehen [der USA] oder andere bemerkenswerte religiöse Entwicklungen mit in Betracht zieht. Obwohl die medizinische Bedeutung der Psychoanalyse zunächst sehr viel größer war, als ihr kultureller Einfluss, zeigte sich dieser doch zunehmend dadurch, dass Freud mit der Psychoanalyse ein Instrument entdeckt hatte, das einen Blick in das Innere des Menschen ermöglichte. Auf diese Weise entstand eine neue Grundlage für veränderte Perspektiven, die bis dahin fast ausschließlich von der Religion dominiert wurden. Jahrhundertelang betrachteten die Menschen der westlichen Welt ihr Leben und ihre Existenz in Begriffen, die vor allem durch die religiöse Weltanschauung der jüdisch-christlichen Traditionen geprägt wurden. In Kirchen und Synagogen wurde ihnen in Predigten und liturgischen Rezitationen ein religiöses Verständnis der Seele vermittelt. Die zehn Gebote und andere Maximen wie etwa: »Liebe deinen Nächsten wie dich selbst«, »Selig sind die Sanftmütigen, denn sie werden die Erde besitzen" oder »Wenn dich einer auf die rechte Wange schlägt, so halte ihm auch die linke hin" waren die Leitbilder des praktischen und moralischen Bewusstseins. Wir haben unser Verhältnis zum Tod erforscht und durch die Erwartung eines jenseitigen Lebens verändert. Wir haben uns zu einer gemeinschaftlichen Gottesverehrung zusammengefunden, und für viele von uns ist in solchen religiösen Gemeinschaften eine neue Heimat entstanden.

Im Laufe der Geschichte entwickeln sich immer wieder solche Gelegenheiten, und die Bereitschaft, den Rahmen der bekannten und vertrauten religiösen Formen zu durchbrechen, wächst. Wenn das geschieht, befinden wir uns immer auf neuem, unbekanntem Terrain. Vielleicht ist für die moderne Psychotherapie eine solche Zeit angebrochen, eine Zeit, in der das allgemeine Bedürfnis nach dem, was das Feld zu bieten hat, über den vertrauten Rahmen der privaten Therapie hinaus weist. Deshalb schwebt mir die Bildung dauerhafter »Life Focus Communities« vor Augen, die sich in der Bewältigung des täglichen Lebens an Prinzipien und Prozessen orientieren, die den Erkenntnissen der Psychotherapie entspringen.

Life Focus Communities

Was der modernen Psychotherapie fehlt, betrifft meines Erachtens mehr ihre Form als ihren Inhalt. Die große Vielfalt unterschiedlicher Therapieansätze verspricht den Klienten eine entsprechend große Bandbreite an Hilfsangeboten. Um mehr anzubieten, als eine zeitlich begrenzte und zweckgebundene Psychotherapie, müsste die gegenwärtige Funktion von Therapie einen grundlegenden Wandel erfahren. Life Focus Communities schaffen eine neuartige Basis und eröffnen damit neue Möglichkeiten einer religiös anmutenden Sinngebung, bleiben aber gleichzeitig dem originären Verständnis und der Handlungsweise der Psychotherapie treu. Um dies zu erreichen, müssen wir unsere auf das Individuum fokussierte Denkweise erweitern und den Aspekt der Gemeinschaft mit einbeziehen, der jedem individuellen Leben dauerhaft und unsichtbar innewohnt. Was die Bedeutung der Bedürfnisse größerer Gruppierungen angeht, herrscht unter Psychologen weitgehend Einigkeit; allerdings haben solche Gruppierungen in der Regel keine lebenslange Kontinuität. Ein Hindernis bei der Initiierung solcher Gruppen ist die Überschneidung von Psychotherapie einerseits, und den vertrauteren, gemeinschaftlich formulierten Zielen der Religion andererseits, was bei vielen Therapeuten ein Stirnrunzeln hervorruft, weil sie darin einen Aberglauben sehen, den sie nicht akzeptieren können. Sie verneinen den Glauben an ein Jenseits. Sie verneinen den Antropomorphismus, der Menschen dazu bringt, an Gott zu glauben. Und vor allem kritisieren sie die damit häufig einhergehende institutionelle und moralische Rigidität.

All diese Einwände sind Ausdruck einer gesunden Skepsis. Dennoch gilt es zu verstehen, dass Religion sich nicht durch bestimmte moralische Prinzipien definiert. Auch bedarf sie weder eines Gottes noch einer institutionellen Beständigkeit. Ob der Prozess aufbauend oder zerstörend ist, ob er rigide oder flexibel, zeitlich begrenzt oder von großer Dauer ist, sagt etwas über die Qualität einer Religion aus, nicht aber darüber, ob dieser Prozess eine Religion ist, oder nicht. Die etymologische Bedeutung des Wortes Religion (zusammenbinden) bezieht sich auf einen lebenslangen Prozess von Gedanken und Übungen, die das Ziel verfolgen, ein Gefühl der Verbundenheit mit anderen Menschen und dem Universum zu entwickeln, in dem wir leben und aus dem wir Hinweise erhalten können, wie wir unser Leben am besten gestalten. Die gewaltige Herausforderung für den Menschen besteht darin, die einzelnen Elemente des ursprünglichen und beständig durchscheinenden Chaos in eine Ordnung zu bringen. Dies ist eine permanente Aufgabe, die unserer angeborenen Sehnsucht nach Verbundenheit entspringt. Hierzu gehören auch die kulturellen und neurologischen Motive, die unsere Sehnsucht zu einer existenziellen Maxime werden lassen.

Übergang

Schon jetzt hat die Psychotherapie die Tendenz, sich stärker als früher an der Gemeinschaft zu orientieren. Ob sie dazu beitragen wird, dieses starke kulturelle Bedürfnis zu befriedigen, oder nicht, bleibt abzuwarten. Doch der Übergang von einem individualtherapeutischen und ursprünglich esoterischen Engagement hin zu einer gemeinschaftlichen Dimension ist bereits im Gange. Das Aufkommen der Gruppentherapie in den fünfziger Jahren, die das psychotherapeutische Repertoire um den unterstützenden Einfluss nicht-professioneller Gruppenmitglieder erweiterte, war bereits ein großer Schritt in diese Richtung. Und die Entstehung kleiner, lebendiger Gemeinschaften schuf den Boden für die Erweiterung der vertrauten klinischen Praxis.

Bald danach entstanden die sogenannten Encounter- und Sensitivity-Gruppen. Als Miriam Polster und ich 1973 zu der Auffassung gelangten, dass Psychotherapie zu kostbar sei, um den Kranken vorbehalten zu bleiben, schrieben wir über die Encountergruppen-Bewegung:

> Immer mehr neue Menschen kamen, die bessere Lebensformen suchten; sie dachten nur wenig an Behandlung und viel an Selbstverbesse-

> rung und -entdeckung. Erregung als Motivation gewann immer mehr an Bedeutung. Die Formen der Interaktion führten zu großer Erregung, führten zu Erfahrungen ursprünglicher Vertrautheit, die tief und warm waren, zwischen Menschen, die sonst Fremde oder nur oberflächliche Bekannte geblieben wären. (S. 36.)

Die Form der Encountergruppe, in der Menschen ihresgleichen begegnen und sich gegenseitig unterstützen, brachte eine neue Art von Gemeinsamkeit hervor, die wiederum den Weg für ein weiteres, populäres Phänomen ebnete: die Selbsthilfegruppen. Zugegeben, Selbsthilfegruppen unterscheiden sich deutlich von dem, was wir gemeinhin mit Psychotherapie verbinden. Was in ihrer bemerkenswerten Verbreitung jedoch auffällt ist, dass die psychotherapeutische Vision geplanter Möglichkeiten der Anleitung und Unterstützung ein weit verbreitetes menschliches Bedürfnis anspricht.

Die wachsende Zahl derer, die sich in Selbsthilfegruppen engagieren, ist beeindruckend. 1990 erfasste Richard Higgins in einer Studie, dass 15 Millionen Amerikaner sich 500.000 mal in 200 verschiedenen Gruppen trafen, die nach einem 12-Schritte-Programm arbeiteten. 1993 zählte Alfred Katz 750 000 Treffen von Selbsthilfegruppen. Und 2005 waren bei der Mental Health Association allein im Bereich San Diego County 600 Selbsthilfegruppen gelistet. Edward Madara (1999) berichtet, dass insgesamt 18,1 Prozent aller Amerikaner bereits an Selbsthilfegruppen teilgenommen haben, allein im Jahr 1996 waren es 7,1 Prozent. Er hat ausgerechnet, dass die Zahl der unterschiedlichen Arten von Selbsthilfegruppen von 332 im Jahr 1986 auf 703 im Jahr 1998 angestiegen ist.

Darüber hinaus gab es in den letzten Jahren eine Reihe weiterer Anzeichen dafür, dass die Psychotherapie ihre Fokussierung auf die Einzelbehandlung bestimmter Störungen zugunsten einer stärkeren öffentlichen Aufmerksamkeit erweitert hat. Im Jahr 2005 widmete die Zeitschrift Time Magazine einen großen Teil ihrer Januarausgabe der »Neuen Wissenschaft vom Glück« und beschrieb darin den wachsenden Einfluss der psychologischen Berufe auf das gesellschaftliche Leben. Das Magazin würdigte die kulturelle Bedeutung der Psychologen Martin Seligman, Ray Fowler und Mihaly Csikszentmihalyi, die für ihre Forschungsarbeiten zum Thema Glück ausgezeichnet wurden. Ihr genaues Verständnis der Problematik psychologischer Leitbilder ist weit mehr als nur ein schwaches Licht am Horizont. Seligman, der das Alltagsverhalten von Menschen erforscht, experimentierte in Versuchsgruppen mit Übungen zur Steigerung von Altruismus und Dankbarkeit und stellte dabei fest, dass jede dieser Übungen das Glücksgefühl der Versuchsteilnehmer messbar steigerte. Hinsichtlich der günstigen Auswirkungen seiner Übungen stellt er fest, dass sie ohne kontinuierliche Praxis verschwinden bzw. ausbleiben. Seligman, früher Präsident der American Psychological Association und Wegbereiter der Entwicklung begleiteter Gruppen von unbefristeter Dauer, ging noch einen Schritt weiter und kreierte eine Webseite, auf der er einen Reflective Happiness Plan anbietet. Der Besucher kann persönliche Anliegen per E-Mail schicken und bekommt daraufhin entsprechende Übungen genannt.

In einem anderen Artikel »The Soul of the Exurb« (New York Times Magazine, 27. März 2005) beschreibt Jonathan Mahler das enorme Wachstum einer Kirche in Surprise, Arizona. Der Pastor, Lee McFarland, griff auf psychotherapeutische Methoden zurück und installierte kleine Gruppen, die nach und nach zu einem prägenden Element seiner Kirche wurden. McFarland beschäftigte sich mit dem Problem, dass viele Mitglieder der Kirche eher Zuschauer als aktive Gemeindeglieder sind und suchte nach einem Weg, diesen Menschen tiefergehende Erfahrungen in und mit der Kirche zu ermöglichen. Deshalb versuchte er, solche Erfahrungen mit dem alltäglichen Leben seiner Gemeindeglieder zu verbinden und ihnen zu helfen, ihre Beziehungen zueinander zu erweitern. In dem Artikel heißt es: »Die meisten Christen, die von sich sagen, dass sie sich durch die Zugehörigkeit zu ihrer Kirche verändert haben, schreiben diese Tatsache nicht den Predigten ihres Pfarrers zu, sondern den kleinen Gruppen, denen sie angehören ... wo Menschen einander von ihren tiefsten Ängsten und Hoffnungen erzählen« (S. 36).

Die Zurückhaltung der Psychotherapie bei der Bildung von Beziehungsgemeinschaften zur Förderung des persönlichen Wohlbefindens ist das fehlende Bindeglied in ihrer bisherigen Weiterentwicklung. Die Konzentration auf die kausalen Zusammenhänge von Störungen sowie auf die Behandlung von Patienten hat die Psychotherapie davon abgehalten, die Anwendung ihrer Erkenntnisse und Methoden auch auf die Bedürfnisse gesunder Menschen auszuweiten, also auf all jene, die ein »ganz normales« Leben führen. Sie übersah dabei die Verantwortung, die – historisch betrachtet – immer der Religion zufiel, nämlich die dauerhafte psychologische Begleitung der Menschen als Gemeinschaft oder Gesamtheit. Doch inzwischen können wir eine Veränderung feststellen, und ich glaube, dass wir, ohne unsere vertraute und notwendige Einzelpsychotherapie aufzugeben, einer neuen Epoche in der Geschichte der Psychotherapie entgegensehen. Dem Beispiel der Religion folgend können wir Psychotherapeuten unser Selbstverständnis und unseren Auftrag erweitern und erneuern, indem wir die Grundzüge des religiösen Prozesses in die Begleitung gewöhnlicher Menschen in ihrem alltäglichen Leben einfließen lassen.

Die Idee des Heiligen

Ein wichtiger Schritt in Richtung einer lebenslangen gemeinschaftlichen Begleitung, wie ich sie mir vorstelle, besteht in der Aussöhnung zwischen dem Heiligen und dem Weltlichen. Weltlich ist das, was jeden Tag geschieht. Gehen, reden, singen, spielen, weinen: all das geschieht immer und immer wieder.

Das Heilige hingegen, ist eine besondere Erfahrung, die meistens mit religiösem Erleben assoziiert wird. Um das Heilige noch klarer in den Bereich der Psychotherapie zu bringen, ist es allerdings notwendig, eine neue Definition anzubieten, also zu sagen, was das Heilige eigentlich ausmacht. Ein wesentlicher Bestandteil seiner komplexen Natur ist die Verstärkung der Aufmerksamkeit auf das persönliche Erleben. Durch diese Verstärkung der Aufmerksamkeit kann das Erleben über die unausweichliche Erfahrung des Aufeinander-Folgens hinausgehoben werden, die den Fluss des Lebens kennzeichnet. Unter bestimmten Umständen kann man ein Gefühl für diese Heiligkeit entwickeln, vor allem dann, wenn Erfahrungen etwas besonders Außergewöhnliches an sich haben. Solche Erfahrungen haben einen ausgesprochen hohen persönlichen Wert und sind von anderen, ähnlich wertvollen Erfahrungen nur schwer zu unterscheiden. Ich möchte einige der Bedingungen aufzeigen, die erfüllt sein müssen, um die bedeutende Rolle ermessen zu können, die eine neu definierte Heiligkeit innerhalb des psychotherapeutischen Repertoires spielt, das im allgemeinen als durchweg weltlich betrachtet wird.

Bevor wir das Heilige neu definieren (Kapitel 2-3), müssen wir uns klarmachen, dass Heiliges und Weltliches immer miteinander verwoben waren. Das Vorhandensein einer gemeinsamen Basis zeigt sich zum Beispiel darin, dass das religiöse Wort heilig [holy] mit dem Wort heil bzw. ganz [whole] verwandt ist, das in der Psychologie des 20. Jahrhunderts eine herausragende Bedeutung hatte. Das Oxford Universal Dictionary definiert beide als von gesund [hale; deutsch:heil] und heilend [healing] abstammend.

In der Religion beschreibt heilig das Gott Geweihte oder - Gewidmete; es ist auf erhabene Weise von der normalen Alltagserfahrung getrennt. In der Psychologie, zumindest seit den frühen Gestalt-Lerntheoretikern, ist Ganzheit eine genetische Errungenschaft des menschlichen Organisationsprozesses, durch den unterschiedliche Einzelelemente der Wahrnehmung zu einer Einheit zusammengefasst werden. Dieses reflexive Schaffen von Ganzheiten ist für das menschliche Sein von so essentieller Bedeutung, dass es nicht nur in den simplen Wahrnehmungsprozessen deutlich wird, die von den frühen Gestalt-Lerntheoretikern beschrieben wurden, sondern auch in den komplexen Zusammenhängen, die es uns ermöglichen, eine »ganze« Person zu sein. Diesen Prozess werde ich in den Kapiteln 8 bis 12 ausführlich beschreiben.

Es herrscht weitgehend Einigkeit darüber, dass zu einem gesunden Leben die Fähigkeit gehört, verschiedene – häufig auch scheinbar gegensätzliche – Aspekte unserer Persönlichkeit so zu integrieren, dass ein einheitliches Selbstgefühl entstehen kann. Zu lügen ist beispielsweise nicht nur eine Verletzung gängiger Moralvorstellungen oder unvereinbar mit dem Anspruch, anderen Menschen gegenüber vertrauenswürdig zu sein, es führt auch zu einer inneren Fragmentierung. Von Kierkegaards Idee »Reinheit des Herzens bedeutet, nur Eines zu wollen« bis hin zu Kurt Vonneguts »Alle Wege führen dich zu dem, was für dich gerade ansteht« gibt es eine auffallende Erkenntnis des beständigen Bestrebens, in einem unbeugsamen Universum das Gefühl persönlicher Einheit herzustellen. Ob wir das Wort heil oder heilig bevorzugen – beide bringen auf ihre Weise den Drang des Menschen zum Ausdruck, eins zu sein – mit sich selbst und in Beziehung zur Welt als einem Ganzen. Zweifellos hat die Idee des Heiligen und ihre Beziehung zu der durch Gott erfahrenen Ganzheitlichkeit über die Jahrhunderte diesem Zweck gedient und tut dies noch immer. Die Verbindung zwischen Heiligkeit und Gott, Kirche und Gottesdienst ist eine sehr bezwingende Konstruktion, aber die menschliche Vielseitigkeit erlaubt eine noch viel offenere Perspektive, in der deutlich wird, dass Gott nicht der einzige Bezugsrahmen für die Erfahrung des Heiligen ist.

Angesichts dessen, dass Gott so tief in unserer Kultur – und vielleicht sogar in unserem neuronalen System – verwurzelt ist, ist es gar nicht so einfach, ihm etwas entgegenzusetzen. Obwohl jene, die die Einheit mit Gott erleben, häufig glauben, diese Erfahrung sei mit nichts vergleichbar, tut es der Schönheit und dem Wert ihrer Erfahrung keinen Abbruch, wenn man anerkennt, dass sich diese unteilbare Einheit auch in anderen Beziehungen einstellen kann. Eine gemeinschaftlich anerkannte Autorität wie etwa ein Elternteil, ein weiser Mensch, eine charismatische Persönlichkeit oder die Gemeinschaft selbst können unter besonders intensiv erlebten Umständen ähnliche Gefühle von Einheit vermitteln. Vielleicht kann eine solche, auf neue Weise geheiligte Andersheit nicht dieselben faszinierenden Vorstellungen und Bilderwelten hervorbringen, wie die Beziehung zu Gott, aber sie verspricht durchaus eine intime und fesselnde Erfahrung von Einheit. Die von mir erwähnten Life Focus Communities können dauerhafte, verbindende und anregende Beziehungen ermöglichen, die sich durch eine relativ hohe Verlässlichkeit auszeichnen.

Die Frage, ob Gott existiert, oder nicht, entzieht sich den Bereichen von Psychologie und Neurologie. Aber ungeachtet der Antwort, stellt der Glaube an Gott einen außerordentlich schöpferischen Akt des Menschen dar und ist vielleicht die fesselndste Poesie aller Zeiten. Ich spreche von Poesie, weil Gott ein Bild ist, das Raum und Klarheit schafft – als Quelle einer Vielzahl von Geschichten, als Erhebung des menschlichen Geistes, als Versuch, sich der Wahrheit – über die gewöhnlichen Ausdrucksmöglichkeiten hinaus – anzunähern und als anthropomorphes Modell für die natürliche Frage nach Anfang und Ende. Gott steht auch für eine jedem Menschen jederzeit zugängliche Beziehung sowie einen metaphorischen Hinweis auf unsere Stellung im Universum. Ob diese Idee nun die reine Wahrheit enthält, oder nicht: sie kann uns etwas über das Leben verraten und unsere Lebenswege erhellen. Ich glaube jedoch, dass die Sehnsucht nach einer allgegenwärtigen und unteilbaren Andersheit, die dieser Poesie zugrunde liegt, nicht nur durch das Konzept Gott, sondern auch in anderen Beziehungsdimensionen erfüllt werden kann. Das heißt, auch wenn Gott das vorrangige Medium einer anthropomorphen Repräsentation zwischen Selbst und Anderen darstellt, gibt es daneben auch irdische gemeinschaftliche und psychologische Möglichkeiten, diese zum Ausdruck zu bringen.

Als poetisches Werk akzentuiert die Erfahrung des Heiligen unser Gefühl, was uns im Leben wirklich wichtig ist und verwandelt unklare Bedürfnisse in die Anbindung an eine klare Orientierung. Sie wird zu einer Kurzformel für die Kennzeichnung unseres Lebensweges und die Wertschätzung der Welt, in der wir leben. Die religiöse Färbung dieser Idee hat ihr einen fast übernatürlichen Nimbus verliehen. Für Christen äußert sich diese heilige Anbindung an ein Orientierung und Halt gebendes Leben in der Geburt Jesu, im Kreuz und dem damit verbundenen Hinweis auf Unsterblichkeit, in den Zehn Geboten und der daraus entstandenen sozialen Übereinkunft, der Registrierung des Lebens während der Messe und im Ritual der Taufe.

Doch die Erfahrung des Heiligen geht über den Bereich des Religiösen hinaus. Jeder von uns erschafft auch in seinem weltlichen Leben seine eigene Art, Heiligkeit zu erleben. Meine Art von Heiligkeit beinhaltet zum Beispiel eine Kneipe in der Stadt, wo ich studiert und wo ich mit meinen Kommilitonen manchmal getrunken und gelacht habe, den Anblick meiner schlafenden Kinder, eine Lederjacke, die ich im Zweiten Weltkrieg trug, den Ort, an dem wir mit den Kindern regelmäßig die Ferien verbrachten, die Gegend, in der ich groß wurde und das Gefühl, das mich überkam, wenn ich meine Frau lachen hörte. Ein farbenprächtiger Sonnenuntergang, die Aussicht von einem Berggipfel, der anmutige Stolz einer Ballett-Tänzerin – all das hat Qualitäten des Heiligen und berührt den scheuen Charakter menschlicher Vollkommenheit. Die Anerkennung solcher Erfahrungen als etwas Heiliges macht unser Leben auf eine gewisse Art erhaben; das erlebt wohl jeder Mensch von Zeit zu Zeit.

Die Institutionalisierung der Heiligung persönlichen Erlebens durch religiöse Gruppen hat in hohem Maß zur Spaltung zwischen Heiligem und Weltlichem beigetragen. Ohne eine derartige Formalisierung verblasst diese Unterscheidung jedoch, und die Psychotherapie spielt sich häufig in genau diesem Zwischenbereich ab. Zwar beginnt sie in der Regel mit einem ganz gewöhnlichen Gespräch, doch das Gewicht der gesprochenen Worte wächst in dem Maße, wie sich darin das Leben des Erzählers entfaltet und führt sie zu jener tieferen Qualität persönlicher Erfahrung, die das Heilige ausmacht. Der Wechsel und schließlich das Zusammentreffen von Gewöhnlichem und Erhabenem ist ein charakteristisches Element des therapeutischen Repertoires, das die scharfsinnige und weltliche Professionalität des Therapeuten um die Tiefe und Hingabe des Heiligen bereichert.

Sowohl die Religion als auch die Psychotherapie, wie ich sie mir vorstelle, erweitern diese natürliche Heiligung, indem sie die Qualität der in Abständen auftretenden persönlich wertvollen Erfahrungen in ein verlässliches System der Heiligung unseres Lebens überführen. Die Religion überlässt die Erfahrung des Heiligen nicht jenen vereinzelten Momenten, in denen das Leben auf die erwähnte erhabene Stufe gehoben wird. Ebenso wenig gilt dies für die von mir vorgeschlagenen Life Focus Communities. Die Eigenschaft der Heiligkeit schafft die Möglichkeit, nicht nur dem »Leben im allgemeinen«, sondern dem Leben selbst, in unterschiedlichen Aspekten und auf konsequente Weise Aufmerksamkeit zu schenken. Über diese unbezwingbaren und durchaus anspruchsvollen Herausforderungen eines Lebens von Augenblick zu Augenblick hinauszublicken und die lebensbejahende Qualität solcher Ereignisse zu erkennen, sät Herzensgüte und hilft uns, mit der seltsamen und offensichtlichen Tatsache fertig zu werden, dass wir nicht nur fühlen und uns verhalten, sondern unsere Lebendigkeit auch spüren.

Eingebettet in dieses Konzept des Spürbar-Lebendig-Werdens ist Freuds

Dramatisierung des unbewussten Prozesses und damit jener Aspekte des Menschen, die von gesellschaftlichen Zwängen in Schach gehalten werden. Das widerspenstige Unbewusste, das Freud aufdeckte, wurde zu einer Gegenkraft gegen alte religiöse Vorstellungen von Gehorsam gegenüber den Eltern, Sexualität, Glaube an Gott und viele andere, weithin als bedeutsam anerkannte, Lebensaspekte. Und obwohl Luther bereits mit Nachdruck auf die Wichtigkeit einer individuellen Beziehung zu Gott hingewiesen hatte, blieb dessen dezentralisierender Einfluss, gemessen an Freuds gigantischem Sprung in die Geheimnisse des individuellen Geistes, vergleichsweise gering. Vielleicht bestand das beste Instrument der Psychoanalyse darin, dass Freud seinen Patienten und ihren Grundbedürfnissen über einen längeren Zeitraum seine ungeteilte Aufmerksamkeit widmete. Die Analyse bot diesen Menschen die Möglichkeit einer tiefen Beziehung, die keiner langwierigen Entwicklung bedurfte; sie brachte die intimsten Geschichten ihres Lebens zum Vorschein und versprach seelisches Abenteuer, Trost zur rechten Zeit, milde Konfrontation, Begleitung bei praktischen Problemlösungsversuchen und neue moralische Erkenntnisse. Niemals im Laufe der Geschichte wurde den Bedürfnissen einzelner Menschen so viel Aufmerksamkeit geschenkt. Ich erinnere mich an die Befriedigung, die ich verspürte, als mir während meiner ersten Analysesitzungen jemand auf eine Weise zuhörte, die ich noch nie zuvor erlebt hatte. Der Analytiker sagte nicht viel, aber alles, was er sagte, zeigte mir, dass er mir intensiv und zugewandt zuhörte. Diese Hervorhebung der persönlichen Erfahrung des Einzelnen stand in krassem Gegensatz zu den weitgehend verallgemeinerten Vorgehensweisen westlicher Religionen.

Lebensmaximen

Trotz des frühen esoterischen Nimbus, der die psychologische Erforschung der Tiefe menschlicher Erfahrung umgab, bestand das eigentliche Ziel der Psychotherapie immer darin, klare und verlässliche Lebensmaximen zu finden. Dabei bewegt sie sich stärker an der Oberfläche des Lebens, also oberhalb der exotischen Suche nach den Unterströmungen der menschlichen Seele. Ungeachtet der offensichtlichen Tiefe jedes menschlichen Lebens ist die Oberfläche der Ort, an dem die Menschen das ihnen vertraute Leben führen. Sie arbeiten, sie spielen, sie versuchen zurecht zu kommen. Sie leben in Familien, lassen sich auf Liebesbeziehungen ein, auf Diskussionen, auf eine Suche, auf Erinnerungen – auf all das also, was das Gefühl ausmacht, lebendig zu sein und am Leben teilzuhaben. Doch dieses Interesse an den ständig wiederkehrenden Prozessen des täglichen Lebens wurde in den Anfängen der Freudschen Psychoanalyse überlagert von der verlockenden Aussicht, in die inneren Bereiche des Erlebens vorzudringen.

Es mag eigenartig klingen, aber was mir aus meinem ersten Psychologieseminar vor über sechzig Jahren am meisten in Erinnerung geblieben ist, ist mein unschuldiges Erstaunen über die mir damals revolutionär erscheinende Idee, dass in meinem Inneren Dinge geschehen, die völlig außerhalb meines Bewusstseins liegen. Aus meinem eingeschränkten Blickwinkel heraus hörte ich den Dozenten über die orale, anale, phallische und genitale Phase reden. Für mich teilte sich das Leben eher in banale Phasen wie Mathematik lernen, Zeitungen austragen und Autofahren. Er sprach über versteckte Motive unseres Handelns und vertrat die Ansicht, dass sich hinter einer freundlichen Fassade auch Wut verbergen könne; ich dachte, mir wäre der Unterschied zwischen beiden völlig klar. Er sprach über den Oedipuskomplex als unbewusstes Drama, während ich nur die ganz normale Beziehung zu meiner Mutter und meinem Vater kannte. Und obwohl all diese neuen Aspekte und Perspektiven meinen Geist beflügelten, berührte nichts von dem, was er sagte, in mir die Vorstellung davon, wie ich mein Leben tatsächlich lebte. Er sprach über eine geheimnisvolle Person in meinem Inneren, aber ich hatte nicht das Gefühl, dass ich das war, der vielleicht Orientierung brauchte.

Inzwischen wissen wir sehr viel mehr über den Zusammenhang zwischen tiefen inneren Prozessen und der oberflächlichen und alltäglichen Erfahrung, und dieses Wissen zeigt sich auch in der Popularisierung der Psychotherapie und der zunehmenden Zahl derer, die sich damit beschäftigen. Psychotherapie und ihre Mutter, die Psychologie, sind in Gesprächen, im Film, in der Literatur und in anderen sozialen Zusammenhängen zu einem alltäglichen Gegenstand geworden. Sie ist nicht mehr nur den Kranken oder den radikal »Suchenden« vorbehalten. Ja, vieles davon sollte nicht einmal mehr als Psychotherapie bezeichnet werden, denn es geht dabei schon lange nicht mehr nur um medizinische Behandlung, sondern auch um neue Wege der Selbsterfahrung und um die Auseinandersetzung mit Fragen, die jeden Menschen betreffen. Damals jedoch kamen mir die Ideen von unbewussten Vorgängen der Seele in den Anfängen der Psychotherapie so exotisch vor, als wären Marsmenschen vor meiner Haustüre gelandet. Inzwischen habe ich mich daran gewöhnt und bin doch immer noch erstaunt über die Tiefe des menschlichen Seins, das so weit von meinem Bewusstsein entfernt ist und so sehr in die verlockenden und unergründlichen Tiefen der Existenz hineinreicht.

Alle Menschen lieben Geheimnisse. Eine unbeabsichtigte Folge der exotischen Verlockung einer persönlichen Offenbarung bestand allerdings darin, dass viele Psychotherapeuten und die Menschen, mit denen sie arbeiteten, die Alltagsnatur ihres Lebens umgingen. Die Life Focus Community bietet die Möglichkeit, neben einer Reihe bekannter psychotherapeutischer Verfahren auch Kunstformen wie Musik, Literatur, Malerei und Tanz zu integrieren, um ursprüngliche Lebensqualitäten stärker hervorzuheben (siehe Kapitel 7). Zentrales Ziel dieser Gemeinschaften ist die Förderung von Empathie und persönlicher Weiterentwicklung sowie die Beschäftigung mit vielen grundlegenden Fragestellungen und Verhaltenmaximen.

Diese sicherlich ambitionierte Vorstellung geht natürlich über den Rahmen der bekannten psychotherapeutischen Praxis hinaus, gleichzeitig aber ist sie eine natürliche Folge derjenigen Werte, die in der Psychotherapie sichtbar werden. Es handelt sich hier um einen Schritt in die sich aus ihr selbst entwickelnde Zukunft, motiviert durch die Erkenntnisse und Entdeckungen über die Natur der menschlichen Existenz, die das 20. Jahrhundert hervorgebracht hat.

Das ursprüngliche psychoanalytische Ideal der Unabhängigkeit, das der Idee einer »begrenzten« Therapie innewohnt, ermutigte die Menschen, sich auf eine einseitige Orientierung einzulassen. Es herrschte damals eine romantische Vorstellung, dass die Erfahrung des psychoanalytischen Prozesses einen Menschen befähigen könnte, sämtliche Herausforderungen des gesellschaftlichen Lebens relativ leicht zu meistern. Die Idee der begrenzten Therapie bekräftigte die Vorstellung, dass Probleme ihre Ursache in der persönlichen Neurose, und nicht in grundsätzlichen, situativen oder kulturellen Gegebenheiten haben.

Diese Sichtweise verstärkte nicht nur das Gefühl für persönliche Verantwortung, sondern führte auch zu wachsender Isolation. Daneben kann aber auch sein, dass die Idee von Unabhängigkeit und Eigenständigkeit angesichts der bleibenden Komplexität des Lebens einen in unserer Gesellschaft aufkeimenden Narzissmuss noch befördert hat.

Inzwischen ist die Akzeptanz der Psychotherapie in der Bevölkerung – trotz dieser Einschränkungen – so rasant angestiegen, dass es unmöglich geworden ist, dem Bedürfniss nach Orientierung und Anleitung nur noch individuell zu begegnen. Angesichts der Beschränkungen im öffentlichen Gesundheitswesen und einer Vielzahl weiterer Faktoren hat die Anzahl der für den Einzelnen verfügbaren Sitzungen abgenommen, während die Anzahl der Klienten insgesamt zugenommen hat. Das Problem der begrenzten Verfügbarkeit ist innerhalb der bestehenden Rahmenbedingungen für psychotherapeutische Einzelbehandlung nicht lösbar. Wie viele Therapeuten sich auch über die Korrumpierbarkeit von Krankenkassen und Gesundheitsbehörden beschweren und die unpersönlichen Kriterien, wer was und wie viel bekommt, kritisieren mögen, das grundsätzliche Problem besteht darin, dass eine privatisierte Therapie niemals die vorhandene Fülle an »therapeutischen« Bedürfnissen befriedigen kann. Eine Möglichkeit, der professionellen Knappheit zu begegnen, könnte darin bestehen, dass sich Menschen in großen, therapeutisch angeleiteten und über lange Zeiträume bestehende Gruppen zusammenschließen. Diese Gruppen, die ich als Life Focus Communities bezeichne, könnten eine Antwort geben auf das grundlegende menschliche Bedürfnis nach fachlicher Begleitung. Vorstellbar sind verschiedene Gruppengrößen: die Bandbreite reicht von kleineren Gruppen mit etwa 30 Teilnehmern bis hin zu großen und sehr großen mit mehr als tausend Teilnehmern. Und die Kosten wären sehr viel erschwinglicher, wenn sie auf eine größere Gruppe aufgeteilt würden.

In diesem Buch geht es um eine solche, sehr weitläufige Landschaft, um einen Ort, an dem die Psychotherapie vielleicht dadurch am meisten zu bieten hat, dass sie noch mehr Menschen erreicht und das ihr innewohnende Potential, dem Leben Perspektiven und Orientierung zu geben, erkennt und anerkennt.

2
EINE NEUE DEFINITION DES HEILIGEN

Sowohl Religion als auch Psychotherapie helfen Menschen, die seelische Kraft gelenkter Aufmerksamkeit zu entdecken. Doch das Religiöse / Psychotherapeutische erweitert auch unser Bewusstsein davon, worauf es im Leben wirklich ankommt und bietet für alles, was wir tun und fühlen, einen sinnvollen Zusammenhang an. Innerhalb dieses Bereiches persönlicher Erfahrung gibt es ein besonderes Phänomen: es handelt sich um eine körperliche Energie, die einer inneren Zeugungskraft dient, die als Schlüsselauslöser für Verhalten und Gefühl fungiert und eine Quelle unseres Gefühls für Lebendigkeit darstellt. Diese immer vorhandene Energie ist so sehr Teil von uns, dass wir sie normalerweise nicht wahrnehmen.

Das Besondere an dieser Energie ist, dass sie in ihrer ursprünglichen Form nicht mehr Inhalt als das Sonnenlicht besitzt. Sie ist auf vielfältige Weise beschrieben worden: als elan vital, Libido, Erregung, Wille, vegetativer Strom, Elektrizität usw. Obwohl diese grundlegende Kraft ein untrennbarer Teil all dessen ist, was wir jemals tun, bleibt sie gegenüber den Ereignissen in unserem Leben häufig im Hintergrund. Die Ereignisse sind die sichtbaren Zeichen von Freude oder Leid, Erfolg oder Misserfolg, Gesundheit oder Krankheit, Segen oder Fluch. Ob wir bei der Arbeit falsche Entscheidungen treffen, ob wir heiraten oder spazieren gehen, all das sind Beispiele für den Inhalt unseres normalen Bewusstseins. Wären wir in der Lage, die Ebene dieser allgegenwärtigen Energie, die unter den alltäglichen Ereignissen liegt, wieder ins Bewusstsein zu heben, würde uns das in schwierigen und leidvollen Situationen einen soliden Rückhalt geben. In ihrer höchsten Ausprägung bleibt diese Energie von den konkreten Belangen des Alltags völlig unberührt. Sie versorgt uns mit einem kontinuierlichen Gefühl des Lebendigseins, das jede momentane Erfahrung, sei sie gut oder schlecht, transzendiert.

Ich meine nicht, dass diese alltäglichen Belange außer acht bleiben sollten. Im Gegenteil: die ganz gewöhnlichen Ereignisse sind Schlüsselelemente unseres Lebens, allerdings immer unterstützt durch unsere grundlegende, inhaltslose, die Impulse erst hervorbringende Energie – den körperlichen Kontext all dessen, was wir tun. Dieser Kontext ist nicht anthropomorph (wie

Gott) oder voller Materie (wie das Universum), ist aber immer aktiv, wie ein Zündfunke, der unsere latente Bewusstheit und unser Sein fortwährend am Leben erhält. Antonio Damasio (1999) beschreibt den Prozess, der das Innere unserer körperlichen Erfahrung verschleiert, so:

> Wie ein Schleier, der über die Haut geworfen wird, um dem Schamgefühl Rechnung zu tragen, aber nicht zu gründlich, so entzieht der Schirm dem Geist den Zugriff auf die inneren Zustände des Körpers, die alltäglichen Lebensabläufe. [...] Doch wenn es uns gelingt, den Schleier zu lüften, zumindest so weit, wie es dem Erkenntnisvermögen des menschlichen Geistes möglich ist, dann werden wir meiner Ansicht nach in der Repräsentation des individuellen Lebens den Ursprung jenes Konstrukts empfinden, das wir selbst nennen. (S. 43-44.)

Doch die nicht unterdrückbare Beschäftigung mit den Inhalten unseres Lebens füllt unseren Geist aus, so dass wir den Kontakt zu der darunterliegenden inhaltsfreien Energie verlieren. Wir leben alle mit der unteilbaren Beziehung zwischen unserer ursprünglichen und noch bewertungsfreien Energie und der in Form gebrachten Erfahrung, die eine Einschätzung der Annehmbarkeit unseres Wesens mit sich bringt. Um ein möglichst hohes Maß an Ganzheitlichkeit zu erleben, müssen wir uns dieser ursprünglichen Lebendigkeit so sehr wie eben möglich annähern, auch wenn sie vielleicht nicht vollkommen realisiert werden kann. Manche Menschen unternehmen die verrücktesten Dinge, um diese Einheit zu erreichen: Sie betreiben Extremsportarten, machen gefährliche Stunts auf dem Motorrad, kreieren eine alptraumhafte Kunst oder beschimpfen ihren Chef, um sich selbst zu befreien. Sinnvollere Methoden, um dieses Gefühl zu entwickeln, sind Tanz, sphärische Musik, große Literatur oder die Ausstrahlung, die von der Zuneigung und Liebe zu Freunden ausgeht. Auch lebensverändernde Ereignisse wie die Geburt eines Kindes, die Liebe auf den ersten Blick oder das Wiedersehen eines Jugendfreundes können diese Wirkung haben. Oder der Widerstand gegen Gewalt von Menschen an Menschen, die Rettung eines ertrinkenden Kindes und die Nähe des Todes. All diese Erfahrungen durchbrechen soziale Normen und Erwartungen und können einen Menschen – zumindest zeitweise – dem grundlegenden inneren Wogen näher bringen.

Die Wiederentdeckung dieses unglaublichen Gefühls von Lebendigkeit in stark empfundener Einheit mit dem Inhalt, aus dem es besteht, ist ein Schlüssel zur Erfahrung von Heiligkeit und ein bekanntes Ziel von Psychotherapie. Mit unserer Energie eins zu sein, ist nicht bloß eine romantische Annäherung an ein gutes Leben, sondern bedeutet auch eine unbeschreibliche Kultiviertheit in dem Bestreben, unser Leben zu meistern – mit all unserer Verbundenheit zu den Tiefen persönlicher Erfahrung.

Qualitäten des Heiligen

Die vier Qualitäten der Erfahrung des Heiligen, die aus meiner Sicht in Religion und Psychotherapie wirksam sind und die Grundlage einer Definition der geheiligten Erfahrung darstellen, sind: Verstärkung, Symbolismus, Heiligung und unteilbare Einheit mit dem Anderen. Auch wenn jede dieser Eigenschaften klar für sich selber steht, gibt es zwischen ihnen deutliche Überschneidungen.

Verstärkung

Verstärkung ist die erste Eigenschaft, die aus meiner Sicht das Heilige verkörpert. Wir leben mit einer unbändigen Fülle an Erfahrungen, die häufig so schonungslos und fordernd sind, dass wir kaum Gelegenheiten wahrnehmen, uns selbst in wesentlichen Aspekten kennenzulernen. Nehmen wir beispielsweise an, Franklin bringt seine Kinder zur Schule und nimmt die Nachbarskinder gleich mit. Auf seiner Strecke gibt es einen Unfall, so dass er es nicht schafft, die Kinder pünktlich zur Schule zu bringen. Schließlich kommt er an, wenn auch etwas verspätet, aber jetzt muss er sich beeilen, um rechtzeitig zur Arbeit zu kommen. Dann stellt er fest, dass er seine Tasche vergessen hat; die aber braucht er, weil er zu einer Besprechung muss, in der er bestimmte Konzepte präsentieren soll. Er kommt auf die Idee, seine Frau anzurufen und geht davon aus, dass sie ihre Planung für den Vormittag umwerfen, ihm die Tasche ins Büro bringen und so die Situation retten kann.

Was Franklins Bewusstsein in all dieser Aktivität möglicherweise entgeht ist, dass er ein sehr sorgfältiger Mann ist, der seine Kinder liebt und sie auch dann noch bereitwillig zur Schule fährt, wenn die Situation chaotisch zu werden droht, dass er sich auf seine Frau verlassen und selbst recht gut organisieren kann. An diesem Punkt ist einfach zu viel passiert, als dass ihm auch nur eine dieser Eigenschaften wirklich bewusst wäre. Eine Aufgabe der Psychotherapie besteht darin, solche Eigenschaften zu verstärken, die zu kennen für ihn sehr unterstützend wäre, deren Vorhandensein ihm allerdings nicht, oder nicht mehr, bewusst ist. Nichts von dem, was andere ihm in seinem normalen Leben darüber gesagt haben, hatte eine besondere Wirkung. In der Therapie jedoch können schon einfache Aussagen über seine Gewissenhaftigkeit, seinen guten Willen oder sein Organisationstalent in erstaunlicher Weise dazu beitragen, dass er sich selbst anders und besser wertschätzen kann. In der Therapie sitzt er im Scheinwerferlicht, und die Aussagen des Therapeuten haben eine größere Wirkung als die anderer Menschen, denen er wieder und wieder begegnet und deren Wertschätzung er gewohnheitsmäßig herunterspielt.

Selbst unter weniger bedrängenden Umständen ist es schwierig, sich darüber im Klaren zu sein, wer man wirklich ist. Bist du anderen gegenüber freundlich, oder bist du lediglich ein Opportunist? Setzt du dich für deine Firma ein, oder hältst du dich feige zurück? Wenn du gerne feierst und unter Menschen bist, wie passt das mit deinem Bedürfnis zusammen, allein zu sein? Wenn du jemanden respektlos behandelt hast, macht das all die anderen Situationen zunichte, in denen du respektvoll warst? Manche von uns brauchen nur sehr wenig äußere Bestätigung dafür, wer und was sie sind, andere wiederum brauchen sehr viel. Für die meisten von uns hängt unser Selbstgefühl stark davon ab, was andere uns sagen oder wie sie uns behandeln.

Es gibt viele Wege, Erfahrung – und damit das Selbstgefühl eines Menschen – zu verstärken. Die Möglichkeiten der westlichen Religionen unterscheiden sich stark von denen der Psychotherapie. Ohne die Möglichkeiten der westlichen Religionen zur Verstärkung hier umfassend untersuchen zu wollen, will ich doch ein Beispiel nennen: die Verehrung, insbesondere die Gottesverehrung. Der Gottesdienst ist voll mit Beispielen von überschwänglichem Lob und Poesie, wie das folgende Gebet zeigt:

> Wie findet man den Ewigen Gott?
> Im Himmel und auf der Erde,
> In einem Donnerschlag, in einem Flüstern der Seele,
> In einem Lobpreis alter Sprache auf vergilbtem Pergament ,
> Im Sehnen des Herzens, einem ungeborenen Kind.
> Gesegnet ist der Eine der Ist.

Dieses kleine Beispiel vermittelt einen flüchtigen Einblick in eine Form der religiösen Verstärkung. Auf wirkungsvolle Weise spricht es die eigene Empfänglichkeit für alles Große im Universum an. Es erheischt ein Verstehen der Existenz, des Seins – einschließlich der noch ungeborenen Zukunft, und zwar auf Ebenen, die so sehr Ausdruck des Wunders des Lebens sind, dass sie weder geleugnet noch wirklich erfasst werden können. Durch die verstärkende Wirkung der Gegenwart Gottes werden die Menschen an die Herrlichkeit ihres eigenen Lebens erinnert, die dem Leiden, das sich meist deutlicher zeigt, gegenübersteht. Was auch immer im Leben eines Menschen geschehen mag, solche Gebete erinnern uns daran, dass das Leben selbst immer Größe beinhaltet.

Aber religiöse Verstärkung beschränkt sich nicht auf Worte allein wie in diesem Gebet, sondern zeigt sich auch in der architektonischen Erhabenheit vieler Kirchen und Tempel. Wenn wir große und ehrwürdige religiöse Gebäude betreten, haben wir das Gefühl, in den endlosen Tiefen des Raumes zu sein. In einem Gebäude von solchem Ausmaß, solcher Schönheit und Großzügigkeit kann nichts Unbedeutendes geschehen. Eine ähnliche Verstärkung erleben wir auch in der religiösen Musik in Form von Requiems, Kantaten, Liedern und den heiligsten Formen der Chormusik, die alle ein Höchstmaß an emotionaler Empfindung hervorrufen können.

Selbst bei denjenigen, die nicht an Rituale, Gebet oder religiöse Ideen glauben, erzeugt religiöse Musik eine besondere Resonanz. Sie ermöglicht den meisten von uns ein Gefühl von Ehrfurcht und Bewunderung für die vollkommene Anmut, die allem profanen Leben zugrunde liegt. Darüber hinaus begegnen wir der erhellenden Wirkung religiöser Erfahrung in Wundergeschichten wie etwa der Vernichtung der Ägypter, der Teilung des Meeres, der Auferstehung usw. Die Kraft der Verstärkung ist so genau auf die religiöse Größe abgestimmt, dass – so abwegig das klingen mag (und wenn man die religiösen Begriffe akzeptieren kann) – darin ein passendes Gebäude für die bescheidenen Ebenen menschlicher Existenz gesehen werden kann.

Von den Buddhisten sagt man, ihre Beziehung zu Buddha sei erdverbundener als die Beziehung westlicher Religionen zu Gott, aber auch sie neigen zu großzügigen und aufwendigen Bildern. Die Geschichten von Buddha und seiner Vollendung sind Instrumente eines kraftvollen Verstärkungsphänomens, das die Sehnsucht nach dem fast übernatürlich erscheinenden Buddhaverhalten betont. Der Buddha hat in vielen Leben nach jener Vollkommenheit gestrebt, die sich im Laufe der Wiederholung des Lebens zeigt. Buddhistische Skulpturen sind häufig als fantastische moderne Vorbilder für das Erreichen von Größe zu verstehen. Diese Kunstwerke sind ein ehrfurchtsvoller Ausdruck von Schönheit, Mut und Tugend, und sie sind so leidenschaftlich und präzise, dass sie ihren Betrachter oft noch lange beschäftigen und als Wegweiser auf dem eigenen Lebensweg dienen.

Therapeutische Verstärkung

Die Art von Verherrlichung, die wir aus unseren bekanntesten Religionen kennen, ist – so schön und inspirierend sie auch sein mag – zu anfällig für Ausschweifungen, um von Psychotherapeuten leichthin akzeptiert werden zu können. Aber auch Psychotherapeuten verfügen über ein beträchtliches Maß an Verstärkungsmöglichkeiten. Eines der besten Beispiele für diesen Prozess ist die Entwicklung individueller Awareness und deren Bedeutung für ein wachsendes bzw. eingeschränktes Selbstgefühl.

Zunächst wurde therapeutische Awareness als Einsicht beschrieben; das ist ein zentrales Element der Freud'schen Theorie. Dieses Instrument der persönlichen Aufklärung ermöglichte es den Menschen, die Geheimnisse ihres Lebens zu erkennen. Eine depressiver Mann erkennt vielleicht, dass er immer noch ängstlich zurückweicht, wenn er von einer Autoritätsperson kritisiert wird, wie er das als Kind bei seinem Vater getan hat. Wenn er in einer sicheren Atmosphäre und mit Unterstützung des Therapeuten davon erzählt, wie er mit den andauernden Beleidigungen seines Vaters hat leben müssen, kann sich seine Wut lösen, die Gestalt geschlossen und sein Leben dadurch etwas leichter und heller werden. Wo das depressive Erleben einst all seine Erfahrungen überschattete, hat die durch Verstärkung gewonnene Einsicht seine Energie und Zuversicht wiederhergestellt.

Später konzentrierten sich die Therapeuten weniger auf interpretative Einsichten als vielmehr auf die reine Erfahrung. Sie legten mehr Gewicht auf das, was Menschen tun, fühlen und wollen. Dieser neue Fokus gab der Awareness eine größere Bedeutung als der Komplexität von Erkenntnis, weil der einfachen Erfahrung, dem Erleben, mehr unmittelbare Beachtung zukam. In den fünfziger Jahren betonte Frederick Perls (PHG) in dem Buch Gestalttherapie die Fähigkeit, durch einfache Awareness von Empfindungen, Gefühlen, Haltungen und Werten das eigene Lebensgefühl zu steigern. (Polster, Integrative Gestalttherapie). Einsicht, so fand man, führte zu häufig zu einem nur intellektuellen Verstehen, während einfache Schritte gesteigerter Awareness zu »Awareness-Hochs« führten. Diese Hochs waren sowohl für diejenigen, die sie erlebten, als auch für viele Therapeuten eine große Überraschung. Sie waren eine Variante und Annäherung an östliche Satori-Erlebnisse und zu Zeiten der Encountergruppen-Bewegung durchaus verbreitet.

Dieser Gedanke erinnert mich an meine eigene Zeit als Gruppentherapeut. Bevor die Gruppentherapiesitzung anfing, plauderten die Teilnehmer ein wenig miteinander und führten ganz normale Gespräche, fröhlich und lebendig. Nennen wir sie weltliche Gespräche. Wenn es dann Zeit wurde, mit der Sitzung zu beginnen, rief ich: »Lasst uns anfangen!«, und die lebhafte Unterhaltung hörte auf! Unbeabsichtigt hatte ich eine neue Art von Gespräch angekündigt, die mit dem Vorausgegangenen nichts gemeinsam hatte. Die Annahme war, dass von nun an jedes Wort zählte. In der Gruppe war eine neue Offenheit für eine gesteigerte Awareness sich selbst und den anderen gegenüber spürbar; der Einsatz durch persönliche Beiträge in der Gruppe erhöhte sich. Diese Awareness-Haltung gibt auch kleineren oder Randgesprächen mehr Gewicht, was im normalen Leben schrecklich wäre. Andererseits weiß man nie, welcher Gedanke sich als beiläufig erweisen und welcher das Leben verändern wird. In der psychotherapeutischen Atmosphäre erzeugen wir Awareness, so dass Erfahrungen, die Menschen normalerweise nur »beiläufig« machen, eine neue Bedeutung und Wichtigkeit bekommen können und die in ihrer Tiefe vielleicht sogar etwas unwiderstehlich Anziehendes haben.

Wie viel besondere Aufmerksamkeit auch erforderlich sein mag, um eine Erfahrung als heilig zu qualifizieren, sie muss immer im Weltlichen verwurzelt sein, denn das Weltliche ist ihr Sprungbrett. Vielleicht verehren wir den Ort, an dem wir uns einmal verliebten. Vielleicht halten wir das Andenken an einen Menschen in Ehren, der uns geholfen hat, unser Leben zu verändern. Vielleicht empfinden wir ein besonderes Glück dabei, unserem Kind beim Geigenspiel zuzuhören. Vielleicht würdigen wir eine Zeit, als jemand um unseres Wohlergehens willen auf die Erfüllung eines eigenen Wunsches verzichtet hat. Ich selbst kehre in der Erinnerung in meine Kindheit zurück und sehe die Häuser, den Spielplatz, die Drogerie an der Ecke und die Leute, die an unserer Veranda vorbeigingen. Es gibt Erinnerungen, die immer noch in mir lebendig sind und die ansonsten kurzlebigen Momente eines gelebten Lebens wieder aufleben lassen.

Für die meisten Menschen jedoch sind solche persönlichen Eindrücke weder verlässlich noch kraftvoll genug, um ein Gefühl von Verbundenheit aufrechtzuerhalten. In den Life Focus Communities haben solche persönlichen Offenbarungen mehr Platz, weil dort eine ganze Gruppe von Menschen persönliche Erfahrungen miteinander teilt, und zwar über einen langen Zeitraum und in einer Gemeinschaft, die die begleitende Kraft der Verstärkung ausdrücklich unterstreicht. Die Antwort auf die grundlegende Frage des Lebens wird (vielleicht in der Stille) lauten: »Ja, ich lebe tatsächlich mein Leben.« Viele Menschen, vielleicht die meisten, sind aber darauf angewiesen, erinnert und auf Gelegenheiten hingewiesen zu werden, um dem Wesen des Lebens auf die Spur zu kommen. Wenn dies in einer Gemeinschaft mit anderen Menschen geschieht, ist das besonders wirkungsvoll; es ist eine ritualisierte Bestätigung der eigenen Wirklichkeit. Mihaly Csikszentmihalyi (1990) hat die Aspekte der hohen Erwartung, der gesteigerten Aufmerksamkeit und das Geheimnis der Harmonie bei Musikkonzerten beschrieben:

> Es gibt nur wenige andere Gelegenheiten, bei denen eine große Zahl von Menschen dasselbe Ereignis miterleben, dasselbe denken und fühlen und dieselben Informationen verarbeiten. Eine solche gemeinsame Teilnahme erzeugt unter den Zuhörern das, was Emile Durkheim ein »kollektives Übersprudeln« oder das Gefühl, zu einer Gruppe mit einer konkreten, realen Existenz zu gehören, genannt hat. Dieses Gefühl, so Durkheims Überzeugung, stand am Beginn religiöser Erfahrung. (S. 110.)

In diesem »kollektiven Übersprudeln«, wird die weltliche Erfahrung um den Aspekt der Gemeinschaftlichkeit bereichert und macht Platz für Hochachtung, Ehrfurcht, zielgerichtete Aufmerksamkeit und das Gefühl der Untrennbarkeit von anderen Menschen, die ebenfalls zusammengekommen sind, um ihr Gefühl von Lebendigkeit zu steigern. Man muss sich die Frage stellen, ob die Bedeutung der Verstärkung durch Awareness nicht übertrieben wird und dadurch zu einer Ablenkung vom natürlichen Lebensfluss führen kann. Spontaneität und Unbeschwertheit, die dem Leben eine vitale Frische verleihen, sind durchaus anfällig für Störungen der Awareness durch Übertreibung oder zeitliche Fehlgriffe. Ein Kind auf dem Spielplatz zu fragen, ob es gerne auf der Schaukel sitzt, drückt vielleicht das Interesse eines Erwachsenen aus, aber in der Regel wird diese Frage den meisten Kindern völlig unsinnig vorkommen. Kinder leben einfach. Das Herunterbrechen der Erfahrung in ihre einzelnen Bestandteile passt nicht zum ganzheitlichen Erleben eines Kindes, in dem die Dinge einfach so sind, wie sie sind. Die Erwachsenen hingegen sind in ihr eigenes, persönliches Verhältnis zwischen Aktivität und Awareness hineingewachsen. Manche Menschen jedoch geben ihrem inneren Prozess zuviel Aufmerksamkeit anstatt einfach das zu tun, was gerade ansteht und zu sehen, was daraus folgt. Sie halten die Musik an, um darüber nachzudenken und sie zu analysieren. Andere sind übermäßig handlungsorientiert und verfügen nur über ein geringes Maß an Awareness und damit an Orientierung und Selbstunterstützung für ihr Handeln. Die Entwicklung eines ausgewogenen Verhältnisses zwischen den verstärkenden Aspekten von Awareness ist eine sehr individuelle Angelegenheit. Die Life Focus Community muss ein gesundes Verhältnis zwischen diesen beiden Aspekten anstreben und darauf achten, die Selbstreflexion nicht höher zu bewerten als den für ein befriedigendes Leben ebenso notwendigen Handlungsaspekt. Kapitel 7 beschreibt Gruppenaktivitäten, die eine ausgeglichene Beziehung zwischen Aktivität und Awareness fördern können.

Symbolismus

Symbolismus ist die zweite Verkörperung des Heiligen. Er enthält versteckte Bedeutungen, eine kosmische Verbundenheit, und verleiht damit der Oberfläche der Erfahrung etwas Geheimnisvolles. Der übergeordnete Kontext, auf den Symbole verweisen, vertieft jede Erfahrung entweder durch das Drama seiner schattenhaften Gegenwart oder durch seine offenbarte Sinnhaftigkeit. Ein einfacher Sturz mit dem Fahrrad oder ein großer Krieg sind in der Welt der Ereignisse, die eine ganze Familie von Erfahrungen bilden, nichts Isoliertes. Mit anderen Worten: durch Symbolismus werden scheinbare Einzelereignisse mit Leben erfüllt und ihre Fülle sowie das Gefühl einer besonderen Zugehörigkeit in einer Welt der Zusammenhänge gesteigert.

Westliche Religionen und Psychotherapie haben sich auf je eigene Weise einer Symbolsprache bedient, um wichtige Botschaften über wesentliche Aspekte des Lebens zu transportieren. In den westlichen Religionen betrachten wir das Kreuz als Zeichen des Opfers, das Essen des Apfels als Zeichen für die Gefahren der Erkenntnis und des Ungehorsams, Abrahams Bereitschaft, seinen Sohn zu opfern als Ausdruck einer bedingungslosen Hingabe an Gott, den Sabbat als den Tag der Ruhe und den Turm zu Babel als Erinnerung daran, welche Probleme entstehen können, wenn einer den anderen nicht versteht. Diese symbolischen Aussagen enthalten Lehren über etwas, mit dem wir alle leben müssen. Und sie werden über und über wiederholt. So alt diese Botschaften auch sein mögen, sie sprechen heute noch deutlich aus Liturgie und Überlieferung. Indem sie aufzeigen, wie sich die Ereignisse in den größeren Zusammenhang des Lebens einfügen, verstärken und vertiefen sie deren Sinn. Joseph Campbell (1972) schreibt über den Garten Eden:

> Versteht man den Garten Eden nicht als geographischen Ort, sondern als Landschaft der Seele, dann befindet er sich in unserem Innern. Doch unser bewusster Geist ist unfähig, ihn zu betreten und den Geschmack des ewigen Lebens zu genießen. [...] Das könnte die Bedeutung dieses Mythos sein, wenn man ihn nicht als prähistorische

Episode versteht, sondern als Beschreibung des inneren spirituellen Zustands des Menschen. (S. 25.)

Die Symbolsprache innerhalb der Therapie ist individueller als der allgemeine Symbolismus der Religion. Die Darlegung der Bedeutung einzelner Ereignisse war eines der besonderen Kennzeichen der frühen Psychoanalyse und eines ihrer fesselndsten Elemente. Schauen wir uns ein Beispiel aus der Psychotherapie an. Harrys Härte ist für jeden offensichtlich – außer für ihn selbst, und er leidet unter den Folgen dieser Eigenschaft. Die Menschen in seiner Umgebung wehren sich gegen ihn. Sie verlassen ihn. Sie tun, was er ihnen aufträgt, können es ihm aber nie recht machen. Was ist der symbolische Gehalt dieser Härte? Während der Therapie erkennt er seine Starrheit und Unnachgiebigkeit und erinnert sich an eine Zeit, in der sein Bruder ihn immer wieder einschüchterte. Er beschreibt eine ganze Reihe solcher Erfahrungen, was ihn aber am meisten berührt, ist eine Situation, in der er seinen Bruder anflehte, ihn aus einem Klammergriff zu entlassen und er das Gefühl hatte, sein Bruder würde ihm gleich den Arm brechen. Während er das erzählt, hat er starkes Mitgefühl für den kleinen Bruder, der er einmal gewesen war, und beginnt, heftig zu weinen. Als seine innere Traurigkeit nachlässt, spürt er die Zärtlichkeit, die er hinter seiner unerschütterlichen Härte immer versteckt hatte. Das war ein heiliges Weinen; es schaffte Raum in seinem Inneren, in dem die eingefrorenen Gefühle schmelzen konnten, und erneuerte eine lange verlorene Ganzheitlichkeit. Die Hingabe an die Befreiung dieser Gefühle vereinigte eine Reihe lange eingeübter Verhaltensmuster, die ansonsten unverbunden nebeneinander her existiert hätten, und verband seine verworfene Zärtlichkeit, sein verstecktes Mitgefühl und die neu erworbene Handlungsfähigkeit zu einem neuen Gefühl persönlicher Integrität.

Wie die Gestalttherapie in ihrem Figur-Grund-Modell hervorhebt, gibt es eine genetisch begründete Funktion der Kontexterzeugung, die jeder menschlichen Erfahrung innewohnt. Wir können ein beliebiges Ereignis nur vor dem Hintergrund einer großen Bandbreite anderer Phänomene erleben. Wenn jemand singt, dann singt er nicht nur, sondern tut das z. B. unter der Dusche; eine Rede wird nicht nur gehalten, sie wird vor einem Publikum gehalten; und Angst wird nicht einfach so empfunden, sondern beispielsweise in einer gefährlichen Umgebung oder Situation. All dies ist vertraut und leicht zu verstehen, und man würde solche Erfahrungen kaum als etwas Heiliges betrachten. Man kann allerdings sagen, dass solche Erfahrungen einer wiederhergestellten Verbundenheit gewissermaßen das Rohmaterial des

Heiligen darstellen. Um die Schwelle des Heiligen zu erreichen, muss das Symbol eine individuelle oder allgemeine Öffnung erfahren und eine deutliche und intensiv empfundene Beziehung zwischen dem oberflächlichen Ereignis und der Bedeutung des Symbols aufzeigen. Psychotherapeuten sind sehr erfahren in der Bereitstellung eines Kontextes für individuelle Erfahrungen. Sehr viel weniger Erfahrung haben sie in der Entwicklung eines allgemeinen Kontextes durch Mythen, Allegorien und Kommentare, die alle Teil der jüdisch-christlichen Überlieferung sind. Wir haben einen riesigen Berg bedeutsamer Literatur zur Verfügung, der Kommentare, Gedichte, Musik und andere Formen der Kontextentwicklung enthält, die in dem Maße zunehmen werden, wie die Psychotherapie sich ausweitet.

Heiligung

Heiligung ist die dritte Eigenschaft in der Definition des Heiligen. Sie hebt Ereignisse von der Komplexität gewöhnlicher Lebenssituationen ab. Unter geheiligten Umständen richtet der Betroffene seine Aufmerksamkeit nicht auf einen größeren Zusammenhang, sondern er erhält die Möglichkeit, sich auf einen kleinen Ausschnitt der Erfahrung zu konzentrieren. Der folgende Psalm verdeutlicht die Rolle Gottes als Zuflucht vor den alltäglichen Sorgen des Lebens.

Gott ist uns Zuflucht und Stärke, als Hilfe in Nöten vielfach bewährt. Darum fürchten wir nichts, mag auch die Erde sich wandeln, mögen Berge taumeln in Meerestiefen. Mögen seine Wasser tosen und brausen, mögen Berge erbeben, wenn es sich aufbäumt. (Psalm 46)

Auf diese Weise hat religiöse Erfahrung die Kraft, Menschen aus den weltlichen Verstrickungen zu lösen, die allen facettenreichen Beziehungen, konflikthaften Entscheidungen, katastrophalen wirtschaftlichen Situationen oder schweren Krankheiten innewohnen. Sie können die Richtung ihrer Aufmerksamkeit selbst bestimmen und sich von den gewöhnlichen Anforderungen des Lebens befreien, so dass – zumindest zeitweise – Gebet, Bekenntnis, transzendente Musik, poetische Liturgie und ermutigende Predigten wichtiger werden als kulturelle Prioritäten. Darüber hinaus ist ein Heiligtum nicht nur ein heiliger Ort für den Gottesdienst, sondern auch ein sicherer Hafen: die Polizei darf dort nicht ohne weiteres eingreifen, es gibt dort keine irdisch-weltlichen Bestimmungen, und es herrscht eine so grundsätzliche Gleichheit, dass niemand aufgrund gewöhnlicher Umstände von seiner Beziehung zu Gott abgehalten werden darf.

Ein ähnliches Verständnis von Heiligtum gibt es auch in der Psychotherapie, wo Menschen die gewohnten Grenzen von Worten, Gedanken, Gefühlen, Verhalten und Beziehung hinter sich lassen. Es gibt nur wenige Regeln, und die betreffen zumeist Sexualität und Gewalt, so dass die Erweiterung aller anderen Möglichkeiten einen Vorgeschmack auf einen freien Geist geben kann. Diese Freiheit führt zu einer größeren Klarheit bezüglich einfacher Bedürfnisse und Alternativen, die jenseits der Ebene der von Augenblick zu Augenblick und von Jahr zu Jahr größer werdenden Ansammlung unerledigter Geschäfte und drängender Entscheidungen liegt. In der unvorbelasteten Atmosphäre besonders ausdrucksvoller Momente können Menschen leichter einen Schlussstrich ziehen.

Dennoch muss man in einer aufreibenden Welt zurechtkommen, und keine heiligende Erfahrung schützt einen vor der Wirksamkeit jener Kräfte, die den Geist überhaupt so durcheinandergebracht haben. Doch die Erinnerung daran, wie das Leben sein kann, die mit der geheiligten Erfahrung einhergeht, erhöht die Chance auf ein erfüllteres Leben. Selbst wenn die Umstände auch weiterhin schwierig bleiben, gibt es einen Ort, an den man zurückkehren kann und Unterstützung erfährt. Der wiederholte Wechsel zwischen der Alltagswelt und der geheiligten Welt ermöglicht nach und nach immer neue Ideen und eine wachsende Bereitschaft und Fähigkeit, ein erfülltes Leben zu führen.

Doch die Zuflucht ist nur ein Aspekt der geheiligten Erfahrung. Eine andere Möglichkeit besteht darin, wach zu werden. Vor vielleicht 50 Jahren, ich war ein junger Psychologe, hatte ich ein Gespräch mit meinem zukünftigen Therapeuten und sah dort wunderschöne Wandbehänge. An diesem Ort, der eine düstere Eleganz ausstrahlte, spürte ich die europäische Vergangenheit. Es war meine erste Sitzung, und als ich im Wartezimmer saß, wurde mir klar, auf welches Abenteuer ich im Begriff war, mich einzulassen und stellte mir vor, wie erleichtert der Patient, der vor mir an der Reihe war, wohl durchs Leben ging – nicht wegen des Inhalts der Therapie, sondern wegen der Enträtselung des Geheimnisvollen. Dann wurde mir bewusst, dass auch ich in diesen geweihten Raum eintreten würde. Die Aufregung darüber, diesen besonderen Raum zu betreten, bildete den hauchdünnen Hintergrund des mir ansonsten vertrauten Gefühls, in einem Wartezimmer zu sitzen. So wie ich als Kind zum ersten Mal in dem abgedunkelten Universum eines Kinos saß und einen Film anschaute, wusste ich, dass es eine nicht gekannte Tiefe innerer Energie geben musste, die ich kurz davor war zu ergründen. Ich war noch dieselbe Person, die ich war, als ich die Praxis betrat, aber ein Teil von mir verstand, dass die alten Grenzen sich bald verändern würden und dass ich dabei war, eine Welt zu betreten, die über alle mir vertrauten Erklärungen hinausreichte. Wenn ich in diesem Raum säße, hätte ich die Freiheit, eine Welt zu entdecken, die mit der, in der ich aufgewachsen war, nichts zu tun hatte. Das war mein »Sesam öffne dich« zu dem Raum meiner persönlichen Möglichkeiten.

In einer Therapiegruppe sagen die Teilnehmer Dinge, die sie woanders niemals sagen würden, und sie erleben eine Akzeptanz, die sie unter anderen Umständen nicht erwarten würden. In einem solchen Heiligtum kann schon das kleinste Phänomen einen Menschen befähigen, eine außergewöhnliche Verbundenheit mit dem Therapeuten zu spüren. Durch besondere Konzentration kann die ansonsten flüchtige Wirkung einer Bemerkung an Bedeutung gewinnen. Zum Beispiel hatte ich eine Klientin, klug, freundlich und voll ernster Neugier, die sich darüber beklagte, ihr ganzes Leben lang das Gefühl zu haben, ihrer Mutter zur Last zu fallen. Ich antwortete: »Die meisten Frauen auf dieser Welt währen froh, eine Tochter wie dich zu haben.« – Diese Bemerkung verwandelte ihre Ernsthaftigkeit in ein leuchtendes Strahlen.

Dass unser Dialog außerhalb der normalen Grenzen alltäglicher Erfahrung stattgefunden hat, verlieh ihm eine besondere Wertigkeit. Unter diesem geheiligten Umstand vertraute meine Klientin darauf, dass ich klar, präzise und ganz bei der Sache war, weil es keine sozialen Spielchen gab und ihre konzentrierte Erfahrung mit mir mit einer gewöhnlichen Unterhaltung nichts zu tun hatte. Natürlich hätte sie sich in mir täuschen können, und ich hätte mich mit meiner Bemerkung, dass andere Mütter sie lieben würden, auch irren können, aber ich hatte das Gefühl, dass mein Eindruck stimmte, und für sie war es absolut passend. Nachdem die Atmosphäre sich so entwickelt hatte, wusste sie, dass wir nicht all zu vorsichtig zu sein brauchten, dass wir uns Wahrheiten sagen konnten, die ansonsten nicht so einfach zur Sprache gekommen wären. Der Abstand zu gewöhnlichen und alltaglichen Parametern half ihr, eine besondere Ehrlichkeit zu empfinden und eine vorsichtige Betrachtung der Wahrheit über sich selbst und über Mütter im allgemeinen zu wagen.

Hätte das unter alltäglichen Umständen so passieren können? Ja, und häufig tut es das auch, zum Beispiel unter Freunden, die sich vertraut sind und tiefe Begegnungen zulassen. Allerdings wurde die Chance, dass sie meine Bemerkung hören und fühlen konnte, durch das geheiligte Setting und die Beziehung gesteigert. Heiligkeit ist in jeder Lebenssituation möglich, aber die Trennung von alltäglichen Gewohnheiten ist für manche Menschen hilfreich, um in diesen Zustand einzutreten, und für andere ist es die einzige

Möglichkeit, den notwendigen Schritt zu gehen. Wie ich an anderer Stelle schon einmal sagte:

> Die therapeutische Sitzung an sich ist ein hervorragendes Beispiel für die Vorteile einer scharf fokussierten Aufmerksamkeit. Sie verbindet sich mit jenen das Bewusstsein verändernden Prozessen, die das weite Feld menschlicher Probleme und Fragestellungen auflösen und statt dessen einen kleinen Ausschnitt der Erfahrung fokussieren. Meditation, Hypnose, Drogen, Gehirnwäsche und die Betonung des Hier-und-Jetzt in der Psychotherapie befreien uns von der Komplexität jedes sozialen Drucks und persönlicher Widersprüche. (S. 66.)

Auch andere Umstände und Situationen können ein solches Gefühl für das Heilige hervorrufen: ein schöner Garten, eine persönliche Beziehung, die von tiefer Verbundenheit getragen wird, besonders gefühlsbetonte Melodien, die aufbewahrte Haarlocke eines Babys, das Bild eines Spielplatzes aus der eigenen Kindheit, ein intensives sexuelles Erlebnis, eine majestätische Morgendämmerung. Solche weltlichen Erfahrungen können auf ganz ähnliche Weise inspirierend sein wie religiöse Erfahrungen – wenn man ihnen mit jener scharf fokussierten Aufmerksamkeit begegnet, die Heiligung möglich macht.

3
DAS WIR IN UNSEREM LEBEN

Die Unteilbarkeit von Selbst und Anderem

Die Unteilbarkeit von Selbst und Anderem ist eine der durchdringendsten und am schwersten zu fassenden Paradoxien: hier der menschliche Tropismus hin zur Vereinigung des Menschen mit anderen, und dort eine »Andersheit«, die von diesem anderen unteilbar ist. Es ist ein ziemlicher Brocken an Perspektive, mit dem man sich hier auseinanderzusetzen hat: dass die Person sich per definition von anderem unterscheidet.

Dennoch kann dieses Gefühl von Unteilbarkeit zum Wesen des Gottesverständnisses westlicher Religionen gehören und eine generische Quelle des Bedürfnisses nach Zugehörigkeit sein. Die Idee persönlicher Unteilbarkeit verwirrt die Wahrnehmung, weil wir alle das Offensichtliche sehen: dass da eine äußere Welt ist, außerhalb unserer selbst und in ihrer Getrenntheit beschreibbar. Wir können uns ohne Probleme der Erkenntnis von Unteilbarkeit annähern. Wir können die einfache Tatsache berücksichtigen, dass unsere Interessen mit denen anderer Menschen verwoben sind. Wir haben gemeinsame Kinder, wir spielen gemeinsam Ball, wir kaufen und verkaufen (von)einander, ja wir regieren sogar ganze Länder gemeinsam. Aber unteilbar? Wie siamesische Zwillinge mit einem gemeinsamen Blutkreislauf? Das klingt wie ein Märchen.

Doch dieses Paradox existiert, und selbst in sehr vertrauten Situationen stolpern wir darüber. Zum Beispiel zeigt es sich darin, wie Menschen über Gott reden. Sie erkennen Gott als getrennt von sich und sprechen doch von ihm, als sei er in ihnen. Nun könnten wir Gott als Spezialfall betrachten, dem die Unteilbarkeit eigen ist; von daher ist alles möglich. Aber Gott als besonderen Fall zu betrachten, reicht nicht aus. Es gibt eine Fülle weltlicher Spekulationen und Untersuchungen (siehe Kapitel 5), die einen weiteren Rahmen für das »Gefühl« der Unteilbarkeit eröffnen, nicht ausschließlich im Geltungsbereich Gottes, sondern auch als erkennbare Eigenschaft der Gehirnfunktion und zwischenmenschlicher Verbundenheit. Theoretiker und wissenschaftliche Forscher haben Argumente für eine generische, biologische Grundlage des Gefühls der Unteilbarkeit vorgelegt. Diese Erfahrung taucht bei bestimmten Gehirnzuständen auf, die mit tiefer Konzentration einhergehen und zu einem verstärkten Gefühl der Verbundenheit führen. C. Robert Cloninger (2004), ein erfahrener Wissenschaftler und Erforscher des »Wohlbefindens«, sagt über Menschen, die sich in einem Stadium tiefer Kontemplation befinden:

> Es gibt eine Erfahrung der Nicht-Örtlichkeit (d.h. Nicht-Trennung von Selbst und Anderen) verbunden mit einer im EEG erkennbaren erhöhten Aktivität im Frontbereich. Gleichzeitig erleben die Betroffenen ozeanische Gefühle, die als »glückselig« beschrieben werden. Der Zustand der Glückseligkeit verläuft synchron mit einer steigenden Theta-Synchronisation der vorderen Pole und einer verstärkten Theta-Konnektivität zwischen dem präfrontalen und dem hinteren Assoziationscortex. (S. 252.)

Das Phänomen der »Annäherung«

Diese Beobachtungen über Unteilbarkeit sind nicht nur im Hinblick darauf von Bedeutung, was Cloninger u.a. als Zustand der Glückseligkeit beschreiben. Ebenso wichtig ist es, sich klarzumachen, dass es sich dabei insofern um ungewöhnliche Zustände handelt, als sie nicht Teil der Lebenserfahrung der meisten Menschen sind. Da es sich um ungewöhnliche Zustände handelt, muss man verstehen, dass es keiner extremen Erfahrungen bedarf, um daraus eine beachtliche Unterstützung zu erfahren. Es gibt viele erfreuliche Erfahrungen, die hinter der tiefsten Erfüllung, zu der unsere biologische Natur uns befähigt, zurückbleiben. Menschen erleben Erneuerung zum Beispiel durch das Singen, obwohl sie nicht in der Lage sind, alle Töne und Rhythmen zu treffen, die biologisch möglich sind. Menschen haben befriedigende sexuelle Erlebnisse, ohne die durchdringendsten Orgasmen zu erleben, die biologisch möglich sind. Wir können uns an die Vergangenheit erinnern ohne gleichzeitig alles vor Augen zu haben, was es zu erinnern gibt. Und doch sind Singen, Sex und Erinnerung wichtige Quellen der Belebung und Erneuerung, auch wenn sie nicht vollkommen ausgeschöpft werden.

In vergleichbarer Weise mag das allgemeine Bedürfnis nach »Zugehörigkeit« Menschen das Gefühl der Unteilbarkeit nicht in dem Maße geben, wie es neurologisch möglich wäre, aber Zugehörigkeit kann trotzdem ein allgemeiner Ausdruck von Unteilbarkeit sein. Die Erfahrungen der Zugehörigkeit, der Verbundenheit, der Intimität oder der Koordination erreichen einen Zustand der »Annäherung«. Diese Form der »Annäherung« ist eine entscheidende Variante »dessen, worum es geht.« Das Licht am Horizont, das neurologische Unteilbarkeit ermöglicht, ist – unabhängig davon, ob es wirklich ganz erreicht wird, oder nicht – ein Leuchtfeuer, das Menschen zu dem führt, was für sie gemeinschaftlich und individuell bedeutsam ist: Gefühle von Intimität, von Zugehörigkeit und eine klare eigene Identität. Dadurch entsteht eine solide Basis und eine Freude, die den Kern einer glücklichen Existenz bildet.

Diesen Kern erleben viele Menschen, die enge und liebevolle Beziehungen zu Partnern, Kindern, Familien und engen Freunden haben, denn sie haben das spontane Empfinden, dass all diese Menschen wichtig für ihr Zugehörigkeitsgefühl sind. Wir wissen auch, dass die Zugehörigkeit zu bestimmten Gruppen wie der Nachbarschaft, den Kollegen am Arbeitsplatz, bestimmten Organisationen oder auch Ländern dazu beitragen, sich mit der Welt eins zu fühlen. Wie der Soziologe und Kommunitarist Amitai Etzoni (1994) schreibt:

> Menschen, die verschiedene signifikante Andere haben, mit denen sie bedeutsame, stabile, zugewandte Beziehungen unterhalten – vor allem, wenn sie mit einer oder mehreren Gruppen ein *Wir-Gefühl* verbindet – sind psychologisch in einer sehr viel besseren Verfassung, als solche, die das nicht haben. (Hervorhebung von mir.) (S. 124.)

In komplexen Gesellschaften jedoch ist die spontane Entstehung einer solchen Unteilbarkeit im allgemeinen schwierig. Gefühle der Zugehörigkeit, Intimität und Identität sind so wichtig, dass ihre Rolle im Leben der Menschen häufig durch gemeinschaftliche Anleitung gefördert werden muss. Life Focus Communities können solche Erfahrungen fördern, indem sie der spontanen Zugehörigkeit eine intendierte Zugehörigkeit sowie die Möglichkeit einer dauerhaften gemeinschaftlichen Begleitung zur Seite stellen (Kapitel 6 und 7).

Theorien der Unteilbarkeit

Doch zunächst möchte ich noch näher auf die Unteilbarkeit eingehen, denn ich betrachte sie – neben der Fokussierung Gottes – als eines der wesentlichen Kennzeichen des Heiligen. Diese Betrachtungsweise der Unteilbarkeit schließt den Glauben an Gott nicht aus, sondern betont vielmehr, dass die neurologisch fundierte Unteilbarkeit ein Paradigma für das Gefühl der Zugehörigkeit darstellt, das sowohl in der Gemeinschaft als auch in persönlichen Erfahrungen erlebt werden kann, ebenso wie es auch im Glauben an Gott zum Ausdruck kommen kann. Gott ist eine immer gegenwärtige Quelle der Einheit mit der Welt als Ganzes. Die allgemeine Menschlichkeit, die der Idee Gottes als dem allgegenwärtig Anderen zugrunde liegt, zeigt sich in John Updikes (2004) folgender Beobachtung bei der Untersuchung englischer Übersetzungen der Bibel:

> Als ich mich durch diese hartnäckigen alten Texte las, entstand in mir der Eindruck, Gott sei für die alten Hebräer einfach ein Wort gewesen, das alles repräsentierte, was war: ein Universum, das wunderschön und harmonisch, aber auch erbarmungslos und unergründlich sein konnte. In diesem umfassenden Halbdunkel begegnen die biblischen Figuren Schwierigkeiten auf seltsam ähnliche Weise [...] wie wir in unseren problematischen, zumeist privatisierten Leben; insofern sind sie die Patriarchen und Matriarchen moderner Fiktion, die dazu beitragen können, das menschliche Dilemma besser zu verstehen. (S. 104.)

Man muss sich klarmachen, dass es neben diesem kosmischen Aspekt, der Menschen motiviert, an Gott zu glauben, auch noch andere Möglichkeiten gibt, die Erfahrung der Unteilbarkeit zu verstehen und zu erreichen.

Die Kontaktgrenze

Die erste Perspektive ist ein zentrales Konzept der Gestalttherapie: die Kontaktgrenze. An dieser Grenze zwischen dem Selbst und dem Anderen gibt es ein schmales Band der Gemeinschaftlichkeit, von gegenseitigem Geben und Nehmen – eingebettet in ein gemeinsames »Feld«. In normalem, räumlichem Sprachgebrauch: Wenn ein Grundstück in zwei angrenzende Parzellen aufgeteilt wird, gehört die Grenze dazwischen entweder zu beiden oder zu keiner einzelnen Parzelle – je nachdem, wie man es betrachtet. Das scheint für den Besitz eines Grundstücks zunächst einmal problematisch zu sein. Hat man aber die Grenzlinie einmal festgelegt, spielt es keine Rolle mehr, zu welchem Grundstück sie gehört, weil sie so unendlich schmal ist, dass man sie getrost vernachlässigen kann.

In menschlichen Begegnungen können wir diese Grenze nicht einmal sehen, denn sie ist nur eine symbolische Abgrenzung einer Person gegenüber der äußeren Welt. Die Linie, die diese Abgrenzung markiert, findet auch deshalb keine Beachtung, weil die Trennung zwischen mir und dir ohnehin klar ist. In bestimmten Augenblicken einer stark empfundenen Verbundenheit jedoch löst sich die sinnbildliche Grenze, die intuitiv wirksam ist, in ihrer Funktion der Trennung auf und offenbart eine Unteilbarkeit zwischen Selbst und Anderem. Wie Miriam Polster und ich (1974) vor langer Zeit schrieben:

> Unser ganzes Leben lang versuchen wir, die Balance zwischen Freiheit oder Trennung auf der einen Seite und Zugang oder Vereinigung auf der anderen zu halten. [...]
> Im Augenblick der Vereinigung geht das Gefühl für die eigene Person in einer neuen Schöpfung auf. Ich bin nicht mehr nur ich, sondern »ich« und »du« zusammen ergeben »wir«, zwar nur dem Namen nach, doch durch die Bezeichnung »wir« riskiert man die Auflösung vom »ich« oder vom »du«. (S. 105f.)

In höchster sexueller Ekstase, in den erhebendsten Momenten des Gottesdienstes, an der Grenze körperlicher Leistung, in musikalischer Verzückung oder in tiefster Meditation kann die Erkenntnis der Unteilbarkeit und eine damit verbundene tiefe Erfüllung entstehen. Für die meisten Menschen ist die Aussicht auf eine so unbeschreibliche Einheit eine unwirkliche Vorstellung, die ihren unruhigen Geist plagt und nach Beruhigung verlangt.

So entfernt diese tiefe Vereinigung den meisten von uns auch erscheinen mag, es gibt ein merkwürdiges biologisches Phänomen, das permanent abläuft und als Beleg für die Unteilbarkeit gelten kann – allerdings bemerken wir dieses Phänomen nie. Die Person oder der Gegenstand, die ich als völlig getrennt von mir erlebe, ist mir allein durch das Eintreffen von Lichtwellen auf meiner Netzhaut bekannt. In diesem Sinne ist die Person, die ich sehe, tatsächlich sowohl in mir als auch getrennt von mir in meiner Wahrnehmung. Dasselbe gilt für das Hören, bei dem Schallwellen, die von einer anderen Person ausgehen, in mich eindringen. Und auch beim Geschlechtsverkehr begegnen wir dem Phänomen, dass eine Person in eine andere eindringt. In Momenten, in denen eine so buchstäbliche Vereinigung stattfindet wie beim Sehen, Hören oder beim Geschlechtsverkehr, ist das Gefühl von »Wir« ebenso eine objektive, buchstäbliche Realität wie die Metapher, die wir für die Beziehung zweier voneinander getrennter Menschen zueinander bilden. Antonio Damasio (1999) beschreibt einen ähnlichen Aspekt der Unteilbarkeit von Selbst und Anderem:

> Sie erheben sich über den Meeresspiegel des Erkennens, flüchtig, aber

> unablässig, als ein gefühltes Kernselbst, immer und immer wieder erneuert, dank allem, was von außen in die sensorische Maschinerie des Gehirns gerät [...] Vielleicht hat T. S. Eliot an einen Prozess gedacht, wie ich ihn gerade beschrieben habe, als er in den *Vier Quartetten* schrieb: »Musik, so innig gehört, dass sie nicht gehört wird« und »Du selbst bist die Musik, solange sie forttönt«. Zumindest dachte er an den flüchtigen Moment, in dem eine tiefe Erkenntnis entstehen kann – eine Vereinigung oder Inkarnation, wie er sie nannte. (S. 208-209.)

Doch selbst angesichts solcher Übereinstimmung zwischen Poesie und Wissenschaft fällt es den meisten von uns noch sehr schwer, Unteilbarkeit als Tatsache zu akzeptieren. Die Erkenntnis einer wörtlichen Einheit von Selbst und Anderem durch unsere Augen, Ohren und Sexualorgane und die inspirierendsten Dichtungen können das Unfassbare der Unteilbarkeit nicht wirklich fassbar machen. Leichter zu akzeptieren ist die Erfahrung des »Wir« als Metapher für Beziehung. Es erscheint in der Tat etwas extravagant, die Beziehung zu einem anderen Menschen oder zur Welt insgesamt mit dem Konzept der Unteilbarkeit zu beschreiben. Aber diese Extravaganz ist durch die eigenartige Bedeutsamkeit gerechtfertigt, die solchen Erfahrungen von Unteilbarkeit unter psychologischen Aspekten eigen sind. Obwohl Gefühle echter Unteilbarkeit nicht häufig vorkommen, wird doch unter bestimmten Umständen darüber berichtet, etwa in tiefer Meditation, in tiefgehenden Glaubenssystemen, umfassender Liebe usw. Und es ist wichtig zu wissen, dass solche Erfahrungen nicht auf der tiefsten Ebene gemacht werden müssen, um das unterschwellige Bedürfnis zu erfüllen. Auch hier können wir das Phänomen der »Annäherung« als wertvolle und ausreichende Annäherung an einen neurologischen Ausnahmezustand betrachten. Dieser biologische Höhepunkt kann durch Gefühle von Zugehörigkeit, Liebe, Verlässlichkeit und Vertrauen, durch Gefühle von Freundschaft, gegenseitiger Zuneigung, Empathie und all die anderen Gefühlszustände, die mit dem Phänomen der Unteilbarkeit verwandt sind, annähernd erreicht werden. Das an sich nur selten erfahrene Ausnahmeerlebnis dient als Quelle der Inspiration. Normalerweise werde ich meinen Partner, meine Freundin, meine Kirche, meine Arbeit oder mein Land nur selten als Quelle unteilbarer Einheit erleben. Um so leichter zu erkennen und zu akzeptieren sind jedoch Gefühle von unerschütterlicher Identität oder Zugehörigkeit, und zwar aufgrund ihrer Beispielhaftigkeit für die darunterliegende Unteilbarkeit. Beim Hunderennen wird der Hase nie gefangen, trotzdem ist es ein großartiges Spektakel!

Ein Beispiel für diese Art von außergewöhnlicher Erfahrung gibt Richard Wright (1940) anhand seiner Darstellung Biggers in seinem Roman Native Son. Bigger ist ein junger Schwarzer, der eine weiße Frau getötet hat. Sein Anwalt hat ihn dazu gebracht, über seine Gefühle zu reden. Dabei fühlt er sich von persönlicher Awareness durchdrungen, was für ihn eine völlig neue Erfahrung darstellt. Als er nach ihrer Begegnung wieder allein in seiner Gefängniszelle sitzt, bemerkt er eine neue Art von Energie, die von dieser Erfahrung mit neuen, ihm bislang unbekannten Gefühlen ausgeht. Wright schreibt über Bigger:

> Er war zu schwach, um noch länger stehenzubleiben. Er setzte sich wieder auf den Rand des Sofas. Wie konnte er herausfinden, ob dieses Gefühl, das er hatte, echt war, ob andere es auch kannten ... Wenn er seine Hände ausstreckte, und wenn seine Hände elektrische Kabel wären, und wenn sein Herz eine Batterie wäre, die diese Hände mit Leben und Energie versorgte, und wenn er seine Hände ausstreckte und andere Menschen berührte, wenn er durch diese Mauern hindurch reichte und andere Hände spürte, die mit anderen Herzen verbunden waren – wenn er das täte, würde er eine Antwort bekommen, einen Schock? Nicht dass er wollte, dass diese Herzen ihm ihre Wärme gäben; so viel wollte er gar nicht. Bloß wissen, dass sie da waren – und warm! Nur das, und nicht mehr; das wäre schon genug, mehr als genug. *Und in dieser Berührung, dieser Antwort des Erkennens, gäbe es Einheit, Identität; es gäbe dort eine unterstützende Einheit, eine Ganzheit, die sein ganzes Leben lang verleugnet worden war.* (Hervorhebung von mir.) (S. 336.)

Sehnsüchtig erkennt Bigger die Bedeutung der »Wir-Erfahrung«, doch leider erweist sie sich als flüchtig. Für ihn hat sie es nie gegeben, und schon bald würde sie wieder verblasst sein. Für viele von uns, deren Leben weitergeht, kann solch ein offenbarender Moment zu einem bleibenden Leitbild werden, das uns lehrt, wie wir das Gefühl von Zugehörigkeit und Identität steigern können, ohne die größtmögliche Vereinigung erreicht haben zu müssen.

Man muss sagen, dass sich kein Orientierungssystem, das die Entwicklung von mehr Einheit zum Ziel hat, sich allein darauf beschränken sollte. Denn eine ähnlich herausragende und lebenswichtige Rolle spielt die Differenzierung – sowohl für das menschliche Erleben im allgemeinen als auch in unserer alltäglichen Wahrnehmung. Es wäre eine romantische Vorstellung, das »Alles-ist-eins-Phänomen«, so wesentlich es für die Idee des Heiligen ist, höher zu bewerten als die gewöhnlicheren Erfahrungen des Lebens, in denen Differenzierung eine überaus wichtige Funktion hat. Für ein gutes und ausgeglichenes Leben ist Ganzheit nicht mehr und nicht weniger wichtig als Differenzierung, denn es gehört ja wesentlich zum Leben dazu, dass wir uns ständig zwischen diesen beiden hin und herbewegen. Doch das Paradox ist Teil der Grundstruktur des Lebens, und der Mensch ist aufgefordert, Einheit und Trennung im Gleichgewicht zu halten.

2. Kohut und Bowlby

Wenn wir das Konzept der Kontaktgrenze weiterverfolgen, finden wir einen weiteren Aspekt der Unteilbarkeit in den Arbeiten von Heinz Kohut (1971) und John Bowlby. Wenden wir uns zunächst Kohut zu. Durch seine Beschreibung der kindlichen Erfahrung der Einheit mit der Mutter in Begriffen von »Selbst« und »Objekt« brachte Kohut seine Überzeugung zum Ausdruck, dass jedes Kind mit einem Gefühl der inneren Präsenz einer übergeordneten Andersheit zur Welt kommt, die normalerweise durch die Mutter repräsentiert wird. Dieser Idee wurde in psychoanalytischen Kreisen große Bedeutung beigemessen. Das Kind erlebt diese Andersheit als vom Selbst unteilbar. Diese Einheit ist mehr als ein reiner Narzissmus und mehr als ein gestörtes infantiles Verarbeitungsmuster, es ist vielmehr eine primitive und für das Kind ganz natürliche Erfahrung von Einheit, die genau so angeboren zu sein scheint, wie der Saugreflex. Mit dem Heranreifen des Kindes wird dieses Einheitsgefühl von einer sich zunehmend entwickelnden Fähigkeit zur Differenzierung abgelöst. Die Steigerung der Differenzierungsfähigkeit zwischen Selbst und Anderem ist aber so angelegt, dass wir das Bewusstsein der ursprünglichen Erfahrung der Einheit verlieren. Doch so sehr das Gefühl der Unteilbarkeit im Laufe der weiteren Entwicklung auch abnehmen mag, wir können davon ausgehen, dass das Bedürfnis nach Einheit nie ganz abgelegt wird. Sobald die Differenzierungsfähigkeit erreicht ist, findet das Phantombedürfnis nach Einheit einen metaphorischen Ausdruck wie etwa im Gefühl der »Zugehörigkeit«, der »Liebe« oder der »Zusammenarbeit.« In diesen metaphorischen Erfahrungen können wir uns so innig mit bestimmten anderen, wie Partnern, Kindern, Freunden oder auch Gruppen und Organisationen identifizieren, dass eine Trennung durch den Tod oder andere Ereignisse, die die Identifikation unterbrechen, fast wie eine Amputation erlebt werden. Die angeborene Verschmelzung zwischen Selbst und Anderem wird zwar durch ein sehr viel unspektakuläreres Gefühl des Getrenntseins überlagert, lebt aber doch insgeheim weiter. Es ist eine unsichtbare Kraft, die auf die Synthese der eigenen Identität mit der anderer hinwirkt.

Ein ähnliches Szenario beschreibt die – ursprünglich von John Bowlby formulierte – Bindungstheorie. Auch Bowlby ging davon aus, dass die natürliche Bindung zwischen dem Kind und seiner Mutter oder einer anderen primären Bezugsperson internalisiert wird und als Vorbild für enge Beziehungen fungiert. Daniel J. Siegel (2006) schreibt in seiner Ausarbeitung der Bindungstheorie:

> Kinder tragen die Menschen, zu denen sie eine Bindung entwickelt haben, in Form von multisensorischen Bildern (Gesichtern, Stimmen, Gerüchen, Geschmäcken und Berührungen), einer geistigen Repräsentation der Beziehung und des Gefühls, mit den Bindungspersonen nötigenfalls zusammen sein zu können, in sich. (S. 87.)

Daran sehen wir, dass die ursprüngliche Bindung als lebenslanger Prototyp für Sicherheit dient, als bleibendes Bedürfnis nach einer verlässlichen Basis, die den Menschen befähigt, vertrauensvoll und unabhängig zu sein. In gewissem Sinne könnte man sagen: die sichere Bindung bedeutet, dass ein Mensch niemals allein ist, selbst dann nicht, wenn er de facto von der Mutter getrennt ist. Darüber hinaus ist dieser Bindungsreflex in allen als harmonisch empfundenen Lebensbezügen spürbar, während sein Fehlen als Quelle der Entfremdung erlebt wird und Gefühle von Zerstörung und Angst mit sich bringt. Wie Lewis, Amini und Lannon (2001) beobachtet haben:

> Der erste Teil emotionaler Heilung ist limbisch bekannt – wenn jemand mit einem gut entwickelten Gehörsinn deine melodische Essenz erfasst. Diejenigen, die sich einem anderen erfolgreich offenbaren, spüren, wie die Unklarheit aus ihrer Sicht auf sich selbst abnimmt. Wie Menschen, die aus einem Traum erwachen, streifen sie die angesammelten, unpassenden Zeichen eines unstimmigen Lebens von sich ab. [...] Wenn limbische Klarheit entsteht, nimmt das Leben Form an. (S. 170.)

Kohuts Selbst-Objekt-Konzept und Bowlbys Bindungstheorie hatten weitreichende Konsequenzen für die Beziehungshaltung der Psychoanalyse. Obwohl ihre Arbeiten in erster Linie als wichtige Beiträge zur Beziehungsbetonung der modernen Psychoanalyse gelten, haben sie auch Konsequenzen im

Hinblick auf die generische Einheit des Menschen mit dem Universum im allgemeinen, und seinem Bedürfnis nach einem allgegenwärtigen Anderen im Besonderen. Dieses Bedürfnis nach einem allgegenwärtigen Anderen kann durch soziale Formen befriedigt werden, wozu auch die von mir vorgeschlagenen psychotherapeutisch angeleiteten Gruppen gehören. Vielleicht erreicht diese Form einer gemeinschaftlich verbindlichen Andersheit nicht die Größe jener universellen Energie, die in der Vision Gottes Ausdruck findet, dennoch hätten solche Gemeinschaften etwas sehr Wichtiges anzubieten. Durch den Verzicht auf alles Majestätische würden sie vielen Menschen einen vernünftigen und nachvollziehbaren Zugang zu spirituellen Fragen ermöglichen. Unser Interesse bliebe auch dann auf die Frage nach den Geheimnissen des Universums und unserem Platz darin gerichtet.

3. Julian Jaynes

Die dritte Perspektive auf die Ursprünge der unteilbaren Andersheit kommt von Julian Jaynes, einem amerikanischen Psychologen, der die frühe Form der Gotteserfahrung als Halluzination betrachtete. Er spekulierte, dass diese halluzinatorische Erfahrung durch einen internen Dialog der beiden Hirnhälften entstanden ist, wobei jede Hirnhälfte von der anderen als die Stimme Gottes oder einer anderen übergeordneten Autorität wahrgenommen wird. Jaynes glaubte, dass diese Stimme in Zeiten starker Belastung auftauchte und dass ihren Instruktionen vertrauensvoll Folge geleistet wurde. Jaynes' Ansichten über die Funktionsweise des Gehirns beinhalten deutliche Schwachstellen und haben seit ihrer Veröffentlichung vor 25 Jahren nur wenig Resonanz bekommen. Seine Idee, dass die Vorstellung von Gott das Resultat einer fehlinterpretierten Kommunikation der beiden Gehirnhälften sein könnte, war hingegen ein kühner Vorbote der aktuellen Diskussion darüber, wie der Glaube an Gott neurologisch begründet sein könnte.

Aufgrund seiner Analyse verschiedener mythischer, physiologischer, religiöser, linguistischer und anthropologischer Phänomene kommt Jaynes* zu der Annahme, dass es in der Entwicklungsgeschichte der Menschheit eine Periode gegeben haben muss, in der die Menschen ohne Bewusstsein gelebt haben. Das bedeutet, dass die Menschen dieser Zeit weder Introspektion

---

* Jaynes Werk ist zu umfangreich, um es hier in einem kurzen Absatz zusammenzufassen. Eine solche Zusammenfassung findet sich in seinem Buch *Der Ursprung des Bewusstseins durch den Zusammenbruch der bikameralen Psyche* (Rowohlt, Reinbek 1988).

noch eine bewusste Reflexion oder Selbsteinschätzung kannten. Diese Ansicht wird ergänzt durch neuere Arbeiten von Antonio Damasio (1999), der ebenfalls bemerkt, in der Frühzeit der Evolution habe es »Sein, aber kein Wissen« gegeben. »Das Bewusstsein hatte noch nicht begonnen« (S. 46). Trotz des scheinbaren Widerspruchs zur Offensichtlichkeit eines persönlichen Bewusstseins, fällt es nicht schwer, auch heute Situationen zu erleben, in denen wir reden ohne zu denken, gedankenlos einen Ball werfen oder schießen, spontan loslachen usw. Meine Mutter stellte manchmal mit einem gewissen Unbehagen fest: »Wes das Herz voll ist, des geht der Mund über« – ein Ausdruck über die Risiken, die damit verbunden sind, sich ohne die vermittelnde Übersicht des Bewusstseins zu äußern.

Aufgrund der im Laufe der Jahrhunderte gewachsenen Bedeutung des Bewusstseins glauben viele Menschen, dass sie immer zuerst denken und dann sprechen. Wenn ich mit Patienten arbeite, die unnötig stark auf ihren eigenen Ausdruck achten, mache ich ihnen immer wieder deutlich, wie oft sie Dinge tun, ohne darüber nachzudenken. Je mehr sie das selbst erkennen, desto größer wird ihr Vertrauen in ihre eigenen Ausdrucksmöglichkeiten. Wenn jemand fragt, ob er noch eine Tasse Kaffee haben kann, schenkt man ihm einfach nach. Das kennt jeder.

Die Funktion des Denkens als Vermittler hat ein unverhältnismäßig starkes Gewicht bekommen. Es hat sich gezeigt, dass die innere Ausrichtung einen Menschen unmittelbar zu einem Gedanken oder einer Handlung führen kann. Für Jaynes waren die frühen Menschen mit der Handlung vertraut, nicht aber mit dem bewussten Denkprozess. Er nahm an, dass im Gegensatz zum modernen Menschen, der in Belastungssituationen auf sich selbst bzw. nach innen schaut, der unbewusste Mensch der Frühzeit ganz und gar auf die Eingebungen einer halluzinierten Autorität vertraute. Jaynes (1976) schreibt: »Der Wille erschien als die Stimme eines neurologischen Befehls, in der Befehl und Handlung nicht getrennt und in der Hören und Gehorchen ein und dasselbe waren.«

Auf dem Weg zum Bewusstsein fingen die Menschen an, die vormals als außerhalb ihrer selbst empfundenen Stimmen zu internalisieren, was mit einem starken Verlustgefühl einherging, schreibt Jaynes weiter. An die Stelle des ungebrochenen Gehorsams früherer Zeiten trat die bewusste Entscheidung, was die Internalisierung von Konflikten und Stress zur Folge hatte. Diese innere Auseinandersetzung, so Jaynes, trat in der expandierenden Welt des Altertums mehr und mehr an die Stelle der unantastbaren Instruktionen einer halluzinierten Autorität, vor allem aufgrund der Verfeinerung und Kultivierung der Sprache durch das geschriebene Wort, durch das Anwachsen von Gemeinden und Gemeinschaften, durch das Gesetz und durch die evolutionsbedingte Veränderung der Verbindungen zwischen den beiden Gehirnhälften.

All diese Komplikationen führten zu einer zunehmenden Trennung zwischen dem Individuum und den halluzinierten Göttern der bikameralen Psyche. Die Verbindung und der Zugang zu ihnen wurde immer schwieriger, was einen schmerzlichen Verlust an Intimität bedeutete, die mit der innerlichen Nähe zu den Göttern einhergegangen war. Die Kompliziertheit der äußeren Welt in Verbindung mit der kaum handhabbaren Vielfalt innerer Optionen sowie das Fehlen eines äußeren Regulativs führte zu ganz unterschiedlichen Konsequenzen. Auf die eigenen Wahlmöglichkeiten zurückgeworfen, wuchs im Inkubator der Internalisierung der Keim der Neurose. Für jeden Fehler, jeden Misserfolg, der aus einer eigenen Entscheidung erwuchs, war nun niemand anderer außer man selbst verantwortlich; und die veränderten Bedingungen fachten den inneren Krieg noch weiter an. Jaynes beschreibt anhand einiger Beispiele, wie sehr dieser tiefe Verlust an Verschmelzung in der Literatur beklagt worden ist; ein Verlust, den die Menschen seit dem vierten vorchristlichen Jahrhundert kaum je haben überwinden können. Er zitiert mehrere Keilschrift-Texte, von denen eine lautet:

> Mein Gott hat mich verlassen und ist entrückt. Meine Göttin hat sich mir versagt und bleibt mir fern. Der gute Engel an meiner Seite ist von mir gegangen. (S. 225.)

Untröstlich, aber unverzagt, hörten diese Menschen nicht auf, Ersatz zu schaffen für die verlorengegangene Intimität und Führung, indem sie Orakel, Propheten und charismatische Führer aufsuchten. Doch Schutz und Intimität, wie die Halluzination sie geboten hatte, waren kaum zu erreichen, denn mit der Zunahme an Internalisierung ging eine Reduzierung der Fähigkeit zu unschuldigem Gehorsam einher. Viele Menschen versuchen immer noch, strikt an der Stimme Gottes festzuhalten; doch die Stimme Gottes hat an Kraft verloren, und mit der Verminderung ihrer Resonanz schwindet auch ihre Zuverlässigkeit und Eindringlichkeit. Da diese Art der Führung außerdem mit einer ungeheuren Fülle möglicher Verhaltensweisen konkurriert – und einem gesteigerten individuellen Selbstgefühl –, hat unsere Anfälligkeit für eine Kakophonie unterschiedlichster Einflüsse insgesamt deutlich zugenommen.

In eine ähnliche Richtung wie Jaynes These vom Verschwinden der göttlichen Halluzination weisen die neueren Bibelstudien des Religionswissenschaftlers Richard Friedman (1995). Auch er untersuchte die Geschichte der Beziehung zwischen Gott und Menschen und zeigt auf, dass der direkte Kontakt zwischen ihnen über die Jahrhunderte verlorengegangen ist. Er sagt (S. 20), dass Jahwe zu David und Salomo spricht, dem zweiten bzw. dritten König Israels, nicht aber zu den fünfunddreißig biblischen Königen, die diesen beiden folgen. Friedman fährt fort (S. 21), dass Salomon den Israeliten bei der Einweihung des Tempels erklärt, ein Gebäude könne Gott nicht fassen, statt dessen solle es als Symbol dienen, als Ort, an dem der Name Gottes wohne, eine Erinnerung daran, dass der Glaube an seine Existenz das unmittelbare Beispiel des tatsächlichen Verhaltens ersetzt. Damit sind die Würfel für die Israeliten gefallen, fortan keinerlei direkte Kommunikation von Gott mehr zu erwarten und seinen Namen als führende Kraft zu bewahren – ungeachtet der neuen und distanzierteren Beziehung Gottes zu den Menschen. Friedman verfolgt auch den Übergang von jenen Wundern, die von Gott selbst gewirkt wurden, zu den biblischen Erzählungen solcher Wunder, die Menschen wirkten. Er sagt:

> Von Adam bis Ezra, von Eva bis Esther haben wir einen Prozess beobachtet, in dem die Menschen mehr und mehr die Verantwortung für ihre Welt übernehmen ... Ob zum Guten oder zum Schlechten, in der Beziehung zwischen Gott und Mensch hat sich ein Wandel vollzogen, durch den die Menschen ihr Schicksal selbst bestimmen müssen. (S. 58)

Dieser Zuwachs an menschlicher Selbstbestimmung beinhaltet durchaus ein belebendes Potential, doch mit dem Mehr an Verantwortung geht vielleicht auch ein stärkeres Verlustgefühl einher. Die Humanisierung der gesellschaftlichen Übersicht muss eine Distanz erzeugt haben, auch wenn die anhaltende Kraft der eher mystischen »Gegenwart« Gottes dieser Entwicklung entgegenstand. Doch diese Art der Präsenz Gottes war nur ein schwaches Abbild der überwältigenden Intimität, die Gottes »tatsächliche« Gegenwart bedeutet hatte. Wir können davon ausgehen, dass dieser Verlust im Laufe der Jahre immer schmerzlicher wurde, so dass die breite Masse für die erneute Begegnung mit einer unmittelbaren Manifestation Gottes immer offener und empfänglicher wurde. Diese Suche nach einer tieferen Vertrautheit mit Gott, die beiden Seiten des Menschen zu größerer Blüte verhelfen konnte, legt die

Schlussfolgerung nahe, dass die Menschen für das Erscheinen Christi zunehmend reifer wurden. Die Wiederherstellung des Göttlichen stillte das Bedürfnis nach einer unmittelbaren und belebenden Gotteserfahrung, während das Menschlich-Göttliche, das in Christus vereint war, es den Menschen ermöglichte, ihr Schicksal selbst in die Hand zu nehmen.

Das mystische Unbewusste

Die mystischen Überreste dessen, was vor langer Zeit einmal Wirklichkeit gewesen sein mag, haben auch im gegenwärtigen Bewusstsein der menschlichen Selbstbestimmung ihr Gegenstück. Wenn sie den Menschen einen Erfahrungsbereich eröffnen, der über das alltägliche Bewusstsein hinausgeht, haben sie etwas ganz und gar Bezwingendes. Freuds Beschreibung des Unbewussten hat in dieser Hinsicht eine zentrale Stellung, denn er eröffnete dadurch eine neue Art des Mystizismus, dessen Besonderheit darin besteht, dass er ganz und gar im Rahmen der menschlichen Dynamik bleibt. Freuds Modell war insofern paradox, als sein sogenanntes wissenschaftliches Konzept des Unbewussten mit seiner eigenen Konstruktion einer geheimnisvollen Unendlichkeit kollidierte, jener dunklen inneren Kraft, die das Bewusstsein verfolgte und die Menschen unterschwellig verführte, Dinge zu tun, die sie dann geradezu reflexartig und unabhängig von den eigenen, bewussten Entscheidungen, einfach taten – in ähnlicher Weise vielleicht, wie die Menschen vergangener Zeiten (in Jaynes Vorstellung) auf halluzinierte Autoritäten reagierten.

Das Unbewusste jedoch war sehr viel umfassender als jene früheren Gebieter, denn es steuerte nicht nur das Verhalten eines Menschen, sondern öffnete dessen Vorstellungskraft für einen neuen Zusammenhang der eigenen Existenz, einer riesigen, unbeschreiblichen und unerschlossenen, übersprudelnden Quelle der Seele. Die einfachen Wahrheiten, die den Menschen Orientierung gaben, erfuhren durch die Verbindung mit dieser unbekannten Führungsinstanz eine enorme Tiefung. Wenn beispielsweise eine Mutter darunter litt, dass sie keine Liebe für ihr Kind empfand, konnte eine Reise in diesen Fundus an Lebensereignissen Erfahrungen zutage fördern, die sie dazu gebracht hatten, nicht lieben zu können. In gewisser Weise wurde ihr von ihrem Unbewussten untersagt, das eigene Kind zu lieben. Die Therapie wiederum konnte aufzeigen, dass ihre Verbindung mit dem Unbewussten antiquiert war. Wenn sie – von Einsicht geleitet – ihr Unbewusstes gezielt mit neuen und veränderten Informationen füttern könnte, würde diese neue Einheit sie befreien und befähigen, ihr Kind zu lieben. Eine solche Art der Anleitung und der mystische Kontext, in dem sie steht, beantwortet das Bedürfnis nach einem verstehbaren Universum und der Einheit mit diesem Universum; in diesem Falle in einem beiderseitigen Dialog mit einem Unbewussten, das einerseits den Menschen führt, andererseits aber auch durch neue Einsichten und Erkenntnisse beeinflussbar ist.

Doch dieser neu entdeckte Dialog ließ viele Fragen offen. Welche Variationen der psychoanalytischen Theorie auch immer entwickelt wurden, das Unbewusste ist ein so unermesslicher Fundus an Erfahrungen geblieben, dass der Teil, der ins Bewusstsein überging, nie mehr sein konnte als ein Hauch von Erkenntnis und Verständnis einer übergroßen Wirklichkeit. Es gibt schlicht kein angemessenes Ordnungssystem für die ungeheure Fülle an Erfahrungen, die im Unbewussten gespeichert sind, und wir können nur hoffen, dass wir uns mit jenen Aspekten, die aus dem Unbewussten heraus an die Oberfläche unseres Bewusstseins gelangen, verbunden fühlen.

Dies zu erreichen, würde vielleicht schon ausreichen, um ein gutes Leben zu führen. Durch das Schließen der Lücke zwischen dem Bewusstsein und der erweiterten Zugänglichkeit des Unbewussten, besteht eine gewisse Aussicht, das Gefühl der Ganzheit des eigenen Selbst zu erleben. Ein solches Verständnis der Natur des Selbst muss sich auch mit Fragen konflikthafter Motive, des inneren Chaos und der spezifischen persönlichen Identität auseinandersetzen. Dennoch stellt die therapeutische Verstärkung des Wissens um die eigene Person und die Förderung der inneren Einheit aus sich heraus keine befriedigende Alternative zur Religion dar, die grundlegende Themen und Fragestellungen behandelt, die den menschlichen Geist beschäftigen – und zuweilen auch quälen. Im Rahmen realistischer Grenzen haben Therapeuten verstanden, dass Fragen wie »Wo komme ich her« und »Wo gehe ich hin« mit psychoanalytischen Konzepten wie Eros und Thanatos nicht besser beantwortet werden konnten als mit den Antworten, die die Religion zu bieten hatte. Auch verspürten viele Therapeuten nicht den Drang, sich verstärkt der Beantwortung solcher Fragen zu widmen. Die weniger ambitionierten Fragen, die von Psychoanalytikern aufgeworfen wurden, beschränkten sich auf die Lebenszeit eines einzelnen Menschen und zielten auf Erkenntnisse ab, die sich sämtlich im Rahmen des erreichbaren Unbewussten bewegten – der treibenden Kraft für das erlebte Verhalten.

Dennoch ist es vielleicht unausweichlich, dass Menschen von Natur aus dazu neigen, aus vorhandenem Wissen auf Fragen zu schließen, die nur der Glaube beantworten kann. Eine der Errungenschaften der Psychoanalyse bestand darin, das Bedürfnis nach Glauben dahingehend zu verändern, dass sie es erstens um den Aspekt der Zuversicht in existentielle Herausforderungen erweiterte, und zweitens den Fokus des Universums, mit dem der Betreffende in Verbindung treten wollte, auf den Rahmen des Menschlichen begrenzte. Dabei ging es mehr um den irdisch-atmosphärischen als um den jenseitigen Himmel. Das spezifische Unbekannte, mit dem man sich beschäftigte, war der Beobachtung leichter zugänglich als die übernatürlichen Spekulationen der Religion. Darüber hinaus schuf die Untersuchung des Unbewussten – so unvollständig sie auch bleiben muss – ein sehr wichtiges Gespür für die Verschmelzung mit dem Hintergrund der eigenen Existenz. Doch leider ist die Verschmelzung mit dem Unbewussten immer noch eine innere Verschmelzung, eine intrapersonale Kohärenz, eine Verschmelzung ohne Kontakt, der die Verbindung nach außen fehlt – das gilt selbst für die illusionären Externalisierungen, von denen Kohut, Bowlby und Jaynes ebenso sprechen wie die heutigen Religionen.

Der Intimitätsreflex

Es ist offensichtlich, dass die Kontaktgrenze, die lebenslange Selbst-Objekt-Beziehung (Kohut), das Bindungsphänomen (Bowlby) und die entscheidungsrelevante Halluzination (Jaynes) insofern mit dem vorherrschenden Freudschen Unbewussten verbunden sind, als sie das universale menschliche Bedürfnis nach Intimität und Vertrautheit in einen Handlungskontext stellen. Diese unausweichliche Beziehung zur Andersheit markiert eine feine Trennlinie zwischen gewöhnlichen guten Beziehungen zu anderen Menschen und solchen Erfahrungen, die sich durch eine besondere und außergewöhnliche Art von Intimität auszeichnen. Am nächsten kommen wir diesem Gefühl in unseren Beziehungen zu unseren Lebenspartnern, Eltern, Kindern und sehr engen Freunden. Aber selbst mit diesen Menschen erleben wir eine solch innige Verschmelzung nicht jeden Tag. Außerhalb unserer Beziehungen zu den nächsten und vertrautesten Menschen machen wir diese Erfahrung nur selten, und viele Menschen machen sie überhaupt nicht. Wenn wir einen geliebten Menschen verlieren, kann sich das fast so anfühlen wie der Verlust eines eigenen Körperteils. Diesen Menschen im Inneren in lebendiger Erinnerung zu behalten, ist vielleicht weniger ein Akt der eigenen Vorstellungskraft als vielmehr das Echo eines gelebten Lebens im Geist der lebenden Freunde oder Angehörigen.

Vor einigen Jahren habe ich eine Erfahrung gemacht, die ein klärendes Licht auf die Frage der Unteilbarkeit von Selbst und Anderem werfen könnte. Es war ein etwas merkwürdiges Setting, das in meinem Leben normalerweise nicht vorkommt. Meine Frau und ich hatten von Freunden eine Einladung erhalten, an einem Treffen mit einem bekannten Medium (ich nenne sie Dahlia) teilzunehmen. Obwohl weder meine Frau noch ich an übernatürliche Dinge »glaubten«, fanden wir die Idee interessant, diese Erfahrung auszuprobieren. Irgendwann fragte sie in die Runde, ob einer von uns mit jemandem »von der anderen Seite« sprechen wolle. Ich meldete mich. Dahlia brachte den Tisch dazu, Klopfzeichen zu erzeugen, die Buchstaben darstellten und aus denen dann die Worte entstanden, die der angebliche Geist sprach. Ich hatte eigentlich mit meiner Mutter sprechen wollen, aber die Person, die auftauchte, nannte sich Helen und konnte also nicht meine Mutter sein. Ich machte trotzdem weiter und sagte ihr, dass ich eine Tante hatte, die Helen hieß. Nach einem längeren Austausch stellte Dahlia fest, dass es sich tatsächlich um meine Tante Helen handelte, um die ich mir vorher niemals Gedanken gemacht hatte. Ich testete meine Tante mit der Frage, wie sie gestorben sei. Sie buchstabierte das Wort »Gas«. Obwohl sie so weit erst einmal recht hatte, war ich immer noch misstrauisch, denn es gab viele Möglichkeiten, durch Gas zu sterben. Also fragte ich sie, wo das Gas war. Sie buchstabierte »Auto«. Meine Tante war bei einem Autounfall ums Leben gekommen! Mein Körper fühlte sich ganz voll an, als hätte jemand Gefühle und Empfindungen in mich hineingepumpt.

Ob es sich bei dieser Erfahrung tatsächlich um die Begegnung mit einem echten Geist handelte, interessiert mich hier nicht weiter. Was mich mehr interessiert und mit dem Thema dieses Buches zu tun hat, ist das, was nach diesem surrealen Ereignis geschah. Während der folgenden Tage hatte ich das Gefühl, dass ich in dieser Welt niemals mehr allein sein würde; dass es da eine dauerhafte Präsenz gäbe, ein allgegenwärtiges Anderes, das mit mir verbunden ist. Es war ein phantastisches Zwischenspiel, aber vor allem hat es gezeigt, welche Kraft das Drama beinhalten kann. Eine Wahrheit zu dramatisieren, d.h. wirklich erlebbar zu machen, dass ich mich nie wieder alleine fühlen müsste, war eine überraschend kraftvolle Erfahrung – trotz meiner Skepsis gegenüber allem Übernatürlichen.

Wie bei anderen dramatischen Erfahrungen auch, ließ mein Gefühl einer unvergänglichen Zugehörigkeit nach und verschwand schließlich wieder. Doch diese seltsame Reaktion auf eine spiritistische Sitzung macht deutlich, wie konzentrierte Aufmerksamkeit psychologische Möglichkeiten ins Bewusstsein bringen kann, die wir ansonsten kaum wahrnehmen würden –in meinem Falle etwa das Gefühl der dauerhaften Zugehörigkeit. In unseren Life Focus Communities wollen wir uns nicht dem Übernatürlichen zuwenden, sondern den Fokus auf ganz gewöhnliche Situationen richten, die das Leben der Menschen ausmachen (siehe Kapitel 7), also das Rohmaterial, aus dem ein Drama erst entsteht. Wenn diese individuellen Erkenntnisse mit einer Gruppe von Menschen mit ähnlichem Interesse und Engagement geteilt werden, könnte sich das wiederum positiv verstärkend auf das persönliche Erleben auswirken.

4
NEUROLOGISCHE EINHEIT

Die Phantomhaftigkeit des Konzeptes der Unteilbarkeit erweckt leicht den Eindruck, als handle es sich dabei um etwas schwer Nachvollziehbares oder mit realistischen Mitteln kaum Erreichbares. Deshalb möchte ich mich jetzt der Frage zuwenden, welche Rolle das Gehirn bei der Entstehung solcher quasi-mystischen Erfahrungen spielt und entsprechende Untersuchungen mit heranziehen. Es ist bereits klar geworden, dass das Selbst-Objekt-Konzept, die Idee der bikameralen Psyche, Freuds Konzept des Unbewussten, das gestalttherapeutische Modell der Kontaktgrenze sowie die Bindungstheorie wichtige konzeptionelle Bausteine für ein erweitertes Verständnis dessen sind, was klar und deutlich zu beobachten ist: dass Menschen überall das Bedürfnis haben, anderen Menschen zu begegnen und sich mit ihnen zu verbinden. Dieses »Wir-Gefühl« ist auch Gegenstand aktueller neuropsychologischer Untersuchungen, die vermuten lassen, dass der Erfahrung der Unteilbarkeit so etwas wie ein biologischer Mechanismus zugrunde liegt. In ihrem Buch A General Theory of Love (2001) beschreiben Lewis, Amini und Lannon die Beziehung des Gehirns zu der »heilenden Kraft gemeinschaftlicher Verbundenheit.« Sie betrachten die Aktivitäten des limbischen Systems als Ursache einer »physiologischen Wechselwirkung«, die so fein ist, dass sie eine virtuelle Einheit mit unseren engsten und vertrautesten Bezugspersonen erzeugt. Hinsichtlich dieser Anziehungskraft, die wir in tiefen Beziehungen beobachten können, schreiben sie:

> Wenn jemand seinen Partner verliert und dann sagt, dass er damit einen Teil seiner selbst verloren habe, dann enthält diese Aussage mehr Wahrheit, als der betreffenden Person selbst vielleicht bewusst ist. Ein Teil ihrer neuronalen Aktivität hängt tatsächlich von der Gegenwart dieses anderen lebendigen Gehirns ab. Und ohne dieses andere Gehirn verändert sich die elektrische Wechselwirkung, die sie ausmacht. Liebende halten den Schlüssel zur Identität des anderen in ihren Händen und schreiben sich gegenseitig neurostrukturelle Veränderungen in ihre neuronalen Netzwerke. Ihre limbische Verbindung ermöglicht

es ihnen, Einfluss darauf zu nehmen, wer der andere ist und wer er sein wird. (S. 208)

Es ist faszinierend, sich vorzustellen, dass diese neurologische Funktion nicht nur die Grundlage gemeinschaftlichen Erlebens ist, sondern auch einer Gotteserfahrung die Tore öffnen könnte. Der Glaube an ein allgegenwärtiges Anderes ist so tief im allgemeinen Glauben verwurzelt, dass wir uns nicht nur fragen müssen, ob es einen Gott gibt, sondern – noch grundsätzlicher – ob unsere biologische Anlage ein noch basaleres Bedürfnis nach Einheit mit einer allgegenwärtigen und unteilbaren Andersheit enthält – unabhängig von unserem Gottesbegriff.

So natürlich dieser Drang, und so heilsam seine Wirkung auf das Leben unzähliger Menschen auch sein mag, die Erfahrung einer Andersheit, die vom eigenen Selbst nicht unterscheidbar ist, markiert einen seltsamen, ja geradezu fragwürdigen Sprung innerhalb der Wahrnehmung. Sehen wir diese Einheit nur deshalb, weil wir sie uns wünschen? Wir wissen, dass ein hungriger Mensch etwas Essbares auch dort sieht, wo nichts Essbares ist, Menschen mit Missbrauchserfahrungen sehen Gewalt, wo niemand sonst sie sieht, und Optimisten sehen Erfolg, wo Pessimisten die Niederlage sehen. Oder gibt es da etwas im Menschen grundlegend Verwurzeltes, das über diese durch Umstände bedingte Geistesverfassung hinausgeht? Sehen wir ein neurologisches Sprungbrett für den allumfassenden Glauben an Gott, an die tiefsten Liebesbeziehungen oder auch den Glauben an satori-artige Erfahrungen in Meditation und Gebet?

Aus diesem inneren Hingezogensein vom Selbst zum Anderen, das sich in kontinuierlichen und alltäglichen Lebensläufen ausformt, mag nicht selten eine Art Suchtbeziehung entstehen. Dabei kann diese Suchtqualität etwas durchaus Positives beinhalten, wie das beispielsweise in sicheren Beziehungen der Fall ist. Wir sehen auch den schmerzlichen Aspekt der Suchtqualität, etwa in dem anhaltenden tiefen Verlustgefühl, das mit Trennung und Scheidung einhergehen kann, mit dem Tod des Partners, oder das sich in der Angst um den Fortbestand der Beziehung äußert – selbst dann, wenn noch andere Möglichkeiten der Einheit und Verbindung bestehen bleiben. Außerdem sehen wir das Suchtpotential religiöser Verbindungen, in denen Menschen, die die Gültigkeit oder Heiligkeit der eigenen religiösen Überzeugungen in Frage stellen, dämonisiert werden. Ja, wir sehen auch den Suchtanteil bei Menschen, die in einer Gemeinschaft leben und sich entweder weigern, den Ort zu wechseln, oder, wenn sie es tun, immer wieder den

Verlust der vertrauten Umgebung beklagen. Wir sehen es auch bei Menschen, die eine andere Sprache angenommen haben und permanent nach Gelegenheiten suchen, ihre Muttersprache zu sprechen.

Dieser Drang nach Einheit, vor allem, wenn er etwas Zwingendes hat, geht über die Qualität des rein persönlichen Bedürfnisses hinaus. Er repräsentiert vielmehr eine besondere neurologische Dringlichkeit, die Grundlinie einer Intimität, die von denen, die fähig sind, sie zu erreichen, sehr geschätzt wird. Diese Ebene von Verschmelzung geht über ein gelegentliches Gefühl von Verbundenheit und strategisch kluge Beziehungsentscheidungen hinaus. Die Bindung aus unseren neurologischen Wurzeln wird häufig kühler und nüchterner beschrieben als der dem Menschen angeborene Gemeinschaftssinn. Doch eine so distanzierte Sprache passt nicht zu einer evolutionär aufgeladenen Sicherheitswaffe, die sich gegen die Gefahren der Isolation und Vernichtung richtet. Es scheint unwahrscheinlich, dass einem so fundamentalen Überlebensaspekt wie der Bindung von Menschen keine biologische Bereitschaft zugrunde liegen sollte, und kein strategisch wohlüberlegtes System kultureller Entscheidungen.

Neurologische Unteilbarkeit

Obwohl das Gebiet der neuropsychologischen Bildgebungsverfahren noch in den Anfängen steht, gibt es bereits jetzt einige interessante Untersuchungen zur Frage der Unteilbarkeit von Selbst und Anderem. Es gibt kein deutlicheres Beispiel für die Unteilbarkeit als Halluzinationen, die aufgrund der Tatsache, dass sie nur selten auftreten, leicht vernachlässigt werden konnten. Trotz ihrer Seltenheit berichtet Bentall (2000, S. 94) von einer erstaunlichen Anzahl von Menschen, die schon irgendwann einmal Halluzinationen erlebt haben. In einer Studie von 1968 berichtet er, dass 125 von 500 »normalen« Personen bereits mindestens einmal eine halluzinatorische Erfahrung gemacht haben. In einer anderen Studie gaben 39 Prozent an, laute Stimmen gehört zu haben, und 5 Prozent berichteten, mit ihren Halluzinationen gesprochen zu haben. Ungeachtet der Häufigkeit ihres Auftretens, hat die besondere Natur ihrer Verschmelzung eines eigenständigen Selbst mit etwas anderem sie unweigerlich als Quelle einer rätselhaften Erfahrung erscheinen lassen: als Grundlage sowohl des Wahnsinns als auch der ganz persönlichen Gotteserfahrung.

Bentall (2000, S. 107) bezieht sich u.a. auf Bildgebungsverfahren (PET), die zeigen können, dass ein bestimmter Teil des Gehirns, nämlich das rechte vordere Cingulum, während der Entstehung einer Halluzination eine bestimmte Art von Aktivität aufweist. Studien von Szechtman, Woody, Bowers und Nahmias zufolge ist dies nicht der Fall, wenn die Person sich vorstellt, eine Stimme zu hören und sich dieser Vorstellung bewusst ist. In diesem Fall bleibt die entsprechende Hirnregion ruhig. Daraus ergibt sich, dass wenn diese Hirnregion aktiviert ist, die Person einer Täuschung unterliegt und daran glaubt, dass sie wirkliche Stimmen hört. Die Autoren kommen zu dem Ergebnis, dass diese Region »die neuronalen Schaltkreise enthalten könnte, die dafür verantwortlich sind, dass Ereignisse als der äußeren Welt entstammend klassifiziert werden.« Mit anderen Worten: Die Stimulierung des rechten vorderen Cingulums verzerrt die Erfahrung der Person, die nicht weiß, was innerhalb und was außerhalb ihrer selbst geschieht. Auch wenn diese Neurologie sich von Julian Jaynes' bikameraler Neurologie unterscheidet, begegnen wir auch hier der neurologischen Bereitschaft für Unteilbarkeit und damit auch der Bereitschaft für das Gefühl einer äußeren Wirklichkeit, selbst wenn das Gefühl an sich lediglich auf einem inneren Zustand beruht.

Warum diese neurologische Verschmelzung von Bedeutung ist, zeigt sich besonders deutlich durch die Entdeckung der mystischen Vereinigung, die in anderen Techniken der Gehirnabbildung sichtbar wird. Zwei weitere Neurowissenschaftler, Andrew Newberg und Eugene D'Aquili (2001, S. 3-10) haben ebenfalls Gehirnfunktionen beobachtet, allerdings im Zusammenhang mit religiösen Erfahrungen. Ihre Bildgebungsverfahren des Gehirns haben Veränderungen der Hirnmuster zum Vorschein gebracht, während die Versuchspersonen Erfahrungen von Einheit und ehrfürchtigem Erstaunen machten, die dem Bereich des mystischen Erlebens zuzuordnen sind. Sie untersuchten die Gehirnaktivitäten von acht Buddhisten während der Meditation. Mithilfe einer SPECT-Kamera (single photon emission computed tomography) untersuchten sie Bilder des Gehirns auf dem Höhepunkt der meditativen Erfahrung. Dabei entdeckten sie eine ungewöhnliche Aktivität in einem Teil des Gehirns, der als Orientation Association Area (OAA) bezeichnet wird. (Der korrekte Name dieses hoch spezialisierten Nervenstrangs lautet Hinterer [oberer] Parietallappen). Diese Region hat u.a. die Aufgabe, das Selbst vom Nicht-Selbst zu unterscheiden (S. 5). Normalerweise arbeitet dieser Teil des Gehirns so zuverlässig, dass wir uns überhaupt nicht damit beschäftigen. Wir wissen einfach, wo wir aufhören und der Rest des Universums beginnt – der Stuhl, auf den wir uns setzen wollen, oder der Freund, mit dem wir uns unterhalten. Während des tiefsten Stadiums der buddhistischen Meditation zeigte sich jedoch eine deutliche Reduzierung der Aktivität dieser Hirnregion. Durch die starke Fokussierung der Aufmerksamkeit, die die Meditierenden erlebten, war die Unterscheidung zwischen Selbst und Anderem vermindert.

Später wurden mithilfe der SPECT-Kamera auch die Gehirnaktivitäten franziskanischer Nonnen während des Gebets untersucht. Im Gegensatz zur Erfahrung der buddhistischen Mönche während der Meditation, die sich nicht auf ein Gottesbild hin orientierten, war bei den Nonnen die reduzierte OAA-Aktivität eng mit ihrer Beziehung zu Gott verknüpft. Eine der an der Untersuchung beteiligten Nonnen drückte es so aus: »Ich besaß Gott so umfassend, dass ich nicht mehr in meinem gewohnten Zustand war. Ich fand einen Frieden, in dem ich mit Gott vereint und mit allem in Einklang war« (S. 7).

Es gibt eine Fülle rhythmischer und repetitiver Verhaltensweisen, die mit annähernd gleicher Wahrscheinlichkeit eine Verringerung der Aktivität im OAA-Bereich des Gehirns herbeiführen. Ein solches Verhalten zieht ein Gefühl der Verbundenheit nach sich, vielleicht der Verbundenheit mit Gott, vielleicht aber auch mit dem Universum als Ganzem, mit einer bestimmten Person, einem Gemälde, einer Musik oder der Gemeinschaft, der man angehört. Der Grad der neuronalen Stimulationshemmung dieser Hirnregion wäre dann ein wichtiger Parameter für die Tiefe und Intensität des Gefühls von Verbundenheit. Während wir permanent ein mehr oder weniger vertrautes und sanftes Gefühl der Verbundenheit mit den Menschen in und den Ereignissen um uns herum haben, sind wir uns normalerweise immer auch unserer Getrenntheit von all diesen alltäglichen Phänomenen bewusst. Wenn wir jedoch die Hemmung der neuronalen Stimulation vergrößern, wie z.B. in Phasen höchster Konzentration, tauchen wir tiefer und tiefer in das Gefühl nachlassender Trennung ein, bis wir schließlich das Gefühl des Getrenntseins ganz verlieren. Diese Erfahrung wird häufig als etwas Wunderschönes erlebt, als Inbegriff dessen, was es bedeutet, in dem, was wir tun, ganz und gar aufzugehen. Die Zeit vergeht sehr schnell, und die Freude ist sehr groß. Am unteren Ende der Skala kann dieser Zustand der Konzentration zu einem erstaunlichen Wohlbefinden beitragen. An ihrem oberen Ende eröffnet sie ein Verständnis für die tiefe Verbundenheit zwischen ätherischer und irdischer Erfahrung, der Verbundenheit zwischen der unermesslichen Weite des Universums und den besonderen Erfahrungen unseres gewöhnlichen Lebens.

Herbert Benson, der sich selbst als Forscher der »Biologie des Glaubens« bezeichnet, hat umfangreiche Untersuchungen der sogenannten Relaxation Response durchgeführt, einer Entspannungsreaktion, die auf verschiedenen Techniken der »mentalen Fokussierung« basiert. Obwohl sich dieser Prozess klar von den ekstatischen Auswirkungen unterscheidet, die in den Erfahrungsberichten der franziskanischen Nonnen und einer Reihe Praktizierender anderer Meditationstechniken beschrieben werden, basieren sie auf demselben grundlegenden Prozess fokussierter Aufmerksamkeit. Benson zeigt, dass fokussierte Wiederholung Heilung hervorbringt. Man braucht nur zwei aufeinanderfolgende Schritte zu berücksichtigen: der erste besteht darin, ein Wort, einen Klang, ein Gebet, einen Ausspruch oder eine Muskelbewegung zu wiederholen, der zweite Schritt besteht darin, auftauchenden Gedanken nicht nachzugehen (1975, S. 127) und zur Wiederholung zurückzukehren. Dieser Prozess, und das Gefühl der Einheit mit dem Anderen, kann zusätzlich verstärkt werden, wenn der Praktizierende demjenigen, der den Wiederholungsprozess anleitet, grundsätzlich vertraut. Offensichtlich vermittelt also das Gefühl des Zusammenseins mit einer anderen, den Prozess anleitenden Person, einen bleibenden Eindruck von Unterstützung oder auch Inspiration.

Die Religion profitiert von Bensons Untersuchungsergebnissen, die maßgeblich zu unserem Verständnis der heilenden Kraft religiöser Erfahrung und Meditation beitragen. Was für das Verhältnis zwischen dem Weltlichen und dem Heiligen besonders bemerkenswert erscheint, ist die Tatsache, dass Benson nicht nur das Gebet als für den Heilungsprozess außerordentlich förderlich betrachtet, sondern im selben Maße auch die in einem weltlichen Setting angesiedelte Relaxation Response. Er nennt eine ganze Reihe solcher Techniken, darunter Meditation, bestimmte Gebetsformen, Autogenes Training, Progressive Muskelentspannung, Joggen, Schwimmen, Atemübungen nach Lamaze, Yoga, Tai Chi, Qi Gong, Stricken und Häkeln.

In der bemerkenswerten, die Erfahrung der Ganzheitlichkeit fördernden Wirkung fokussierter Aufmerksamkeit zeigt sich, wie sehr diese zu Ruhe und Entspannung beitragen kann. Dabei dürfen wir jedoch nicht übersehen, dass erhöhte Aufmerksamkeit auch zu mehr Tiefe führen kann, als das Konzept von Ruhe und Entspannung beinhaltet. Der Wert fokussierter Aufmerksamkeit geht über Ruhe und Entspannung hinaus und verweist auf die Vertiefung der persönlichen Lebendigkeit, die durch gemeinschaftliche Inspiration und Zugehörigkeit zunimmt. Karen Armstrong (1993) äußert sich in ihrer Beschreibung der introspektiven Disziplin östlicher Mystik über den Sufi:

> Die disziplinierte und vorsichtige Arbeit unter Anleitung eines Experten kann schließlich zum Ende von Trennung und Traurigkeit führen, zur Wiedervereinigung mit einem tieferen Selbst, das der eigentlichen Bestimmung des Menschen entspricht. Gott war nicht eine getrennte, äußere Wirklichkeit und kein Richter, sondern eins mit dem Seinsgrund jedes einzelnen Menschen. (S. 139.)

Kurz vorher sagt sie:

> Es gab keine äußere Gottheit – irgendwo da draußen und dem Menschen fremd. Gott wurde erkannt als auf geheimnisvolle Weise mit dem innersten Selbst identifiziert. (S. 138.)

So sehr die Beobachtungen Armstrongs auch für die Bedeutung der Einheit sprechen, sie zielen nicht auf die gemeinschaftliche Erfahrung ab. Der gemeinschaftliche Aspekt tritt stärker in einer Arbeit von Daniel J. Siegel (2006) zum Vorschein, der die neurologisch begründete und vernetzte Beziehung zwischen Menschen untersucht hat. In seiner Arbeit schreibt er über geistige Resonanzzustände zwischen mehreren Personen und beobachtet dabei psychobiologische Umstände, die diese Menschen in ihrer Kommunikation miteinander verbinden. Diese »interhemisphärische Resonanz« betont die neurologischen Begründungen für das Gefühl interpersoneller Einheit. Es gibt in Beziehungen so etwas wie einen biologischen Imperativ, der den Geist einem Gefühl der Unteilbarkeit entgegentreibt, die unserem gewöhnlichen Gefühl des Getrenntseins zugrunde liegt (S. 298). Um diese gegensätzlichen Wirklichkeiten von Einheit und Trennung miteinander in Einklang zu bringen, müssen wir ein Gefühl für Zugehörigkeit entwickeln, indem wir uns auf eine natürliche interhemisphärische Resonanz mit stark individualisierter Konzentration einschwingen. Indem Menschen der natürlichen Veranlagung zur Einheit durch fokussierte Aufmerksamkeit gefolgt sind, haben sie durch wiederholte Erfahrung Möglichkeiten der gemeinschaftlichen Kontinuität geschaffen. Je besser wir verstehen, wie wir innerhalb des Rahmens gemeinschaftlicher Interaktion die Aufmerksamkeit verstärken bzw. erhöhen können, desto umfassender werden wir die psychologische Kraftquelle der gemeinschaftlichen Natur des Menschen erschließen können.

Diese Anmerkungen über Unteilbarkeit mögen vielleicht esoterisch erscheinen. Wenn wir jedoch an unsere aktuellen Bezüge, enge Freundschaften, Identität von Gemeinschaften, gemeinsame Sprache oder die Erwartungen anderer Menschen denken, die unser Leben mitbestimmen, dann bekommt das Konzept der Unteilbarkeit einen sehr viel festeren Charakter. Verglichen mit den Künstlern, denen die Proklamation menschlicher Verbundenheit immer ein Anliegen war, sind wir Psychologen mit unseren Illustrationen und Erklärungen in diesem Punkt eher zurückhaltend. Diesem seltsamen Gemisch aus Religion, Neurologie und Psychologie müssen wir nun auch noch den Künstler hinzufügen; den Künstler als eloquente Stimme, die nicht vor dem Unbekannten zurückschreckt und bereit ist, die persönliche Erfahrung als wichtiges Instrument auf dem Weg zur Wahrheit anzuerkennen. So schreibt Joseph Conrad (1942), einer von vielen literarischen Sehern, über seinen eigenen Prozess des Romanschreibens:

> Man mag verdienstvoll und erfolgreich sein und möglicherweise sogar zu solcher Klarheit und Aufrichtigkeit gelangen, dass die vorgestellte Vision von Bedauern oder Mitleid, von Terror oder Heiterkeit in den Herzen der Leser schließlich das Gefühl einer unvermeidlichen Solidarität erzeugt, jener Solidarität also, die so geheimnisvollen Ursprungs ist, in der Mühe, der Freude, der Hoffnung, in ungewissen Lebenslagen, die Menschen aneinander bindet – und die ganze Menschheit an die sichtbare Welt. (S. 82.)

Communitas

Obwohl diejenigen, die Erfahrungen der Einheit mit Gott machen, häufig glauben, solche Erfahrungen seien in ihrer Einzigartigkeit mit nichts anderem vergleichbar, tut es der Schönheit und dem Wert ihrer Gotteserfahrungen keinen Abbruch anzuerkennen, dass diese Art der unteilbaren Einheit auch in anderen Beziehungen eine Rolle spielen kann. Eine gesellschaftlich anerkannte Autoritätsperson, in der Regel ein Elternteil, ein weiser Mensch, ein charismatischer Lehrer oder die Gemeinschaft selbst, wird unter besonders stark empfundenen Umständen ein ähnliches Gefühl von Einheit ermöglichen. Wenn sie auch nicht denselben bezaubernden Bilderreichtum beinhaltet, wie die Beziehung zu Gott, so verspricht die Schaffung einer auf neue Weise geheiligten gemeinschaftlichen Andersheit doch, eine tief persönliche, vertrauliche und bezwingende Einheit herbeizuführen. In Life Focus Communities können Menschen anhaltende und von gegenseitiger Durchdringung gekennzeichnete Beziehungen erleben. Solche Einheiten wirken sich je nach Person unterschiedlich aus: den einen sind sie ein Trost in ihrem untröstlichen Alleinsein, für andere bedeuten sie den Fluch des Unausweichlichen. Ob weise Entscheidung oder Donquichotterie – diese Gastfreundschaft gegenüber einer »inneren Andersheit« hat einen reflexiven Charakter, der eher das Gefühl von ungezügeltem Hunger erzeugt.

Die Frage, ob es einen Gott gibt, oder nicht, kann weder die Psychologie noch die Neurologie beantworten. Was ich aber zu verdeutlichen versuche, ist die Idee, dass der Glaube an Gott eine der höchsten menschlichen Schöpfungen zum Ausdruck bringt, ja vielleicht die überwältigendste Poesie aller Zeiten. Ich spreche von Poesie, weil hier Bilder erzeugt werden, die Dimension und Klarheit schaffen – als Quelle von Geschichten, als Erhöhung des menschlichen Geistes, als Versuch, der Wahrheit näher zu kommen – jenseits der gewöhnlichen Ausdrucksmöglichkeiten, sowie als linguistische und anthropomorphische Bestätigung der natürlichen Suche nach Anfang und Ende. Darüber hinaus betont sie eine jederzeit und für jedermann zugängliche Beziehung sowie eine metaphorische Aussage über unseren Platz im Universum. Ob es sich nun als exakte Wahrheit herausstellen mag, oder nicht, sie verrät uns etwas über das Leben und erhellt unsere Wege durch dieses Leben. Ich bin davon überzeugt, dass das Bedürfnis nach einer allgegenwärtigen und unteilbaren Andersheit, das dieser Poesie zugrunde liegt, nicht nur durch die Idee eines Gottes gestillt werden kann, sondern ebenso in anderen Dimensionen von Beziehung. Das heißt, auch wenn Gott das bedeutendste Mittel einer anthropomorphen Repräsentation der Unteilbarkeit ist, gibt es daneben auch irdische gemeinschaftliche und psychologische Möglichkeiten, dieses Ziel zu erreichen.

Auch wenn der Psychotherapie die transzendente Schönheit fehlt, die eine göttliche Poesie vermittelt, verfügt sie hier doch über ein großes, bislang weitgehend unerschlossenes Potential.

Viele Menschen nehmen heute bereits Anteil an dieser einhundert Jahre währenden Entwicklung. Noch tiefer in diese Bewegung einzutauchen, würde sowohl der Ganzheitlichkeit der Psychologie als auch ihrer Bedeutung für die Orientierung im Leben vieler Menschen zugute kommen. Das stetige Bemühen des Menschen, sich selbst und sein Menschsein besser zu verstehen, zieht sich durch sämtliche Jahrhunderte unserer Geschichte. Angesichts der sich immer wieder verändernden Komplexität sozialer Bedürfnisse kommt es darauf an, dass der Wert psychologischer Entwicklungen nicht von ihrer ultimativen Beweisbarkeit abhängt. Glaube kann auch Vertrauen bedeuten, das häufig klares Wissen in seiner Funktion als Regisseur menschlicher Erfahrung bestärkt, das starken Einfluss hat, und in einem nebligen Universum wahrscheinlich unverzichtbar ist. Doch das gegenseitige Durchdringen von Glaube oder Vertrauen und modernem Verständnis ist für jede Generation eine wertvolle Aufgabe und Herausforderung. Das Bedürfnis dieser Generation nach einer weiteren Ausdehnung der psychotherapeutischen Perspektive zeigt sich zum Teil auch in der beachtlichen Anzahl von Menschen, die in der Psychologie Orientierung und Anleitung suchen. Dieser Wunsch hat in der westlichen Kultur so viel Eigenbewegung entwickelt, dass keine auch noch so große Zahl an Einzeltherapeuten diese Bedürfnisse jemals wird stillen können.

TEIL 2
LIFE FOCUS COMMUNITIES

5
NEUERUNGEN IN DER ARBEIT MIT GROSSGRUPPEN

Schon vor längerer Zeit begann in der Psychotherapie ein Umwandlungsprozess. Es entwickelte sich ein neuartiger und – aufgrund der für sie typischen persönlichen Beziehung zwischen Psychotherapeut und Klient – eher ungewöhnlicher methodischer Ansatz, nämlich die Arbeit mit großen Gruppen. Es geht mir hier nicht darum, die ganze Bandbreite dieser Entwicklung darzustellen oder gar eine Evaluation ihrer Wirksamkeit zu versuchen, sondern ich möchte hier drei Ansätze der Arbeit mit Gruppen in ihrer historischen Folge innerhalb eines Zeitrahmens von 40 Jahren näher betrachten – als Teil des zeitlichen Kontextes, in dem ich auch meine Vision der Life Focus Communities angesiedelt sehe. Was diese drei Ansätze gemeinsam haben, ist die Übertragung psychotherapeutischer Grundkonzepte auf einen Bereich, der über die Grenzen der klassischen Praxissituation und der Symptomfokussierung hinausreicht. Alle drei gehen davon aus, dass das Zusammentreffen von Menschen eine belebende und beseelende Wirkung haben kann und prophezeien eine Zukunft, in der nicht nur gemeinsame Leitbilder im Hinblick auf den Umgang mit alltäglichen Bedürfnissen von Menschen eine größere Rolle spielen werden, sondern auch gute und befriedigende zwischenmenschliche Beziehungen sowie Respekt vor dem eigenen und dem Leben anderer.

Viele Kollegen sind über die gewohnte therapeutische Vertrautheit hinausgegangen, um größere Gruppen in ihre psychologischen Ansätze mit einzubeziehen. Dazu gehören u. a. solche Programme, wie sie vor Jahren von Carl Rogers, Elizabeth Kübler-Ross und Virginia Satir entwickelt wurden und die alle dazu beigetragen haben, die Psychotherapie aus ihrer traditionell eher verdeckt arbeitenden Position und Funktionsweise herauszuführen. Indem sie die Erweiterung der psychotherapeutischen Parameter vorantrieben und deutlich machten, wurden sie zu Repräsentanten eines Ethos, der mit größerem sozialen Einfluss verbunden war und trugen so dazu bei, die Angst vor Prozessen in größeren Gruppen zu reduzieren. Ihrer Entdeckung der relativen Sicherheit solcher Großgruppen muss die Erkenntnis gegenübergestellt werden, dass große Gruppen auch eine größere Herausforderung für die persönliche Sicherheit darstellen. Sie sind nicht so kontrollierbar, wie manch einer das gerne hätte, und es ist viel schwieriger als in der Einzeltherapie, im Auge zu haben, welche Auswirkungen der nicht zu unterschätzende Einfluss einer solchen Gruppe auf ihre einzelnen Mitglieder haben kann. Daher sollte man bei der Entwicklung solcher Programme einige Vorsichtsmaßnahmen berücksichtigen, auf die ich in Kapitel 6 noch näher eingehen werde. Es besteht immer das Risiko, dass Menschen unbeabsichtigt Eindrücke und Urteile darüber mitnehmen, wie sie ihr Leben gestalten sollten. Das kann in jeder Gruppe passieren, also auch in traditionell religiösen Gruppierungen, Schulen (vom Kindergarten bis zur höheren Schule), politischen Gruppierungen, in literarischen und journalistischen Kreisen etc. Rogers, Kübler-Ross und Satir verstanden es, Gruppen von Menschen zwar zu aktivieren, dabei aber auch die Individualität ihrer einzelnen Mitglieder zu respektieren.

In Anlehnung an diese frühen Erfahrungen etablierten sich weitere Gruppierungen, die sich u.a. durch einen etwas aggressiveren Umgang mit den Grenzen ihrer Mitglieder auszeichneten, wie zum Beispiel EST, Lifespring und Landmark Forum. All diese Gruppen zeigten ein wachsendes Interesse an der öffentlichen Anwendung psychologisch begründeter Haltungen. Eine andere Form der Beschäftigung mit Lebensfragen findet sich in dem Ansatz von Jean Houston, die mit mythischen Erzählungen arbeitet, um den persönlichen Horizont des Einzelnen zu erweitern. Auch religiöse Übungen und Exerzitien gehören zu diesem sich überaus schnell entwickelnden Bereich persönlicher Wachstumsprozesse. Am meisten Beachtung unter all diesen Life-Focus-Gruppen jedoch fanden wahrscheinlich die Anonymen Alkoholiker, die wiederum aus einer ganz eigenen Richtung kamen. In einem sehr wichtigen Punkt ging ihr Angebot deutlich über die anderen, psychologisch begründeten Gruppenangebote hinaus, denn sie ermöglichten einen lebenslangen Zugang zu den Gruppentreffen und der damit verbundenen Unterstützung. Diese Idee ist auch für das in diesem Buch vorgestellte Konzept von entscheidender Bedeutung. Bei den hier skizzierten Varianten handelt es sich um Beispiele für die vielen unterschiedlichen Arten psychotherapeutischer Möglichkeiten, in denen sich eine zunehmend deutlicher werdende Richtung abzeichnet. Wenden wir uns nun den drei Ansätzen der Gruppenarbeit zu, die den historischen Rahmen meiner weiteren Überlegungen darstellen.

Morenos Psychodrama

Zur selben Zeit, als Freuds Psychoanalyse die westliche Gedankenwelt eroberte, entstand auch eine zweite, wildere und stärker handlungsorientierte Bewegung. Jacob Moreno (1985), der Begründer des Psychodrama und ein in Gruppenzusammenhängen denkender Psychiater sagte im Jahre 1912 zu Sigmund Freud: »Ich beginne da, wo Sie aufhören. Sie sehen die Menschen in dem künstlichen Setting Ihrer Praxis, ich treffe sie auf der Straße und in ihren Häusern, also in ihrer natürlichen Umgebung. Sie analysieren ihre Träume. Ich versuche sie zu ermutigen, weiter zu träumen. Ich bringe den Menschen bei, wie sie Gott spielen können« (S. 5-6).

So hart und vielleicht sogar selbstherrlich diese Einschätzung auch klingen mag, so deutlich bringt sie die Einschränkung der ursprünglichen psychoanalytischen Position auf den Punkt. Was Moreno tat, war folgendes: Mit Hilfe verschiedener Elemente des Theaters inszenierte er vor einem riesigen Publikum psychodramatische Ereignisse und sprach damit Menschen an, deren Interesse es war, die Lösung psychologischer Probleme zu erfahren. Indem er das theatralische Rollenspiel und die persönliche Interaktion in die Erforschung der Psyche mit einbezog, überschritt er die Grenzen der gängigen medizinischen Praxis. Von jeher hat sich das Theater die Erforschung der menschlichen Seele und des menschlichen Geistes zur Aufgabe gemacht und uns damit die tiefsten Geheimnisse der Existenz zu Bewusstsein gebracht. Inzest, Grausamkeit, Hingabe, Opfer, Selbsttäuschung und all die anderen Themen der psychotherapeutischen Arbeit bilden die Existenzgrundlage des Theaters. Obwohl viele Zuschauer diese seelischen Reisen als Unterhaltung betrachteten, konnten sie den Zusammenhang zu ihrem eigenen Leben kaum ignorieren. Die Kombination aus Unterhaltung und dem Aufzeigen der kryptischen Tiefen menschlicher Erfahrung hat massenhaft Menschen angezogen, an deren Vorbild sich die Fülle der Personen und Charaktere des Theaters orientierte.

Moreno nutzte diese Theaterstücke nicht nur für abstruse Einsichten in komplexe innere Zusammenhänge, sondern auch als Mittel zur Klärung und handlungsorientierten Lösung für die ganz normalen Lebensprobleme der Menschen. Er (1985) beschreibt eine psychodramatische Technik, mit der er arbeitete, um zwei seiner Protagonisten zu helfen, die miteinander verheiratet waren. Der Mann, George, beklagte sich bei Moreno darüber, dass seine Frau Barbara, die ein engelhaftes Aussehen hatte, ihn mit verbalen Verleumdungen und körperlichen Schlägen verletzte. Während einer später stattfinden Psychodrama-Sitzung bat Moreno Barbara dann, vor den Augen des anwesenden Publikums eine Hure zu spielen, die den Mord an einer ihrer Kolleginnen rächen will. In dieser Szene greift sie den Mörder an, beschimpft, schlägt und tritt ihn. Er steht auf, verfolgt sie, zückt ein Messer und ist kurz davor, einen weiteren Mord zu begehen. Das Publikum brüllt, sie sollen aufhören, so realistisch erscheint die Szene, doch die beiden machen weiter, bis sie »getötet« wird. Ein Ergebnis dieser Sitzung war, dass Barbara sich George gegenüber nun sanfter verhielt, und obwohl niemand genau weiß, ob sie nun bis an ihr Lebensende glücklich miteinander waren, konnte man doch beobachten, wie ihre Beziehung während ihrer Zeit bei Moreno deutlich ruhiger und weicher wurde.

Diese Sitzungen, die Moreno in den frühen zwanziger Jahren des 20. Jahrhunderts initiierte, wurden zunächst in Europa, und später dann auch in den USA ein großer Erfolg. In New York veranstaltete Moreno jahrelang regelmäßig öffentliche Sitzungen und lud die Zuschauer ein, auf die Bühne zu kommen. Es überrascht nicht sonderlich, dass diese Demonstrationen von den Vertretern der psychologischen Berufe weitgehend ignoriert wurden, obwohl einige Aspekte seiner Theorie und Technik in der Geschichte der Psychotherapie eine bedeutenden Rolle spielen. Ein wesentlicher Teil dieser Rolle beseht in der Anerkennung des Rollenspiels als Faktor nicht nur bei der psychologischen Entwicklung einer einzelnen Person, sondern auch beim Erlernen der Fähigkeit, die Beziehungen zwischen den verschiedenen Rollen, die jeder einzelne spielt, zu rekonstruieren.

Außerdem wurde durch das Spielen und Ausagieren dieser Rollen der Blick nach innen erweitert, der es Menschen ermöglicht, ihre gewohnten Rollenmuster zu erkennen. Dies führte die Therapie über den Bereich der inneren Suche nach Selbsterkenntnis hinaus – in den Bereich von Handlung und Aktion. Sich verhalten bedeutete dadurch, die eigene innere Empfindsamkeit mit ins Spiel zu bringen. In diesem Bemühen, Handlung mit Awareness zu verbinden, zeigt sich der Anfang einer verstärkten Suche nach persönlicher Integration und Integrität, einem Ziel, das für weite Bereiche der Psychotherapie der zweiten Hälfte des 20. Jahrhunderts von großer Wichtigkeit war.

Ein anderer Beitrag aus dem Repertoire des Psychodramas besteht in der Betonung von Spontaneität als belebendem Element der Existenz. Moreno selbst wurde beeinflusst von der Arbeit des Philosophen Henri Bergson und stützte sich auf dessen Konzept der Dauer (1985, S. 8-9). Was er von Bergson übernahm, war die Idee, dass der Moment an sich weniger bedeutsam ist als der Fluss der Erfahrung, jener nie endende Prozess, zu dem man den besten

Zugang durch Spontaneität erreicht. Deshalb verwandte Moreno nur wenig Energie darauf, weitreichende theoretische Positionen darüber zu erarbeiten, mit welchen Schwierigkeiten der Therapeut es zu tun bekommen könnte. Neben der Psychoanalyse gab es noch genügend andere Theorien, die ein weitreichendes inhaltliches Verständnis psychodramatischer Rollenspiele ermöglichten. Das auffälligste Merkmal seines Ansatzes ist Morenos Abkehr vom Einzelsetting in privater Praxis und sein innovativer Versuch, mit sehr großen Gruppen zu arbeiten, deren Mitglieder nicht als Patienten kamen. Das waren ganz normale Leute, die keine bestimmte Symptomstruktur mitbrachten. Was diese Sitzungen von anderen unterschied, war zum einen ihre besondere Aufmerksamkeit auf die Natur des Menschen, wie sie sich in der allgemeinen Öffentlichkeit zeigte, und zum anderen, dass sie die Lebendigkeit und den persönlichen Gewinn deutlich machten, die solchen Ausdrucksmöglichkeiten innewohnen.

So sehr Moreno auch davon überzeugt war, dass die Aufgabe der Psychotherapie darin bestand, die Pathologie hinter sich zu lassen und den Bedürfnissen des normalen Menschen zu dienen, wurde dieser Akzent durch die in der professionellen Szene vorherrschende Ausrichtung auf Hilfe für die »Kranken« zunichte gemacht. Mit denen zu arbeiten, die am deutlichsten der Hilfe bedurften, stellte verständlicherweise eine große Herausforderung dar und verlangte die gesammelte Aufmerksamkeit der psychologisch-therapeutischen Berufe jener Zeit. Diejenigen also, die in »helfenden Berufen« tätig waren, konzentrierten sich im wesentlichen auf bekannte und vertraute Heilverfahren. Moreno selbst entwickelte einen Hauptstrang seiner Arbeit in einer psychiatrischen Klinik in Beacon, N.Y., wo er die therapeutischen Bedürfnisse seiner Patienten dadurch zu beantworten versuchte, dass er eine »Gemeinschaft« aus Patienten und Therapeuten bildete. Man scherzte darüber, dass man nur unterscheiden konnte, wer zu welcher Gruppe gehörte, wenn man wusste, wer einen Schlüssel besaß. Diese egalitäre Einstellung war ein besonderer Ausdruck der allgemeinen Menschlichkeit psychologischer Prozesse, die seine klinische Arbeit auszeichnete. Obwohl es auch ihm darum ging, »kranken« Menschen zu helfen, zeigte sich durch Morenos Arbeit deutlicher denn je, dass Therapie – wie schon an anderer Stelle gesagt (Polster, 1974) – »zu wertvoll ist, um nur den Kranken vorbehalten zu sein« und dass ihre Anwendbarkeit auf die Allgemeinheit eine realistische und wertvolle Bereicherung des medizinischen Repertoires darstellte.

Kaffeehaus-Gruppen

Die Theorie der Gestalttherapie, an der ich mich orientiere, unterscheidet sich stark von Morenos Theorie, doch in einigen Grundaussagen sind beide durchaus miteinander verwandt. Als Gestalttherapeut machte ich meine ersten Erfahrungen in der Arbeit mit großen Gruppen in den sechziger Jahren. Damals wurde mir bewusst, dass ich mit meiner Arbeit über den Rahmen der eigenen Praxis hinausgehen und in einer größeren Öffentlichkeit arbeiten wollte. Ich fragte einen Pfarrer [Dewey Fagerberg], ob er an meiner ehrenamtlichen Tätigkeit mit Mitgliedern seiner Gemeinde interessiert wäre. Es stellte sich heraus, dass seine Gemeinde ein Café unterhielt, und dass er sich freuen würde, wenn ich dort mal mit einigen Leuten reden könnte. Später stellte er mich dann einigen Cafébesuchern vor. Wir saßen an einem Tisch, und er sagte, ich sei ein Psychologe, der mit ihnen über alle möglichen Themen reden würde, die sie interessierten. Die Gespräche umfassten eine große Bandbreite an Themen, bei denen es immer um persönliche oder philosophische Fragen ging. In der Regel saßen immer ungefähr acht bis zehn Leute zusammen an einem Tisch.

Der wesentliche Unterschied zwischen unseren Gesprächen und typischen Lehrer-Schüler-Gesprächen bestand darin, dass ich den Teilnehmern zusätzliche Aufmerksamkeit zukommen ließ, um ihre Awareness zu steigern. Während die meisten Menschen normalerweise einfach sagen, was sie zu sagen haben und dabei offen bleibt, ob sie ihre Selbstwahrnehmungen artikulieren, oder nicht, achtete ich in diesen Gruppen verstärkt auf eben solche Wahrnehmungen. Wenn beispielsweise jemand dagegen protestieren wollte, wie die Studenten von ihren Professoren bevormundet wurden, versuchte ich, über den abstrakten Vorwurf hinauszugehen und fragte den Betreffenden, welche Auswirkungen das auf ihn persönlich habe, oder ich machte ihn darauf aufmerksam, wie wütend er wirkte. Bei anderer Gelegenheit spiegelte ich einer Teilnehmerin, wie lustig ihr Auftritt wirkte und fragte sie, wie sie es empfände, so viel Heiterkeit hervorzurufen.

Diese Treffen fanden wöchentlich statt, doch bereits nach einigen Wochen mietete die Kirche einen größeren Raum an, der mit einer Bühne ausgestattet war. In diesem neuen Café entwickelte ich die Tischgespräche weiter in Richtung auf einen größeren Gruppenprozess, denn die neuen Räume boten Platz für 120 bis 150 Personen. Wie Miriam Polster und ich 1973 in *Gestalttherapie* schreiben:

> Da die Gestalttherapie in der Gruppe leicht anwendbar ist, kann der Gestalttherapeut erleben, dass sein Einfluss weit über die Eins-zu-eins-Erfahrung hinausreicht, wie sie in der Therapie oder der kleinen Encounter-Gruppe zu beobachten ist. Er kann also dahin gehen, wo auch immer sich Menschen versammeln, und dort den Kontakt, die Bewusstheit oder die experimentelle Gelegenheit benutzen, um so neue Arten des Zusammenseins zu erkunden. Den Bedürfnissen von einzelnen Menschen zu entsprechen, die in großen Gruppen zusammenkommen, ist in sehr verschiedenen Bereichen wichtig, beispielsweise in der Arbeitsorganisation, um sowohl ein Gefühl der Interessengemeinschaft zu schaffen, als auch Wechselbeziehungen beziehungsweise Probleme der Aufgabenlösung zu berücksichtigen. Es ist gleichermaßen wertvoll, in Wohngegenden ähnliche Erlebnisse zu erzielen. Das gleiche gilt für Kirchen, Wohnheime, Schulklassen, Krankenhäuser usw. (S. 279.)

Obwohl einige Teilnehmer, die regelmäßig dabei waren, inzwischen wussten, dass die Gruppensitzungen immer sonntags abends stattfanden, gab es viele, die nicht wegen des Programms kamen, sondern einfach nur, um andere Leute zu treffen.

Die größte Herausforderung bestand für mich darin, die Besucher zu ermutigen, an der Gruppe teilzunehmen anstatt nur zuzuschauen. Selbst die interessantesten Vorträge und Auftritte haben die Tendenz, von den Zuschauern weniger als Möglichkeit für persönliches Wachstum und eigenen Erkenntnisgewinn verstanden zu werden, sondern eher als Unterhaltungsprogramm. Die für mich wichtigste Frage war damals, wie es gelingen könnte, den Encountergruppen-Stil der persönlichen Arbeit, der ja ursprünglich für eine kleine Gruppe hoch motivierter Teilnehmer entwickelt worden war, auch für große Gruppen anwendbar zu machen. Die Arbeit in kleinen Encountergruppen war damals (1960-1973) sehr verbreitet und hatte eine Atmosphäre des Selbstausdrucks geschaffen, die weit über alles hinausging, was die Kultur der Gesellschaft an Gruppenerfahrungen bis dahin ermöglicht bzw. erlaubt hatte. Diese Gruppen, so klein sie waren, eröffneten die Möglichkeit einer sehr persönlichen Erfahrung, boten aber nicht die Art von Gemeinschaftserfahrung, die in größeren Gruppenkontexten vorherrschend ist.

Die meisten dieser Encountergruppen waren einmalige Erfahrungen – mit starker Wirkung für den einzelnen, aber ohne Kontinuität. Auch tendierten sie dahin, sich mit bestimmten Bedürfnissen einzelner Teilnehmer auseinanderzusetzen, was in der Regel hieß, an einem schwierigen Problem zu arbeiten. Obwohl diese Probleme meistens als natürliche menschliche Probleme betrachtet wurden, und nicht als etwas Pathologisches, wurde doch ihrer besonderen, individualisierten Form ein beträchtliches Maß an Aufmerksamkeit entgegengebracht. Wachstum, nicht Heilung, war das Zauberwort, und eben darin bestand der Schritt auf jene Art von Aufmerksamkeit zu, die Menschen für ihre natürlichen Verstrickungen und existentiellen Traumata brauchen.

Eines unserer Treffen in diesem Cafe hatte den Titel »Hippies und Polizisten«. Für die potentiellen Besucher dieses Cafés, das am Rande des Campus der Case Western University lag, war dieses Thema von höchstem Interesse (die Treffen fanden in den frühen sechziger Jahren statt). Zwei Leute wurden gebeten, einen Polizisten und einen Hippie zu spielen und sich zu unterhalten. Ihr Gespräch war von Klischees durchzogen, in denen die allgemeinen Ansichten über die jeweils andere Gruppe zum Ausdruck kam. Der Polizist erzählte dem Hippie immer wieder, er solle sich einen Job suchen, seine verrückten Klamotten wechseln und sich waschen. Er bezeichnete ihn als widerspenstig, gefährlich und unappetitlich. Der Hippie wiederum betrachtete den Polizisten als einen brutalen Typen und personifizierten Ausdruck sozialer Unterdrückung.

Wie bei einem Schlagabtausch von Klischees nicht anders zu erwarten, stockte das Gespräch recht bald. Meine Arbeit mit ihnen bestand darin, einige dieser Klischees aufzulösen, indem ich ihnen half, am anderen bestimmte Eigenschaften zu erkennen, die sie normalerweise übersehen oder übergehen würden. Im allgemeinen übergehen Menschen ihre tatsächlichen Beobachtungen, wenn diese ihren eigenen Vorannahmen widersprechen. Alles, was positiv erscheint oder dem Klischee widerspricht, käme schlicht einer Überforderung gleich. Bei eingehender Betrachtung der offensichtlichen Störung jedoch, tat sich eine Spur von Versöhnung auf. Als ich beide darauf aufmerksam machte, wie sich ihr Ton zu verändern begann, wurde beiden sehr schnell deutlich, dass sie ihr Bild vom anderen gar nicht verändern wollten. Zwischen ihnen gab es soviel Unerledigtes, dass sie jede Gelegenheit, ihre Beziehung zu verändern, zu umgehen versuchten. Das bedeutete, dass sie zunächst einmal ihre im Vorfeld aufgebauten Gefühle entladen mussten, bevor sie in der Lage waren, irgendwelche neuen Wahrnehmungen zuzulassen. Unter solchen Umständen kommt es sehr darauf an, zunächst kleinere Veränderungen anzustreben, die dann später auch größere Veränderungen nach sich ziehen können.

Während des Rollenspiels entwickelte sich im Publikum, das ungefähr 125 Leute umfasste, eine lebhafte Beteiligung in Form von Zwischenrufen und Pfiffen. Nachdem sich die Kontrahenten einander ein wenig angenähert hatten, übernahmen einige der Zuschauer in ihrem je eigenen Stil das Rollenspiel zwischen Hippie und Polizist. Irgendwann verließ einer der Polizisten die Bühne, um den Wirt des Cafés zu »verhaften«, was das Publikum wiederum dazu veranlasste, eine spontane Rettungsaktion des Cafébetreibers zu inszenieren. Obwohl das ganze wahrscheinlich wie ein wildes Durcheinander und Handgemenge wirken mochte, verlor doch niemand die Tatsache aus dem Auge, dass es sich um ein Rollenspiel handelte. Als die Rettungsaktion beendet war, lehnten sich alle zurück und genossen die ganze Aufregung des Dramas, das sie inszeniert hatten. Im Anschluss diskutierten wir in der Gruppe über die Bedeutung dieser Erfahrung und stellten insbesondere fest, wie Klischees die Kommunikation miteinander einschränken und dass Gewalt in manchen Situationen nicht nur durch Unterdrückung entstehen kann, sondern auch aus der Frustration einer festgefahrenen Kommunikation heraus.

Jedes unserer Treffen hatte ein Thema: Religion, Bildung, Konformität, Rassenverfolgung usw. Wie wir (1973) später schrieben:

> Die Sitzungen im Café zeigten eine Methode, grundlegende Gestaltpraktiken auf eine Gruppe im Alltag anzuwenden. Die Entwicklung eines guten Kontakts vermittels der Konfrontation intensivierte die Begegnung zwischen den Menschen. Die Akzentuierung der Selbstbewusstheit und der Bewusstheit anderer Menschen diente dazu, die Auflösung von Konflikten zu erleichtern. Experimente, wie die beim Rollenspielen, dramatisierten Themen und Konflikte, die eine Auflösung erforderten. Indem man Vertreter verschiedener Gruppen hinzuzog, anstatt nur über die jeweiligen Fragen zu sprechen, konnte man die Sitzungen lebhafter gestalten und das Gefühl eines echten Engagements erhöhen. Reiner Intellektualismus tötete die Interaktion ab, und eine lebendige und scharfe Sprache durchbrach den Entpersonalisierungsprozess. Intellektualismus, vom Kontakt unterstützt, diente als Orientierung für das, was für diese Menschen wichtig war. (S 285f.)

Tony Robbins

Einer der großen Praktiker auf dem Gebiet persönlicher Veränderungsprozesse in sehr großen Gruppen ist Anthony Robbins, der kein Psychologe ist, sondern als »Motivator« bekannt wurde. Doch Robins' Motivationssystem ist sehr viel komplexer als das, was den meisten von uns vorschwebt, wenn wir diesen Ausdruck hören, und es basiert auf verschiedenen Prinzipien, die mit denen der Psychotherapie, vor allem der Gestalttherapie, eng verbunden sind. Robbins kam durch eine Reihe bestimmter Lebensprinzipien, für die er eintritt, zu seiner Motivationslehre, und er demonstriert die Anwendbarkeit dieser Prinzipien schon dadurch, dass er durch sie viele Anhänger gewonnen hat. Sein Charisma und seine Scharfsinnigkeit sind untrennbar mit seiner Vorgehensweise und seinen konzeptionellen Instrumenten verbunden. Ungeachtet seiner sonstigen besonderen Fähigkeiten bilden sein psychologisches Konzept und die Mittel psychotherapeutischer Veränderung einen starken Hintergrund für alles, was Robbins tut. Seine Prinzipien für persönliche Verbesserung sind spezifizierte Richtlinien, die der inspirierenden Kraft von Großgruppenerfahrungen Substanz verleihen.

Beispielsweise geht Robbins in seinen Programmen von sechs grundlegenden Bedürfnissen aus: Sicherheit / Versorgung, Unsicherheit / Abwechslung, Bedeutung / Sinn, Verbindung / Liebe, Wachstum / Entwicklung und Einen-Beitrag-leisten.

Jedes dieser Bedürfnisse beinhaltet eine lebenslange Erfahrung, die das, was zunächst als uneindeutige Abstraktion beginnt, mit Leben erfüllt. Die Teilnehmer an Robins' Gruppenkonferenzen beschäftigen sich mit der Frage, in welchem Verhältnis ihre eigene Lebenserfahrung zu jedem dieser Bedürfnisse steht. Dabei beantworten sie eine Reihe von Einzelfragen, etwa wie sich die Befriedigung dieser Bedürfnisse in ihrem Leben zeigen könnte, welche Überzeugungen sie dafür bräuchten, welchen Gefühlszustand sie benötigten, welches Verhalten hilfreich wäre, welche Beziehungen sie entwickeln sollten oder was für ein Mensch sie sein müssten, um diese Bedürfnisse zu erfüllen. Um diese Fragen zu beantworten, treffen sich die Teilnehmer in kleinen Gruppen außerhalb des Plenums. Das fördert die individuelle Auseinandersetzung mit dem Thema; außerdem trägt die Diskussion der Beiträge dazu bei, zunächst verallgemeinerte Antworten zu konkretisieren. Die Beschäftigung mit solchen Arbeitsfragen führt zu einem fruchtbaren gegenseitigen Austausch und zu einem Erkenntnisgewinn, der in der gesamten Gruppe spürbar wird. Auch wenn das Plenum eine besondere Anziehungskraft hat, sind es doch vor allem die Gespräche in den kleineren Arbeitsgruppen, die der individuellen bzw. gemeinschaftlichen Art persönlicher Bedürfnisbefriedigung die nötige Dimension verleihen.

Der dramatischere Aspekt dieser Großkonferenzen besteht in der Anzahl der Teilnehmer. Tausend und mehr Menschen nehmen an solchen Treffen teil, und sie alle kommen, um sich von Robbins inspirieren zu lassen und an seiner therapeutischen Arbeit mit einzelnen Teilnehmern teilzuhaben, denen er helfen will, ihre Selbstbeschränkung zu überwinden. Die Themen, um die es dabei geht, umfassen das ganze Spektrum des menschlichen Lebens. Die Treffen beginnen mit einem energetisierenden Tanz zu dröhnender Rockmusik. Der kraftvolle Beat der Musik erzeugt eine ansteckende Freude, die durch die gesamte Halle schwingt. Die Leute sind bezaubert von der konzentrierten Wachheit, die durch das Tanzen, die Musik und durch Robbins überschäumende Intelligenz entsteht. Wenn er einen einzelnen Teilnehmer in einer Art therapeutischem Dialog anspricht und diese Person sich zunehmend öffnet, reagiert das Publikum mit einer Begeisterung, die mit der Atmosphäre bei großen Sportveranstaltungen vergleichbar ist.

Ein solcher Enthusiasmus öffnet den Geist, allerdings müssen wir uns auch der Risiken dieser Erfahrung bewusst sein, denn ein so hohes Erregungsniveau spielt auch bei Massenphänomenen eine gravierende Rolle, in denen die Perspektive der charismatischen Leitfigur ins Wanken gerät. Behält man diese Gefahr im Auge, kann man sagen, dass die Kraft der gemeinschaftlichen Wahrnehmung auch durchaus wünschenswerte Möglichkeiten beinhaltet. Das Problem besteht nicht in der inspirierenden Kraft an sich, sondern in der Frage, welchem Zweck sie dient. Die zugrundeliegende Annahme ist, dass die Erfahrung gemeinschaftlicher Inspiration bei den Teilnehmenden Einsichten fördern kann, die sowohl für den einzelnen als auch für die Gemeinschaft hilfreich sind.

Dieser Punkt ist extrem wichtig, denn hier stellt sich die Frage, was giftig und was heilsam ist. Wir wissen beispielsweise, dass dasselbe Medikament bei einer bestimmten Krankheit Gift, bei einer anderen hingegen heilbringend sein kann. Deshalb dürfen wir nicht vergessen, welche Rolle die Inspiration bei der Bewältigung von Gefühlen wie Isolation, Ohnmacht, Trostlosigkeit, Lähmung und Bedeutungslosigkeit spielt, die viele Menschen in unserer Gesellschaft quälen. Werden Prinzipien und Verfahrensweisen wie die oben genannten einmal verbreitet und weitergegeben, können sie im übrigen eine Aura des zwischenmenschlichen Respekts verbreiten, die dann wiederum den Geist von Wachstum, Unterstützung, Inspiration und Orientierung in der Gemeinschaft als Ganzes fördert. Dennoch ist es wichtig, einen deutlichen Schwerpunkt auf die Individualität des einzelnen zu setzen und damit ein ernsthaftes Gegengewicht zum Einfluss der Anziehungskraft gemeinschaftlichen Erlebens.

In einer Aufzeichnung von Robbins Arbeit mit einem einzelnen Teilnehmer vor einem Publikum von 3000 Menschen ist folgende Szene zu sehen:

> Robbins spricht über Stadien menschlicher Entwicklung. Lisa, eine 68 Jahre alte Teilnehmerin, hebt die Hand und stellt Fragen zu zwei dieser psychologischen Stadien, nämlich dem Stadium der Macht und dem Stadium des Überlebens. Sie kommt auf die Bühne, um mit Robbins zu arbeiten und erzählt von Diskussionen mit ihrem Ehemann, die immer wieder in Streitgesprächen über Macht enden. Sobald sie und ihr Mann in diesen Machtkampf verfallen, geht sie in ein Überlebensstadium über, in dem sie Gefühle extremer Verletzlichkeit erlebt. Sie hasst diese Machtkämpfe und würde sie gern überwinden.
> Robbins antwortet, indem er ihr sagt, sie sei ein Mann. Diese äußerst drastische Ansprache verwirrt sie. Doch er mildert die Wirkung durch seine Wärme und strahlt ihr gegenüber keine Art von Vorwurf aus. Er erklärt ihr, dass in ihrer Verletzlichkeit eine große Stärke liege und dass sie ihre männlichen Eigenschaften nicht zulassen würde.
> Obwohl sie wie gebannt ist, zeigt sie keinerlei Anzeichen von Befremdung und vertraut offensichtlich auf Robbins Wohlwollen. Daraufhin erzählt Robbins ihr die wahre Geschichte eines Mannes in einer Menge, der bereit ist, Präsident Nixon zu erschießen. Sein Name ist Arthur Bremer. Bremer berichtete später, wie dieser Augenblick, in dem er bereit war, den Präsidenten zu ermorden, für ihn zu einem Schlüsselerlebnis wurde. Er hatte sich lange auf diesen Moment vorbereitet, und dann war die Zeit gekommen, den Plan auszuführen. Als er nach seiner Pistole griff, berührte ihn eine ältere Dame und fragte: »Ist alles in Ordnung mit Ihnen?« Dieser Satz berührte ihn, und dabei spürte er seine Hand an der Waffe. Zwei Jahre später erschoss er Gouverneur Wallace.
> Als Lisa die Botschaft über Weiblichkeit und Verletzlichkeit vernommen hat, sagt sie, dass sie in den Auseinandersetzungen mit ihrem Mann immer weinen muss und ihr Leben bedroht fühlt. Das verwirrt ihren Mann, und schließlich ist auch sie selbst verwirrt, denn durch das Weinen ist sie in ihre weibliche Realität geraten, die sie verabscheut und die ihren Mann überrascht. Wenn sie sich ihrer Verwir-

rung bewusst wird, kann sie besser verstehen, dass ihre latente Verletzlichkeit in Ordnung ist, und sie erkennt sogar die Stärke, die darin liegt.

Cloé Madanes, Familientherapeutin und Leiterin des Robbins-Madanes Center for Strategic Intervention, beschreibt anhand dieser Episode sieben Phasen:

- Fordere die hemmende Identität des anderen, in diesem Fall Lisas Männlichkeit, auf spielerische Art heraus.
- Finde und verstehe eine frühe Schlüsselentscheidung, in diesem Fall die Weigerung, einem Mann nachzugeben.
- Verbinde diese Schlüsselentscheidung mit ihren Konsequenzen, in diesem Fall das Versteifen der eigenen Haltung und der Verlust kreativer Handlungsoptionen und normalerweise auftretender Gefühle.
- Gebe der Veränderung der negativen Konsequenzen Raum; erlaube ihrer weiblichen Seite, eine größere Rolle zu spielen.
- Baue emotionale Ressourcen auf, indem du den Erfolg betrachtest. Robbins gibt dem Bedürfnis nach Veränderung einen Kontext, indem er deutlich macht, wie erfolgreich sie ihre starke Integrität bewahrt und ihre Kraft ihren Kindern gegenüber gelebt hat.
- Zeige Strategien auf, um die eigene Identität zu regenerieren.
- Handle konkret und mache die Vorteile dieser Handlungsweise sichtbar.

Besonders bemerkenswert an dieser Szene ist die Anwesenheit eines außerordentlich großen Publikums. Entgegen der privaten Atmosphäre, die so persönlichen Prozessen wie familiären Beziehungen normalerweise zugestanden wird, war der öffentliche Aspekt dieser Erfahrung für Lisa inspirierend und regenerierend. Dass die Zuschauer klatschten, als Lisa sich selbst akzeptierte, dass sie lachten, als sie erheiternd war und mitfühlten, als sie ihre Trauer fühlte, hatte zur Folge, dass Lisa sich selbst annehmen konnte. Darüber hinaus war diese Arbeit nicht nur für Lisa persönlich von hohem Wert, sondern auch für alle, die als Zeugen daran teilnahmen und auf die eine oder andere Weise ähnliche Erfahrungen kannten. Die symbolische Bedeutung der Themen in Lisas Arbeit, machen die Menschlichkeit im Leben jedes Menschen spürbar, und vor allem die Rolle des Aufgehobenseins in einer mitfühlenden Gemeinschaft. Und hierin liegt ein Schlüssel zur Erfahrung des Heiligen.

6
LIFE FOCUS COMMUNITIES

Eine Schlüsselrolle bei der Entwicklung von Life Focus Communities wird ein bekanntes psychotherapeutisches Konzept spielen, nämlich die konzentrierte Aufmerksamkeit darauf, wie Menschen denken, fühlen, sich bewegen, Strategien entwerfen, erfinden und kommunizieren. Im bekannten einzeltherapeutischen Setting führt dieser therapeutische Fokus zu einer Erweiterung der Perspektive und verändertem Verhalten. Allerdings birgt diese Intensität auch Risiken, und daher scheint es unumgänglich, dass eine solche Therapie nur von Therapeuten durchgeführt wird, die jedes Wort und jede Bewegung ihrer Klienten beobachten und entsprechend darauf reagieren. Die Sicherheit des Klienten hat oberste Priorität und erfordert eine erfahrene und fachgerechte Begleitung. In Life Focus Communities kann eine solche durchgängige und individuelle Aufmerksamkeit durch einen professionellen Therapeuten nicht gewährleistet werden, es gibt jedoch Möglichkeiten, diese Lücke zu schließen; ja, es ist sogar möglich, das Gefühl von Sicherheit und Erfolg über das in einer gewöhnlichen Therapie erreichte Maß hinaus zu steigern.

Die erste Voraussetzung zur Steigerung sowohl der Sicherheit als auch des Erfolges besteht darin, eine wohlwollende und nicht fordernde Atmosphäre zu schaffen, denn viele Teilnehmer werden nur wenig oder gar keine Psychotherapieerfahrung mitbringen. Es geht darum, das persönliche Risiko der Teilnehmer angemessen und überschaubar zu halten und sich prinzipiell mit gegenseitigem Respekt zu begegnen, so dass jeder seinem eigenen Tempo folgen kann und niemand gezwungen wird, irgendwelchen vorformulierten Ansprüchen zu entsprechen. Außerdem braucht es Fachleute, die das Ganze mit einem supervisorischen Blick begleiten und die in der Lage sind, angemessen zu intervenieren, wenn entsprechende Bedürfnisse auftauchen und dies erfordern. Andererseits verlangt diese Aufgabe auch die Fähigkeit zur Zurückhaltung, denn viele Menschen erleben es als Erleichterung, nicht in allzu engem Kontakt zu einem Einzeltherapeuten zu stehen. Die Atmosphäre in Großgruppen kann relativ leicht in eine wohlwollende Richtung gebracht werden, und die große Anzahl der Teilnehmer wird von vielen als Sicherheitsfaktor erlebt, der das Gefühl von Zugehörigkeit und Unterstützung fördert. Diese Art des gegenseitigen Wohlwollens beschreibt der frühere Gesundheitsminister der USA, C. Everett Koop (1992), in einem Kommentar über Selbsthilfegruppen:

> Sowohl während meiner Zeit als praktizierender Arzt als auch anhand eigener Erfahrungen habe ich gelernt, wie wichtig Selbsthilfegruppen sind, denn sie helfen ihren Mitgliedern dabei, mit Problemen, Stress, Notlagen und Schmerz umzugehen ... heute erleben Millionen Menschen den Nutzen gegenseitiger Hilfe und Unterstützung, Menschen, die sich mit anderen, die ähnliche Probleme haben, zusammentun, um mit ihrer Isolation, ihrer Ohnmacht, Befremdung und dem schrecklichen Gefühl, von niemandem verstanden zu werden, fertig zu werden. (S. 18.)

Ein weiterer Schlüssel zur Steigerung sowohl der Sicherheit als auch des Erfolges liegt darin, mehr Gewicht auf das zu legen, was Menschen wirklich sagen, tun und fühlen, und weniger nach unausgesprochenen Hinweisen zu suchen, wie es in der Psychotherapie häufig geschieht. An späterer Stelle werde ich sieben Wege der Tiefung beschreiben, die ohne die Suche nach versteckten Bedeutungen in den Erfahrungen anderer auskommen. In den hier beschriebenen Gruppen wollen wir uns so annehmen, wie wir sind; Tiefe entsteht einerseits durch einen Prozess, der von bestimmten Übungen getragen wird, andererseits durch die Weisheit der teilnehmenden Personen, und nicht durch jene Art von Forschungsarbeit, die viele Therapeuten aus ihrer Praxis kennen. Um diesen Prozess zu verdeutlichen, werde ich zwei Wege zur Tiefenerfahrung aufzeigen: einen vertikalen und einen horizontalen.

Vertikaler und horizontaler Sinn

Wenden wir uns zunächst der vertikalen Perspektive zu. Wir erreichen Tiefe häufig dadurch, dass wir von der Oberfläche aus nach unten gehen; nichts anderes geschieht in der therapeutischen Interpretation bzw. Betrachtungsweise. Angenommen, du bist der Klient und erzählst deinem Therapeuten, dass du chronisch unentschlossen bist und wichtige Entscheidungen permanent vor dir her schiebst. Deine Unentschlossenheit ist ein Oberflächenphänomen; es ist eine Verhaltensweise, die du detailliert beschreiben kannst. Der Sinn erschließt sich auf der vertikalen Ebene, wenn der Therapeut sagt, dass deine Unentschlossenheit damit zu tun hat, dass du vergrämt bist. Wenn er dich besser kennt, kann er dir vielleicht erklären, dass du diese Eigenschaft angenommen hast, als dein Vater dich ausschimpfte, weil er meinte, du seiest nicht »besser« als der geistig behinderte Junge aus der Nachbarschaft. Ein solcher Sprung in die persönliche Erkenntnis kann in der Tat die eigene Perspektive erweitern und deinem antiquierten Gram einen neuen Kontext geben. Im Laufe der Jahre ist die Interpretation in ihren vielen Erscheinungsformen zu einem unschätzbaren Instrument bei der Entschlüsselung von Verhaltensweisen geworden, die bei oberflächlicher Betrachtung keinen Sinn ergeben. Für Therapeuten, die gelernt haben, damit zu arbeiten, sind sie hervorragend geeignet, aber in Life Focus Communities wären sie fehl am Platz.

Der zweite Weg zur Tiefe, der horizontale, ist für unsere Zwecke angemessener. Auf diesem Weg erkennt man, dass der Fluss oberflächlicher Erfahrung einen Zugang zu tieferer Erfahrung beinhaltet. Anstatt sich auf die Empfindlichkeit einer Wünschelrute zu verlassen, um die Unterströmung des Geistes aufzuspüren, bewegen wir uns Schritt für Schritt durch einen Strom von Ereignissen. In kleinen Arbeitsgruppen können Interessierte ihrem persönlichen Frust Ausdruck verleihen; und dabei kann Tiefe auf ganz andere Art entstehen: horizontal – im Verlauf der erzählten Geschichte. Angenommen, du erzählst den anderen von deiner Unentschlossenheit und erwähnst all die Dinge, die du vor dir hergeschoben hast, dann wirst du dich womöglich daran erinnern, wie dein Vater dich mit dem geistig behinderten Jungen aus der Nachbarschaft verglichen hat, vielleicht aber auch nicht. Ebenso wichtig wie dieses mögliche Erinnerungsbild wird jedoch die Erfahrung sein, dass dich hier niemand so betrachtet und mit anderen vergleicht, wie dein Vater das getan hat. Man wird dich nicht als entscheidungsunfähig abstempeln (eine solche Kategorisierung würde ohnehin zu einer Art von Erstarrung führen), sondern du bist einfach jemand, der eine Geschichte erzählt. Du erzählst, dass du den Abgabetermin der örtlichen Bücherei verpasst hast, wie viele Anrufe noch darauf warten, von dir beantwortet zu werden und wie gestresst du zu deinen Verabredungen kommst, weil du nicht früh genug angefangen hast, dich fertig zu machen. Die anderen werden unterschiedlich reagieren. Vielleicht erzählt jemand, dass er genau das gegenteilige Problem hat, weil er niemals zu spät kommt und glücklich wäre, den permanenten Druck, pünktlich sein zu müssen, los zu werden. Macken werden menschlich, manchmal sogar witzig. Du wirst diese Macken zwar nicht los, aber dein Geist öffnet sich, und du sprichst nicht mehr so hoffnungslos über dein Problem, sondern mit Interesse – und neugierig auf die Möglichkeiten, die sich dir eröffnen. Dann wirst du den einen oder anderen Hinweis bekommen, und beim nächsten Treffen erzählst du, wo du diese Ideen umsetzen konntest, und wo nicht. Wenn du deine Geschichte erzählt und das Etikett abgelegt hast, fällt die Last deiner scheinbaren Inkompetenz von dir ab – auch wenn du dich dabei nicht an die Geschichte mit deinem Vater und dem geistig behinderten Nachbarsjungen erinnert hast. Der Erzählfluss einfacher Begebenheiten und Ereignisse ist – auch ohne professionelle, interpretative Kenntnisse – ein natürlicher Weg der Verarbeitung, und die Vertrautheit dieses Vorgehens wiegt jene Art der Entschlüsselung auf, die wir mit der Psychotherapie verbinden. Außerdem kann der horizontale Tiefungsprozess über das einzelne Gruppentreffen hinaus andauern, beispielsweise durch die Beschäftigung mit »Hausaufgaben«, sicherlich aber durch die inspirierende Erfahrung, dass andere Menschen hinter einem stehen.

Eine besondere Art der Unterstützung auf diesem horizontalen Weg bietet die anziehende Atmosphäre der gemeinsamen Treffen. Wahrscheinlich gibt es in einer großen Gruppe von Menschen so etwas wie eine besondere neurologische Wahrnehmungsfähigkeit für die eigene Zugehörigkeit. Diesen Magnetismus der Gemeinschaft kann man auch bei Sportveranstaltungen erleben, wo der Jubel ebenso wie die Buh-Rufe wie aus einem Munde zu kommen scheinen, aber auch im Theater, wo die Schauspieler jedem Publikum einen einzigartigen Charakter zusprechen; und schließlich in Großveranstaltungen, wo Menschen dem Einfluss demagogischer oder sehr inspirierender Reden anderer ausgesetzt sind. Angesichts solcher Möglichkeiten ist der wohlwollende Zweck von größter Wichtigkeit; und aus dieser Position heraus wollen wir versuchen, Gefühle anzusprechen, die ein gegenseitiges Wachrütteln ermöglichen.

Daniel Siegel (2006) hat die neurologischen Wurzeln dieser zwischenmenschlichen Resonanzphänomene untersucht und schreibt dazu:

> Der Fluß der mentalen Zustände innerhalb des dyadischen Systems erreicht höhere Komplexitätsgrade, wenn die beteiligten Individuen selbst immer kohärentere Zustände interhemisphärischer Resonanz erreichen. Dies geschieht durch den Einklang zwischen rechter und rechter sowie linker und linker Hemisphäre, die sich aus der nonverbalen und verbalen Kommunikation zwischen Patient und Therapeut ergibt. Die daraus resultierende Empfindung des Flusses, der Verbundenheit zwischen zwei Menschen im Zustand der Resonanz, »spricht für sich«. (S. 329.)

Trotz der verstärkenden Wirkung interhemisphärischer Resonanz kann dieser Prozess nicht gewährleisten, dass die betreffende Person nun tut, was sie vorher hinausgezögert hat. Entscheidend ist aber erstens, dass dieser Prozess ihre Möglichkeiten steigert, die Unentschlossenheit anzugehen, und zweitens erlebt sie dadurch den Reichtum des Austausches in der Gemeinschaft, was sich wiederum günstig auf ihr Selbstwertgefühl auswirken kann, unter dem sie vielleicht noch mehr leidet als unter ihrer Unentschlossenheit.

Allein aus sich heraus wird dieser Fluss nicht alle Ereignisfolgen in Einsicht und Erfolg verwandeln. Neben der Gruppenresonanz sind auch die eigene Empfindsamkeit, Mut und eine klare Absicht von entscheidender Bedeutung. Wie auch in anderen Zusammenhängen werden sich hier manche Menschen leichter tun als andere. Doch das natürliche Drama ganz normaler Interessen eröffnet jedem Beteiligten neue Möglichkeiten, das eigene Leben zu würdigen. In diesen Gruppen hat jeder die Möglichkeit, davon zu erzählen, wie sein Onkel ihn vorm Ertrinken gerettet hat ..., von seiner Angst, sich auf der Arbeit lächerlich zu machen ..., von dem Gefühl der Dankbarkeit nach einem Telefonanruf von jemandem, den man schon fast aufgegeben hatte ..., oder von dem Wunsch, von den eigenen Kindern etwas freundlicher begrüßt zu werden. Der Vorteil des horizontalen gegenüber dem vertikalen Sinn besteht darin, dass jeder Experte und Autorität für sein eigenes Leben ist, nicht aber für das Leben anderer. Dabei fungieren Gemeinschaftsgefühl, einfühlendes Verstehen, die Bereitschaft, zu antworten und gegenseitige Akzeptanz als Katalysatoren individueller Veränderungsprozesse.

Mit diesem Konzept im Hintergrund können wir das einfache Bewusstsein simpler Erfahrungen verstärken, das in persönlichen Wahrnehmungen zum Ausdruck kommt, wie etwa: »Ich bin enttäuscht von ...«, »Ich bin verwirrt, weil ...«, »Ich lese gerne ...« oder »Ich habe es immer gehasst, Kind zu sein.« Solche simplen Aussagen scheinen nicht besonders viel herzumachen, aber sie sind die – zunächst noch einfachen und unscheinbaren – Ausgangspunkte einer größeren Komplexität. Indem sich die Geschichte entfaltet, das Interesse steigt und der Erzähler zu immer mehr Klarheit und Abrundung findet, entwickeln diese an sich kleinen und einfachen Aussagen eine dramaturgische Kraft. Dieses Awareness-Kontinuum, wie es in der Gestalttherapie heißt, gibt dem Menschen eine Orientierungssicherheit und führt ihn durch die komplexe Dynamik innerer Prozesse zu seinen eigenen und einzigartigen Zielen.

Aktivitäten während der Gruppentreffen

An diese Überlegungen anknüpfend, möchte ich sieben Leitlinien für die unterschiedlichen Aktivitäten der Life Focus Communities beschreiben:

1. Thematische Untersuchungen

Als thematische Einstimmung auf jedes Treffen hört die Gruppe einen kurzen Vortrag des Leiters. Der mögliche Themenkatalog umfasst all die Dinge, mit denen Menschen jeden Tag zu tun haben. Wir könnten untersuchen: wie wir die Zukunft sehen, ob unser Verhalten zu unseren Wertvorstellungen passt, wie wir unsere Zeit nutzen, ob unsere Gefühle wahr- und ernst genommen werden, ob wir andere so behandeln, wie wir das eigentlich möchten, ob wir uns in eine vielversprechende Richtung entwickeln usw.

Diese Themen werden dann aus der psychologischen Sichtweise und dem komplexen psychologischen Vorwissen darüber, wie Menschen ihr Leben leben, herausgelöst. In kurzen Vorträgen sollten Themen wie Konkurrenz, Erwachsenenbildung, Aufopferung, Haushalt, Urlaub, Familienaktivitäten, Politik, Optimismus und tragische Ereignisse aufgegriffen werden. Wir können über emotionale Intelligenz diskutieren, darüber, wie wir mit denjenigen umgehen sollten, die nicht angemessen für sich selbst sorgen können, was uns in der Erziehung unserer Kinder besonders wichtig ist, wann eine Scheidung sinnvoll ist und wie man am besten damit umgeht usw.

Natürlich stellt die Auseinandersetzung mit solchen Themen für die Teilnehmenden sowohl unter Bildungsaspekten als auch auf persönlicher Ebene einen enormen Gewinn dar, aber die Wirkung geht deutlich über einen reinen Bildungszuwachs hinaus. Wir können hier auch die Idee des Heiligen mit einbringen, repräsentiert durch die vier Konzepte: Verstärkung, Symbolismus, Heiligung und Unteilbarkeit von Selbst und anderem, die ich bereits beschrieben habe. Das erfordert von der Leitung die Fähigkeit, einerseits eine ganz normale Unterhaltung zu moderieren, dabei aber auch jene besondere Art von Aufmerksamkeit dem Leben gegenüber zu vermitteln, durch die das Heilige sich auszeichnet. Die besondere menschliche Erfahrung kann durch Musik, Poesie und eine verstärkte Aufmerksamkeit auf den persönlichen Prozess durchdrungen werden. Durch solche Treffen gewinnen die Teilnehmer nicht nur an Einsicht und persönlicher Ausdruckskraft, sondern bekommen außerdem das Gefühl, den Rahmen ihres alltäglichen Lebens verlassen zu haben und in einen Bereich persönlicher Zentrierung vorgedrungen zu sein, der im allgemeinen nur schwer zugänglich ist.

2. Übungen

Wie Miriam Polster und ich vor langer Zeit schrieben: »Ein paar Stunden pro Woche sind kaum genügend Zeit für die Entwicklung. Ein paar Wochenend-Workshops im Jahr, obwohl sie sicherlich eine starke Mobilisierung bewirken können, werden kaum ausreichen. Irgend etwas muss außerhalb der Therapie die Entwicklung fördern.«

Eine Schlüsselfunktion im Leben der Life Focus Communities kommt der Entwicklung von Übungen zu, die als Bindeglieder zwischen den einzelnen Treffen dienen sollten. Hausaufgaben sind eine Möglichkeit dazu. Ein Beispiel: Da viele Leute häufig die Freundlichkeit nicht bemerken, die sie entweder selbst ausstrahlen oder die ihnen entgegengebracht wird, könnten die Gruppenteilnehmer die Aufgabe bekommen, während der Woche verstärkt darauf zu achten, wo und wie ihnen Freundlichkeit begegnet. Oder sie schreiben auf, wenn sie etwas mit anderen Augen betrachtet haben als sie das normalerweise tun. Vielleicht hat jemand die Augenfarbe seiner Partnerin wieder bewusst wahrgenommen, ein anderer spürt die Bewegung der Muskeln beim Gehen, es kann auch das Lächeln eines Freundes, der Refrain eines Liedes oder ein neuer Gedanke zu einem alten Gedicht sein. Ist das Thema der Woche zum Beispiel »Großzügigkeit«, könnte jeder Teilnehmer nach seinen oder ihren Möglichkeiten versuchen, großzügig zu sein und dies dann entweder einfach genießen oder jemandem davon erzählen oder die Begebenheit aufschreiben. Beim nächsten Treffen können die Teilnehmer sich dann gegenseitig von ihren Erfahrungen berichten. Auch kann jeder, der das möchte, über die schwierigen und negativen Erfahrungen in seinem Leben sprechen oder schreiben, wie etwa Gefühle von Neid und Wut oder das Suchen nach Ausflüchten. Hausaufgaben können sich aber auch aus Situationen entwickeln, die in den Klein- und Untergruppen besprochen werden: der geduldige Umgang mit den vielen Fragen der Kinder, die Bitte an den Chef, eine bestimmte Aufgabe übernehmen zu dürfen, oder auch die alltägliche Frage, wer den Abwasch macht. Diese Art von Übungen und Aufgaben erwächst ganz organisch aus den Geschichten, die die Teilnehmer sich gegenseitig aus ihrem Leben erzählen.

Dabei geht es in den Life Focus Communities nicht nur um das Bewusstmachen rein äußerlicher, handlungsbezogener Abläufe, sondern um ein ausgewogenes Verhältnis der Aufmerksamkeit zwischen innerer Fokussierung und äußerem Verhalten. Das Zusammenspiel dieser beiden Aspekte ist entscheidend, wenn auch nicht leicht zu gestalten. Es kommt sehr darauf an, weder zu stark mit sich selbst beschäftigt zu sein, noch in eine gedankenlose

Routine zu verfallen. Aus diesem Grund erfordert die Balance zwischen Awareness und Handlung eine kontinuierliche Aufmerksamkeit.

Es gibt auch andere, intensivere und enger gefasste Arten von Hausaufgaben. Herbert Benson, der sich mit verschiedenen Fragen um das Thema Erleuchtung beschäftigt hat, ist u.a. zu dem Ergebnis gekommen, dass das Gebet das Gefühl der Verschmelzung mit dem anderen fördert und wesentlich zu einem lebendigen Heilungsprozesses beiträgt. Im Kontext der Life Focus Communities ist vor allem die Idee interessant, dass ein Gefühl von Ganzheit durch eine Reihe von Aktivitäten gefördert und hervorgebracht werden kann. Dazu gehören neben dem gesamten Bereich der Meditation, der Rituale und Übungen auch die für die Therapie im allgemeinen charakteristischen Erfahrungen von Fokussierung und geistiger Zentrierung, die ebenfalls in den Katalog der Hausaufgaben und Übungen aufgenommen werden können.

3. Literarische Beschreibungen von persönlichen Stimmungen

Literarische Werke können als eine Form von Liturgie dienen, um die Lebensprinzipien von Menschen deutlich werden zu lassen. Angenommen wir beschäftigen uns mit dem Thema der persönlichen Vielfalt – also mit den vielen Persönlichkeitsanteilen in uns. Um dieses Thema zu initiieren, könnte der Leiter oder ein Gruppenteilnehmer ein Gedicht vorlesen, das sich mit dem Thema befasst. Walt Whitman ist ein Dichter, der nicht nur die innere Vielfalt des Menschen beleuchtet und erhellt hat, sondern auch unser Menschsein im ganzen. Ich zitiere ein paar Zeilen aus seinem Gedicht *Song of myself* (1921):

> Ein Schüler der Einfältigsten, Lehrer der Gedankenreichsten,
> Ein Neuling und Anfänger, doch erfahren in Myriaden von Jahren,
> Von jeder Farbe und Kaste bin ich, von jedem Rang und jeder Religion,
> Farmer, Handwerker, Künstler, Edelmann, Schiffer, Quäker,
> Zuchthäusler, Stutzer, Raufbold, Rechtsanwalt, Priester, Arzt.
> Alles bewältige ich leichter als meine eigene Vielfältigkeit,
> Atme die Luft, doch lasse genügend übrig,
> Und bin nicht aufgeblasen und bin am rechten Ort. (S. 61.)

Eine solche Eloquenz wirkt inspirierend, weil sie sowohl die eigene Lebenserfahrung widerspiegelt als auch eine gewisse Vertrautheit mit dem anderen und eine gesunde Individualität zum Ausdruck bringt. Auf verständige Weise gelesen, können diese Worte bei den Gruppenteilnehmern eine fast neuronale Resonanz erzeugen. Nach einer kurzen Rückmeldung in der Großgruppe könnten sich Untergruppen von drei oder vier Personen bilden, die sich dann gegenseitig erzählen, wie dieses Gedicht ihre eigene Vielseitigkeit und Empathie zum Vorschein bringt. Beim anschließenden Treffen in der Großgruppe könnten dann ein paar repräsentative Feedbacks aus den Kleingruppen gegeben werden, um die Erfahrungen der Teilnehmer wieder in einen größeren und gemeinschaftlichen Kontext zu stellen. Diese Art von Austausch intensiviert das Gefühl der Teilnehmer füreinander und gibt ihnen einen Einblick, wie sie ihre innere Vielfalt und Empathie in ihrem täglichen Leben miteinander verbinden.

Whitman ist nur ein Beispiel aus einem schier unerschöpflichen Fundus an Literatur. Jung (1964) meinte, dass die poetische Qualität des menschlichen Geistes einen Ausgleich zu der Armut darstellt, die viele Menschen in ihrer akkuraten und engen Alltagskommunikation erleben. Jung glaubte, dass die Menschen im Dienste dieses, im täglichen Leben durchaus praktischen, Realitätsbezuges, ihre Phantasien aufgeben und dabei viele der sehr bereichernden seelischen Assoziationen verlieren, die in ihrem manchmal etwas eintönigen Lebensrhythmus immer wieder auftauchen. In jedem von uns gibt es noch Anzeichen eines tiefen Gespürs für Bildhaftigkeit und Symbolik, wenn auch überschattet durch die auf Präzision und Genauigkeit ausgerichtete Transformation des primitiven Geistes.

Aus diesem Grund ist die Kunst als primäres Mittel der Bilderschaffung prinzipiell besonders wertvoll, weil sie in der undurchsichtigen Komplexität des Lebens auf ganz bestimmte Wahrheiten hinweist. Die literarische Darstellung einer Idee hilft uns dabei, unsere inneren Leitbilder bildhaft, persönlich und lebendig werden zu lassen. Solche Bilder können jemanden als Erzähler seiner Lebensgeschichte darstellen, oder als Erfinder, der nützliche Dinge des täglichen Bedarfs herstellt, sie können aber auch die Schwierigkeiten, Entscheidungen zu treffen, oder die Liebe zu Tieren beinhalten. Menschen können sich gegenseitig erzählen, wer in ihrem Leben besonderen Einfluss auf sie hatte, welche wichtigen Versprechen sie sich selbst oder anderen gegeben haben, wie sie sich gefühlt haben, als sie von anderen betrogen wurden, oder wie es war, als sie sich verliebten und ihr Leben sich von Grund auf änderte. Worin auch immer die inneren Leitbilder bestehen mögen, die Gruppenerfahrung hilft den Teilnehmern dabei, ihre eigenen Szenarien lebendig werden zu lassen und ihre Grundsätze ernst zu nehmen – mit all den Möglichkeiten und Einschränkungen, die damit verbunden sind.

Man könnte auch sagen, dass das Gebet selbst eine Form von Poesie ist. Indem der Betende zu seinem Gottesbild spricht, erfüllt er diese Beziehung mit einer Intensität und Zielgerichtetheit, die der kunstvollen Vereinfachung weltlicher Komplexität ähnlich ist. Doch die Dramaturgie der Religion geht noch über die Erfahrung Gottes hinaus und umfasst auch biblische Geschichten, Musik, Wunder und liturgische Poesie; aus diesen Elementen gestalten sich die Leitbilder, die den Menschen auf ihrem Lebensweg Orientierung geben. Charakteristisch für die Life Focus Communities ist also auch das Entstehen persönlich bedeutsamer Bilder und Vorstellungen.

4. Musik

In den Gemeinschaften treffen wir auf alle möglichen Arten von Musik: Klassik, Pop, Folk, Rock, meditative Musik etc., und die Musik soll uns helfen, leichter in unsere innere Erfahrung zu kommen. Egal ob Bach oder Beck – jeder Teilnehmer ist aufgefordert, aufmerksam auf die ausgesuchte Musik zu hören und darauf zu achten, wie sie sich auf die Wahrnehmung seiner Gefühle, Bilder, Erinnerungen, Impulse etc. auswirkt. Neben der Beschäftigung mit bestimmten Themen wie Zugehörigkeit, Leistung, Großzügigkeit, Beständigkeit oder Vielseitigkeit, kann das gemeinschaftliche Hören von Musik als Vorbereitung auf die Arbeit an der eigenen Person dienen. Zur Zeit arbeite ich mit einer Gruppe, die jede Sitzung mit indianischer Trommelmusik beginnt, um die kulturellen Grenzen des persönlichen Ausdrucks hinter sich zu lassen und sich auf die bevorstehende Erfahrung der Beschäftigung mit dem eigenen Inneren vorzubereiten. Eine meditative Musik kann ähnliche Wirkungen haben, den Geist öffnen und auf eine zweckfreie Konzentration auf sich selbst vorbereiten.

Die Gehirnforscher Newberg und D'Aquili berichten über sehr interessante Wirkungen von Musik in einem kirchlichen Kontext. In einem Konzert wollte ein Jazzensemble das Heulen mehrerer Wölfe instrumental wiedergeben. Die Töne, die dabei entstanden, entwickelten eine hypnotische Wirkung, und das wiederum führte dazu, dass das Publikum spontan in ein gemeinschaftliches »Wolfsheulen« einstimmte. Newberg und D'Aquili schreiben über dieses Experiment:

> Wir glauben, dass es für diese Geschichte eine Erklärung gibt. Wir glauben, dass die Menschen im Publikum von einer bestimmten neurologischen Ereignisfolge erfasst wurden, die ihnen für einige Augenblicke lang die Vorstellung nahm, sie seien getrennte, eigenständige

> Individuen und sie in ein Gefühl von ursprünglicher und befreiender Einheit eintauchen ließ – einer Einheit nicht nur mit den Wölfen, sondern auch miteinander. (S. 79.)

Weniger aktiv und außergewöhnlich als dieses gemeinschaftliche Heulen – und für die Life Focus Communities leichter zugänglich – ist eine Musik, die ich schon mehrfach in großen Gruppen eingesetzt habe, um die ihr eigene Kraft zu demonstrieren. Nachdem zunächst Dreiergruppen gebildet wurden, spielte ich den Titel Imagine von John Lennon, gesungen von Joan Baez. Die Teilnehmer wurden gebeten, sehr konzentriert auf die Musik zu hören und sich anschließend darüber auszutauschen, was sie erlebt hatten. Aufgrund der besonderen, schwebend-ätherischen Stimmqualität von Joan Baez, schwingt sich die Musik in die Herzen der Zuhörer hinein. Der Text erzählt von einer Welt, in der die Menschen friedlich zusammenleben, doch diese Botschaft wird erst durch die erhebende Wirkung der Musik wirklich beseelt – auf eine Weise, die der Text allein kaum hervorbringen würde. Hier ein kleiner Textauszug:

> You may say I'm a dreamer
> But I'm not the only one
> I hope someday you'll join us
> And the world will live as one.

Dieser Text spricht das Bedürfnis an, sich mit anderen Menschen zusammenzutun, und die Wirkung wird verstärkt, wenn die Zuhörer sich gegenseitig erzählen, wie Musik und Text ihre eigenen Bedürfnisse widerspiegeln. Es gibt keinen Druck, »akzeptable« oder »richtige« Reaktionen zu benennen. Im Gegenteil werden die Teilnehmer ermutigt, ihre ganz persönliche Einstellung zu den Gefühlen zu beschreiben, die die Musik in ihnen ausgelöst hat. Manche Teilnehmer werden daran erinnert, dass sie in der Vergangenheit verschiedene Möglichkeiten des Dazugehörens übergangen haben und fühlen sich nun angeregt, über neue Gelegenheiten nachzudenken. Andere sind aufgewühlt wegen des utopischen Beigeschmacks, den der Text ausstrahlt und weil sie nicht umhin können, ihn mit einem gewissen Zynismus zu hören. Waren sie in jüngeren Jahren ganz hingerissen von diesem Text, fühlen sie sich jetzt desillusioniert und sehen sich eher als Opfer eines betrügerischen Idealismus. Aber die übereinstimmende Reaktion der meisten Gruppenteilnehmer betrifft immer wieder das Thema Zugehörigkeit und

Zusammensein als einem vernachlässigten Aspekt des eigenen Lebens; dabei wird die Musik von vielen als Gelegenheit wahrgenommen, den Reiz und die Ausstrahlung zu spüren, die von dieser Art Kontemplation ausgeht.

Bei der Auswahl von Musik mit idealistischem Charakter sollte man darauf achten, eine Balance zu schaffen, indem man auch Gefühle von Mühe und Enttäuschung mit einbezieht, denn auch sie sind wesentliche Aspekte einer gemeinschaftlichen Orientierung. Tatsächlich hängt die Frage, wie weit man auf seinem Weg kommt, von der Fähigkeit ab, die widersprüchlichen Aspekte des Lebens und die darin enthaltenen Konflikte möglichst umfassend einzubinden. Sowohl sanfte und einfühlsame als auch wütende und zynische Reaktionen werden gewürdigt, und das Ergebnis ist die Betrachtung der Unbeständigkeit einer Welt, in der manche sich nach einem einmütigen und friedfertigen Leben sehnen, während andere an den Konflikten wachsen, denen sie begegnen.

5. Tanz

Tanzen bringt das Blut in Wallung und verstärkt unsere Körperwahrnehmung. Rhythmen animieren dazu, Arme und Beine, Hüfte und Becken zu bewegen, und all diese Bewegungen müssen irgendwie miteinander koordiniert werden. Die dabei aufkommende Erregung erzeugt bei vielen Tanzenden ein Gefühl von Nähe mit anderen Tänzern. Sie kommen fröhlich zusammen, wie man bei griechischen, israelischen, polnischen und vielen anderen Volkstänzen beobachten kann, immer da, wo Menschen sich durch gemeinsame Bewegung ihre eigene und gemeinsame Identität gegenseitig bestätigen.

Besonders bemerkenswert an der Erfahrung des Tanzens ist die Koordination zwischen Bewusstsein und Handlung. Diese Koordination ist eine Notwendigkeit des Lebens, die auf seiner biologischen Quelle, dem sensomotorischen System, basiert. Wenn Bewusstsein und Handlung sich verbinden, hat das eine verstärkende Wirkung auf alles, was wir tun und fühlen. Diese Art der Erregung ist natürlich nicht auf das Tanzen beschränkt, sondern kann immer dann erfahren werden, wenn man etwas mit ganzer Hingabe tut und gleichzeitig ein völlig klares Bewusstsein darüber hat, dass man es tut. Diese Simultanerfahrung können wir beispielsweise beobachten, wenn der Werfer beim Baseball den Ball wirft und sich dabei jeder seiner Bewegungen bewusst ist; ebenso bei einem Maler, der eine neue Farbe ins Bild bringt, beim Betenden, der mit dem Körper leicht vor und zurückschwingt oder dem Sänger, der die innere Resonanz jedes einzelnen Tons spürt. Ich hörte einmal von einer Geigerin, die ein einziges Thema stunden- und tagelang wiederholte. Auf die Frage, warum sie das täte, antwortete sie, auf diese Weise präge sich die technische Seite des Spielens so tief ein, dass sie bei ihrem Auftritt von technischen Fragen völlig frei und in der Lage sei, sich ausschließlich auf die Musik zu konzentrieren; auf diese Weise könne sie Gefühle in ihr Spiel integrieren, die sie ansonsten vielleicht nicht wahrnehmen würde.

Mihaly Csikszentmihalyi (1993), der aufgrund seiner Arbeiten als Experte des »Flow-Erlebens« gilt, schreibt über die Einheit von Handlung und Bewusstsein:

> Ein weiterer Aspekt des Flow-Erlebens ist die wirksame Verschmelzung von Handlung und Bewusstsein. Man ist so konzentriert und vertieft, dass der normale Dualismus zwischen Handelndem und Handlung verschwindet; man tut spontan, was getan werden muss, ohne bewusste Anstrengung. Dieses vereinigte Bewusstsein ist vielleicht der wirkungsvollste Aspekt des Flow-Erlebens. (S. 183.)

Diese Erkenntnis der zentralen Bedeutung der Beziehung zwischen Bewusstsein und Handlung entspricht einer grundlegenden biologischen Wirklichkeit. Da das Verhältnis zwischen Bewusstsein und Handlung sich aus dem generativen senso-motorischen System ableitet, ist es in unserem Leben immer präsent. Im höchstentwickelten Zustand dieser Einheit kann die betroffene Person tun, was immer sie gerade tun mag – ohne das gewöhnliche Selbstbewusstsein, aber erfüllt von einem Gefühl des Tuns. Die damit verbundene Geschmeidigkeit und Leichtigkeit hat mit dem Fehlen natürlicher Störfaktoren zu tun, die aus der Komplexität und sozialen Sanktionen erwachsen.

Das Tanzen gehört zu jenen Aktivitäten, bei denen sich diese Einheit von Bewusstsein und Handlung am ehesten erreichen lässt, was wiederum zu einem Gefühl der Erneuerung von Lebenskraft führt und das Gefühl von Ganzheitlichkeit und Zuversicht für den eigenen Lebensweg fördert. Den Höhepunkt von Anmut und Geschmeidigkeit verkörpern jedoch nur die wirklich begnadeten und glorreichen Tänzer. Wie in vielen anderen persönlichen Bereichen auch, ist es wichtig, dass wir in den Größten und Fähigsten unter uns den Ausdruck und die Verkörperung des Möglichen sehen, und nicht Kopiervorlagen, die zur Nachahmung gedacht sind. Die meisten von uns haben nicht das optimale Talent zur Verschmelzung von Bewegung und Bewusstsein, aber das brauchen wir auch gar nicht. Es ist ein großer Segen zu spüren, dass wenn wir zu tanzen beginnen, wir nicht in ein mystisches Hoch transportiert werden, sondern dass wir uns ihm annähern. Selbst diejenigen, die nur durchschnittlich talentiert sind, werden beim Tanzen eine tiefe Freude und Verbundenheit empfinden, insbesondere im Zusammenspiel mit anderen.

6. Therapie-Demonstrationen

Therapeutische Sitzungen, die von den Therapeuten in der Gruppe durchgeführt werden, können nicht nur für bestimmte Gruppenteilnehmer mit besonderen Anliegen sehr hilfreich sein. Die gesamte Gruppe kann von der Bearbeitung allgemeiner Lebensthemen profitieren. Solche Sitzungen, in denen es um die Auseinandersetzung mit problematischen Lebensthemen geht, zu beobachten, fördert die Empathie in der Gruppe und ist für alle Teilnehmer lehrreich. Möglich sind auch Demonstrationen der Arbeit mit Paaren oder Gruppen, was der Gruppe insgesamt ebenfalls zugute kommt.

Als ich anfing, meine therapeutische Arbeit vor einem größerem Publikum zu demonstrieren, nahm ich zunächst an, dass dies mit dem Gefühl der Verletzung der Privatsphäre einhergehen und eventuell hemmend wirken könnte. Was ich jedoch entdeckte war, dass die Klienten sich dem Fluss unseres Gespräches sehr viel mehr öffneten. Häufig fühlte es sich an, als hätten wir gemeinsam ein Gedicht geschrieben, das dem Klienten ein besseres Selbstgefühl verlieh und seine Möglichkeiten, mit dem vorgestellten Problem fertig zu werden, erweiterte. Zu meiner Überraschung erlebten diese Menschen das Publikum nicht als bedrohlich, sondern – im Gegenteil – als außerordentlich starke Unterstützung. Die Anwesenheit eines großen Publikums verstärkt beim Klienten zudem das Gefühl der eigenen Bedeutung, was wiederum das Identitäts- und Zugehörigkeitsgefühl fördert. Die gesammelte Aufmerksamkeit des Publikums gibt dem Klienten das Gefühl, dass in diesem Moment die ganze Welt bei ihm ist und alles andere zumindest zeitweise unwichtig erscheint.

Angenommen, im Rahmen der Life Focus Communitiy gäbe es ein Treffen zum Thema »Vereinbarkeit von Familie und Beruf.« Eine Möglichkeit, dieses bekannte Familiendilemma herauszuarbeiten besteht darin, eine betroffene Familie zu bitten, das Problem der ganzen Gruppe vorzustellen und mit Hilfe des Leiters zu bearbeiten. Eine solche familientherapeutische Sitzung hätte natürlich den Sinn, dieser speziellen Familie mit ihrem Anliegen weiterzuhelfen, gleichzeitig könnte aber auch die ganze Gemeinschaft davon profitieren. Die anschließende Diskussion würde das Verhältnis zwischen der

Erfahrung einer Einzelperson und den Erfahrungen der ganzen Gruppe deutlich machen. Auch in den Kleingruppen könnte das Thema weiter besprochen werden, um die individuellen Unterschiede im Erleben des Themas herauszuarbeiten.

Eine häufig auftretende Folge solcher Demonstrationen ist, dass die Konfrontation mit menschlichen Themen normaler erscheint (nicht, um sie zu rechtfertigen oder zu verwerfen). Der Leiter kann die Art der Auseinandersetzung anhand von Beispielen illustrieren und dadurch die Erfahrung vieler Gruppenteilnehmer in einen nachvollziehbaren menschlichen Kontext stellen. Die Befreiung des Geistes von den Beschränkungen einer sterilen Privatheit ermöglicht es vielen Menschen, neue Möglichkeiten zu entdecken und ein neues Gefühl für Proportion und Priorität zu entwickeln.

7. Übergänge

Die Beschäftigung mit der Geburt, mit Veränderungen durch Scheidung, Verlust der Arbeit, Umzug, dem Tod von geliebten Menschen oder anderen lebensverändernden Ereignissen sollte ebenfalls in das Aufgabenspektrum einer Gruppe integriert werden. Diese bedeutsamen Übergänge werden manchmal von traditionellen Religionen aufgegriffen und ansonsten nur im individuellen und persönlichen Kontext des Betroffenen erlebt und verarbeitet; also mit Freunden, der Familie, Kollegen, Nachbarn usw. Die Psychotherapie lässt diese psychosozialen Wendepunkte weitgehend außer acht, es sei denn, ihre Auswirkungen werden während der Therapiesitzungen sichtbar und spürbar. Die Life Focus Communities sind in einer exzellenten Position, um diesen Mangel durch das Angebot gemeinschaftlicher Aktivitäten, die sich mit solchen Wendepunkten beschäftigen, auszugleichen. Geschenkpartys für die Braut zum Beispiel sind ein Ausdruck von Freundschaft, Großzügigkeit und Anerkennung der Braut oder werdenden Mutter. In den Life Focus Communities muss eine solche Feier jedoch nicht den Launen von Popularität, Bequemlichkeit oder anderen Wechselfällen des Lebens überlassen bleiben.

Ein häufig übersehenes, aber sehr aktuelles Problem in unserer Kultur ist die Scheidung. Mit unserer unglaublichen Scheidungsrate und ihren kaum zu ertragenden Folgen, brauchen viele Betroffene die Gemeinschaft, um nicht alleine zu sein. Das geschieht nicht immer unter normalen Umständen, aber wenn es so ist, kann das sehr hilfreich sein. Ich kannte zum Beispiel eine Frau, die im Zuge der Scheidung und des damit verbundenen Auszugs ihr Mobiliar und noch andere Dinge aufgab. Einige Freunde organisierten spontan eine Geschenkparty für sie und brachten ihr Dinge mit, die ihr helfen sollten, in ihrer neuen Wohnung einen guten Anfang machen zu können.

Häufig jedoch ist der Freundes- und Bekanntenkreis nicht so unterstützend, oder die Leute im eigenen Umfeld haben keine so selbstverständliche Fähigkeit, sich zu organisieren, oder aber die Beziehung ist noch nicht so persönlich geworden. Hier können Rituale mehr Sicherheit geben. Da Rituale aber dann am besten funktionieren, wenn sie sich organisch entwickelt haben, ist es schwierig, die Eigenschaften eines Rituals für Menschen in Scheidung genau zu bestimmen. In den Life Focus Communities werden die Menschen durch die Art der Treffen aufgefordert, diese Wendepunkte zu erkennen und sich gegenseitig Orientierung und Unterstützung anzubieten. Davon profitieren nicht nur die Betroffenen, sondern die ganze Gemeinschaft, weil ihr Beitrag zum Wohlergehen der anderen auch das eigene Zugehörigkeitsgefühl verstärkt. Im übrigen beinhaltet diese Art gegenseitiger Verbindlichkeit ein Maß an Verlässlichkeit, das dem Leben eine neue Dimension von Sicherheit verleiht.

Ich habe an drei verschiedenen Heiratszeremonien teilgenommen, in denen die Koordination individueller und gemeinschaftlicher Bedürfnisse auf unterschiedliche Weise zum Ausdruck kommt: eine katholische Hochzeit, eine Encountergruppen-Hochzeit und eine interreligiöse Hochzeitszeremonie, die von den Heiratenden selbst gestaltet wurde. Und jede dieser Feiern war auf ihre Art sehr eindrucksvoll.

Die katholische Hochzeit fand in einer prächtigen Kirche statt und wurde musikalisch von einem Trompeter, einem Flötisten und einem eindrucksvollen Chor mit hervorragenden Solisten mitgestaltet. Das Zusammenspiel zwischen der Architektur der Kirche und der dargebotenen Musik hatte etwas Ätherisches. Die Hochzeitszeremonie selbst drehte sich nicht ausschließlich um das Brautpaar, sondern machte deutlich, dass diese beiden Menschen auch den zeitlosen und mystischen Geist von Kirche und Gemeinde symbolisierten.

Insofern ist es nicht überraschend, dass die beiden, die dort heirateten, eine Gelegenheit geschaffen hatten, sowohl die Ehe als auch die Kirche und die ganze Gemeinde zu feiern. Obwohl die Individualität des Brautpaares nicht im Vordergrund stand, war es interessant zu erleben, wie die Menschen von dem Priester, der Musik und der Symbolik der Feier eingehüllt waren und sich persönlich angesprochen fühlten. Dabei geriet nicht in Vergessenheit, dass es sich hier um einen gemeinschaftlichen Akt handelte, in dem die Brautleute wichtige Repräsentanten waren. Dass sie nicht nur Repräsentanten waren, lag in dem Gefühl der Unteilbarkeit von Selbst und Gemeinschaft begründet. Diese natürliche Synchronizität zwischen Verschmelzung und Individualität erfordert eine bestimmte Art von Gleichzeitigkeit und lässt sich nicht ohne weiteres herbeiführen. In der katholischen Feier schien der Aspekt der Gemeinschaft Vorrang zu haben – getragen von dem festen Glauben, dass die natürliche Individualität des Brautpaares im Kontext der Gemeinde wachsen und erblühen würde, was auch wirklich so war.

Die »Encountergruppen-Hochzeit« war eine ganz andere Erfahrung. Mit Encountergruppe meine ich einen bestimmten informellen Stil von Selbstoffenbarung, der in den sechziger Jahren in der therapeutischen Szene aufkam, als es darum ging, die Psychotherapie aus den engen Grenzen der Psychopathologie zu befreien. Diese Hochzeit war eine Zusammenkunft von Menschen, die gekommen waren, um ihre Herzen zu öffnen, das Brautpaar zu ehren und ihre Vereinigung zu bezeugen. All das fand in einem wunderschönen Rahmen statt: in einem großen Hof bei einem Freund der Braut, einem an sich schon sehr ansprechenden Platz, an dem aber auch die persönliche Note des Gastgebers offenbar wurde. Die Kleidung der Gäste reichte von leger bis festlich. Die Gäste hatten Stühle mitgebracht und um die Stelle, an der die Zeremonie stattfinden sollte, aufgestellt. Ein großer Teil der Feier bestand in kleinen Ansprachen von Anwesenden, die sowohl die Braut als auch den Bräutigam kannten. Sie sprachen über ihre Erfahrungen mit ihnen, machten liebevolle und feinfühlige Anmerkungen zu den besonderen Eigenschaften der Brautleute und erzählten, was sie selbst mit den beiden verband. Es war eine wirklich bewegende Erfahrung, bei der diese beiden Menschen in einen neuen, aufregenden und hoffentlich bereichernden Lebensabschnitt entlassen wurden. In dieser Zeremonie wurden Liebe, Verbundenheit und die Kreativität der Beziehung gefeiert, während bei den Anwesenden das warme Gefühl der Zusammengehörigkeit aufstieg.

Bei dieser Hochzeit war mir immer klar, dass es diese beiden Menschen waren, die da heirateten; dass sie als Einzelne da standen – ohne Fremdbestimmung durch ihre Vorgeschichte oder ihr Umfeld. Es gab nur ein winziges Stück Poesie: ein kleines, lebendiges Gebet, das die in der Zeremonie mitschwingende Universalität aufgriff und die ganze Erfahrung irgendwie intimer machte. Trotz der spürbaren Wärme, die ich für die Braut, den Bräutigam und die anderen Zeugen des Geschehens empfand, hatte die Erfahrung nicht die spirituelle Qualität, die ich bei der katholischen Hochzeit erlebt hatte, obwohl diese in deutlichem Kontrast zu meiner eigenen, eher informellen Art und meinen Überzeugungen stand. Im Gegensatz zu der »Encounter-Gruppen-Hochzeit«, wo mein Gefühl von Vertrautheit stärker war, erlebte ich bei der katholischen Hochzeit die Faszination und Anziehung der menschlichen Natur – und damit verbunden ein Gefühl der grenzenlosen und unfassbaren Zugehörigkeit zu einem majestätischen Universum. Die Einladung, die unmittelbare Erfahrung zu transzendieren, führte zu einem Gefühl von endloser Kontinuität und erschien als ein würdevoller Kontrapunkt zu allem Körperlichen und Vergänglichen.

Die dritte Hochzeit war eine Mischung aus persönlicher Gestaltung durch die beiden Brautleute und der Vielfältigkeit eines jüdischen und katholischen Hintergrundes. Diese Hochzeit zeigte die tiefe Verwobenheit des Einzelnem mit der Gemeinschaft. Obwohl im Ablauf höchst individuell gestaltet, entstand auch hier ein Gefühl von Ehrfurcht und Bewunderung: einerseits durch den feierlichen Anlass selbst, dass nämlich zwei Menschen ein gemeinsames Leben beginnen, und andererseits durch die überaus geistreichen Worte, die der offenbar sehr gebildete Leiter der Zeremonie über das Leben im allgemeinen fand. Er machte nicht nur religiöse Anspielungen, sondern ging auch auf das Wesen der Menschen im allgemeinen sowie auf die beiden Brautleute ein. Die Zeremonie selbst beinhaltete ebenfalls eine sphärisch anmutende Musik, Poesie und ein sehr bewegendes Licht-Ritual mit Kerzen. Etwa in der Mitte der Zeremonie zündeten die Mütter des Brautpaares zwei von drei Kerzen an, die die Individualität ihrer Kinder symbolisieren sollten. Am Ende der Zeremonie nahmen dic Brautleute je eine der leuchtenden Kerzen, entzündeten damit gemeinsam die mittlere Kerze und bliesen anschließend die persönlichen Kerzen aus. Dieser symbolische Akt machte die Gabe ihrer Eigenständigkeit bewusst, die sie – in der Zuversicht, ihr individuelles Selbst mit einzubringen – in der Verschmelzung ihrer beider Leben aufgehen ließen. Der rituelle Aspekt dieser Symbolik lenkte die Aufmerksamkeit auf die Schaffung eines lebendigen Bildes von Einheit.

Diese sieben beschriebenen Aktivitäten sollen deutlich machen, welche Lebenskraft das individuelle und in die Gemeinschaft eingebundene Leben enthält und entwickeln kann. Jede dieser Aktivitäten trägt auf besondere Weise zu einem erfüllten Leben bei. Die grundlegenden Konzepte des Lebens zu untersuchen, zu tanzen, zu singen, neue Möglichkeiten des Lernens zu erhalten, sich selbst zu offenbaren, andere in ihrer Tiefe kennenzulernen und das Gefühl der Zugehörigkeit zu kultivieren – all das liegt im Bereich individueller und persönlicher Möglichkeiten. Hierin liegt der Kern einer heiligen Aufmerksamkeit gegenüber der Komplexität des Weltlichen. All diese Bereiche ermöglichen eine dauerhafte Inspiration, um die Wahrhaftigkeit des Lebens spüren zu können. Und sie erneuern die Einheit zwischen einer persönlichen Dimension und der begrenzten Individualität, die eben auch einen Teil der menschlichen Psyche darstellt.

TEIL 3
WEGE ZUR VERBUNDENHEIT

7
DIMENSIONEN DER VERBUNDENHEIT

Nichts ist mir klarer, als dass ich nicht du bin ... Ich bin nicht mein Stuhl ... Ich bin nicht mein Garten. Ungeachtet des klaren Bewusstseins der Individuation als der offenkundigsten Lebensbedingung pulsiert im Hintergrund dieser zentralen Dialektik – wie eine kaum hörbare Stimme – das so schwer stillbare Verlangen nach Ganzheit. Welcher dieser beiden grundlegenden Lebensaspekte auch immer im Vordergrund sein mag, der andere wird niemals ganz verschwinden. In diesem Spiel der Gegensätze bildet die Schwierigkeit, das Bedürfnis nach Ganzheit mit dem nach individueller Identität zu koordinieren, den Nährboden für Widerspruch, Verwirrung, Ironie und die verbreitete Angst, niemals in der Lage zu sein »das alles zusammenzubringen.« Weder die Psychotherapie noch die westlichen Religionen haben es geschafft, diese gegensätzlichen Bedürfnisse miteinander in Einklang zu bringen. Stattdessen haben sie das getan, was Menschen angesichts paradoxer Situationen häufig tun: sie haben sich spezialisiert und versucht, das Dilemma dadurch zu umgehen, dass sie der anderen Seite des Paradoxes die Aufmerksamkeit entziehen. Indem die Religion den gemeinschaftlichen Aspekt betont hat, wurden Universalität und Konformität zu stark hervorgehoben, während die Psychotherapie sich in zu starkem Maße auf die Individualität konzentriert hat.

Um die Kluft zwischen Ganzheit und Individualität zu überbrücken, möchte ich die Idee der Verbundenheit einführen und dadurch gegensätzliche Phänomene miteinander in Einklang bringen. Ich verwende das Wort Verbundenheit, weil es den Aspekt der Ganzheit zum Ausdruck bringt, gleichzeitig aber auch die Elemente beinhaltet, aus denen diese Ganzheit entsteht. Wir empfinden Verbundenheit, wenn die Integration unseres gegenwärtigen Lebens mit der Vergangenheit gelingt, wenn wir uns trotz all des Drucks, der auf uns lastet, ganz auf unser momentanes Handeln konzentrieren und wenn wir uns gleichzeitig frei und einer Gruppe zugehörig fühlen. Wir wünschen uns Ganzheit, wir wünschen uns aber auch, dass jede unserer Erfahrungen um ihrer selbst willen wahrgenommen wird, unabhängig davon, ob und wie sie mit anderen Aspekten unseres Lebens zusammenpasst.

Wenn du beispielsweise mit einem Freund sprichst, kann es sein, dass du dich ausschließlich auf dessen Hiersein konzentrierst: auf sein Lachen, seine Worte, seine Absichten. Vielleicht willst du gar nicht mehr und nichts anderes, und allein diese Erfahrung reicht um ihrer selbst willen völlig aus. Doch so sehr du auch in das Gespräch mit deinem Freund vertieft bist, du hörst das, was er sagt, auch als einen unteilbaren Aspekt des »Wir«, das ihr beide bildet. Vielleicht fühlst du aber auch eine breitere Verbundenheit mit ihm, als Mitglieder einer Gemeinschaft, einer politischen Bewegung – oder sogar einer historischen Epoche.

Die Betrachtung der Verbundenheit hat eine merkwürdige Geschichte. Der Übergang ins zwanzigste Jahrhundert war auf besondere Weise von der Beschäftigung mit dem gegenteiligen Phänomen, der Unverbundenheit, geprägt. Die führenden Köpfe in Kunst und Wissenschaft waren mehr als jemals zuvor von anscheinend unverbundenen Ereignissen eingenommen. Freud experimentierte mit der frei assoziierten Unverbundenheit, Joyce mit sprachlicher, Picasso mit bildhafter und Strawinsky mit tonaler Unverbundenheit. Diese unbequemen, zuweilen auch chaotischen Wechselbeziehungen zerbrachen vertraute Formen der Verbundenheit und stellten für eine neue Generation von Entdeckern in Wissenschaft und Kunst ein faszinierendes und fesselndes Phänomen dar. Es wäre nicht übertrieben, wenn man die erste Hälfte des zwanzigsten Jahrhunderts als Zeitalter der Unverbundenheit bezeichnen würde. Und obwohl diese Auseinandersetzung mit der Unverbundenheit eigentlich dazu angetan war, neue Arten der Verbundenheit entstehen zu lassen, waren viele Menschen von der Unverbundenheit an sich fasziniert oder gar begeistert.

In vielen Schriften und anderen Kunstwerken dieser Zeit war Verbundenheit nur für diejenigen Leser oder Betrachter erkennbar, die entweder in der Lage waren, einen Zusammenhang wiederherzustellen oder sich an der neuen Form diskordanter Rhythmen selbst erfreuen konnten. Eine solche Unverbundenheit stellte ein Gegengewicht zu der einfachen Verbundenheit des formalen Denkens und der Leere schaler Erfahrungen dar. Jeder von uns hat eine unterschwellige Originalität, eingebettet in eine formlose Sammlung von Erfahrungen und lebendiger als uns selbst oft bewusst ist. Durch gesellschaftlichen Druck oder durch hartnäckige und normierte Vorstellungen von Verbundenheit werden solche Ansätze häufig schon in ihren Anfängen behindert. Ein von Vorurteilen geprägtes Verständnis verhindert das Erkennen einer tieferen Bedeutung, die sich nur denen erschließt, die in das innere Durcheinander vordringen und entweder einen Platz für die diskordante Erfahrung finden, oder sie einfach um ihrer selbst willen genießen können.

Wenn ich beispielsweise die merkwürdige und gefährliche Idee hätte, eine Bank ausrauben zu wollen, läge das weit außerhalb meiner gewohnten Gedankenwelt. Ich könnte darüber sinnieren, ob ich in meinem Leben genügend Abenteuer erlebe, ob ich vielleicht latent suizidal bin oder endlich die große Rebellion starten will. Durch dieses Nachsinnen über mich selbst könnte ich zu Einsichten kommen, die mich vielleicht zu neuen Verbindungen hinsichtlich meiner Persönlichkeit führen würden. Ich könnte aber auch mit der Unverbundenheit leben, meinen vielleicht überraschenden untergründigen Impuls, eine Bank zu überfallen, einfach erleben und den Moment als potentieller Bankräuber genießen, ohne dafür einen »Platz« in meinem Leben finden zu müssen. Ob ich die Verbindungsstücke finde, oder nicht, die Erkenntnis der Unverbundenheit hätte nichts Bedrohliches, wenn ich davon ausgehen könnte, dass meine Fähigkeit, Verbundenheit zu spüren, immer noch da wäre, wenn ich sie bräuchte.

So geht es nicht nur den Künstlern, deren Sinn für Ganzheit durch einzelne Erfahrungen von Unverbundenheit nicht bedroht wird. Picassos Bilder von Gesichtern, in denen Nase, Augen und Mund deplaziert sind, können einfach als zerbrochene Gesichter verstanden werden, aber ebenso als Symbol einer auseinanderbrechenden Gesellschaft – oder als Herausforderung, das ganze Gesicht zu sehen, obwohl die Anordnung der einzelnen Teile völlig ungewohnt ist. In einem solchen Bild liegt die Aufforderung, das Gesicht oder die Welt auf eine neue Weise zu sehen. In jedem Fall zeigt dieses Bild ein Gesicht, und jeder Betrachter wird eine besondere, persönliche Resonanz dazu aufbauen. Auch Komponisten vermischen Noten und schaffen so ungewohnte Klangsysteme, die man entweder symbolisch als Kommentar zur Unverbundenheit im Leben interpretieren kann, oder aber einfach als eine neue Erfahrung, Noten und Klänge aus einer neuartigen Perspektive und herausgelöst aus den vertrauten Verbindungen zu hören. Obwohl sie mit dem Nicht-Verstehbaren kokettieren, versprechen diese Werke all denjenigen, die bereit sind, die dissonante Beziehung der einzelnen Teile so zu reorganisieren, dass daraus ein neues Ganzes entstehen kann, eine neue Art von Verständnis.

Auch die Unverbundenheit, die durch Freuds Technik der freien Assoziation entstand, ermöglichte chaotische Sequenzen; allerdings dienten diese auch als Grundlage für die Interpretation, die ihnen wiederum Sinn verlieh und unvorhergesehene Verbindungen zum Vorschein brachte. Die Beziehungen zwischen einem Gedanken und dem nächsten waren zunächst nicht identifizierbar, sondern traumartig verschwommene Andeutungen. Angenommen, ein Patient erinnerte sich an einen Freizeitpark aus seiner Kindheit, dann an ein Gefühl von Angst, dann an das Gefühl von Lachen in der Familie und dann an den Widerwillen, zur Schule zu gehen. Wenn man diesen unverbundenen Sequenzen folgt, könnte die Aufeinanderfolge der Gedanken zur Erinnerung einer traumatischen Szene führen, in der ein Cousin während eines Picknicks mit der Familie ertrunken ist. Die Verbundenheit solcher scheinbar unverbundener Sequenzen könnte von Psychoanalytikern wiederhergestellt werden, indem sie die Lücken zwischen den einzelnen Elementen dechiffrieren und mit sinnvollen Bindegliedern füllen. Merkwürdigerweise waren manche in der Lage, Einsichten dadurch zu gewinnen, dass sie die Nicht-Verstehbarkeit als natürliche Voraussetzung der Bezogenheit sämtlicher Ereignisse akzeptierten, ungeachtet ihrer scheinbaren Unverbundenheit. Wie Freud (1999) schreibt:

> Das Vergessen von Eindrücken, Szenen und Erlebnissen reduziert sich zumeist auf eine ›Absperrung‹ derselben. Wenn der Patient von diesem »Vergessenen« spricht, versäumt er selten, hinzuzufügen: das habe ich eigentlich immer gewusst, nur nicht daran gedacht. ... Besonders bei den mannigfachen Formen der Zwangsneurose schränkt sich das Vergessene meist auf die Auflösung von Zusammenhängen, Verkennung von Abfolgen, Isolierung von Erinnerungen ein. (S. 127.)

Für die meisten Menschen hat das Wort Verbundenheit eine kaum beschreibbare Bedeutung. Dasselbe gilt für viele unserer ehrwürdigsten Worte wie etwa Liebe, Vertrauen, Spiritualität, Freundschaft usw. Um diese Verallgemeinerung einer menschlichen Schlüsselfunktion zu korrigieren, möchte ich sie operationalisieren und dafür vier verschiedene Dimensionen vorschlagen. Natürlich gibt es auch andere hilfreiche Betrachtungsweisen, aber ich werde in diesem und den folgenden Kapiteln nur vier Hauptkategorien beschreiben. Sie werden nicht nur mehr konzeptionelle Klarheit bringen, sondern stellen auch die Grundlage für den Entwurf der Treffen in Life Focus Communities dar. Es handelt sich dabei um die Dimensionen: 1) von Augenblick zu Augenblick, 2) von Ereignis zu Ereignis, 3) von Person zu Person und 4) von Selbst zu Selbst. Es mag sein, dass der Begleiter sich zu einem gegebenen Zeitpunkt auf nur eine dieser Dimensionen konzentriert, dennoch sind sie alle zu jeder Zeit im Leben jedes Menschen gegenwärtig, und jede von ihnen kann ein Weg zur Verbundenheit werden, indem sie ihre eigene Perspektive auf ein besseres Leben zur Verfügung stellt.

Obwohl Freud die Psychoanalyse als ganzheitliche Methode zur Wiederherstellung von Verbundenheit betrachtete, galt sein Augenmerk vor allem der Psychopathologie, was wiederum die Konzentration auf Unverbundenheit unverhältnismäßig verstärkte. Tatsache war, dass die Menschen aufgrund ihrer Krankheiten zu ihm kamen, was die Definitionsgrundlage für seinen klinischen Ansatz bildete. Da er bei den Störungen seiner Patienten immer wieder dem Phänomen der Unverbundenheit begegnete, überrascht es nicht, dass bei seinen Schülern häufig der Eindruck entstand, dass nichts allein nach seinem Erscheinungsbild beurteilt werden könne. Ein Lächeln konnte auch dazu dienen, ein abgespaltenes Stirnrunzeln und das damit verbundene Gefühl der Missbilligung zu kaschieren. Aus einem solchen Zusammenbrechen der Ganzheit entsteht Fragmentierung, und das therapeutische Ziel besteht darin, die abgespaltenen Teile wieder in ein verbundenes Ganzes zu integrieren. Wie der Neurowissenschaftler J. LeDoux (2002) schreibt:

> Eine Antwort auf die Frage, wie unser Gehirn uns zu dem macht, was wir sind, finden wir in den synaptischen Vorgängen, die es ermöglichen, dass mehrere Gehirnsysteme, die mit bestimmten Zuständen und Erfahrungen zu tun haben, kooperativ interagieren und sich zu diesem Zweck mit der Zeit verbinden. (S. 32.)

Bei dem Bemühen, angesichts eines vielfältigen, häufig fragmentierenden Universums von Erfahrungen ein Gefühl der Ganzheit zu erschaffen und zu erhalten, scheint es offensichtlich, dass – wie sehr man auch nach Ganzheit streben mag – Ganzheit nicht etwas nur Gegebenes ist, sondern eine Errungenschaft darstellt, die vor allem dadurch entsteht, dass potentiell fragmentierende Kräfte miteinander in Einklang gebracht werden. Wir alle wissen, dass alles auseinanderbrechen kann. Wie ganz sich ein Mensch auch fühlen mag, er bewegt sich immer zwischen unterschiedlichen Zielen, Reizen und Sichtweisen, die einen gravierenden Einfluss auf das Gelingen von Verbundenheit ausüben.

8
VERBUNDENHEIT: VON AUGENBLICK ZU AUGENBLICK

Die Bewegung des Lebens als Ab- und Aufeinanderfolge von Augenblicken wird oft übersehen, weil diese Bewegung permanent weitergeht, als dauernder Fluss, selbst dann, wenn wir subjektiv das Gefühl haben, dieser Weg sei holprig. Noch deutlicher als den Fluss der Zeit selbst, nehmen wir die Ereignisse wahr, die darin stattfinden. Doch der Ablauf der Zeit und die Inhalte dieses Ablaufs sind untrennbar miteinander verbunden. Zeit ist unbezwingbar, konstant und enthält bereits die Zukunft. Nicht selten wirft uns der Inhalt der Erfahrung einen Knüppel zwischen die Beine und behindert durch das Bedürfnis nach Sinn, Zielen und klarer Richtungsorientierung. Verstrickt in all diese häufig widersprüchlichen Anforderungen des Lebens, geht der ruhige Fluss der Zeit in unseren belagerten Köpfen verloren. Doch durch unser Bedürfnis nach Ganzheit sind wir in der Lage, dem widerspenstigen Inhalt der Erfahrung die verborgene Kontinuität abzuringen, denn die Intuition sagt uns, dass diese Kontinuität für unser Leben entscheidend ist.

Die Folge der Ereignisse

Freuds frühe Haltung umging die von mir beschriebene einfache Sequentialität. Ja mehr noch: durch die Interpretation der Beziehung zwischen frühem Trauma und aktueller Lebenswelt des Patienten stellte er eine therapeutische Verbindung her, die immense Bedeutungssprünge enthielt. Eine entgegengesetzte Position vertrat Martin Heidegger, der an ein Schicksal glaubte, das durch einen unerbittlichen Lebensfluss bestimmt wird, in dem jedes Ereignis eine Reihe neuer Ereignisse nach sich zieht, die alle durch eine innewohnende Richtungsorientierung bestimmt werden.

Was Heidegger als eine Art Bogen von Lebensbewegungen betrachtete, tauchte später in Fritz Perls' weniger philosophisch zwingendem, dafür aber stärker therapeutisch geprägten Begriff des Awareness-Kontinuums wieder auf. In den sechziger Jahren lehrte Perls, dass Menschen, die ein dauerhaftes Vertrauen zu ihrer eigenen Awareness entwickeln, Schritt für Schritt auf einen Weg geführt werden, der sie auf organische Weise ihren eigenen Zielen näherbringt. Während dieses Prozesses übt jeder Augenblick Einfluss auf den nächsten aus. Dieser andauernde, freie Prozess verändert die Idee des Schicksals und ermöglicht die ganzheitliche Zuversicht, dass die größte Chance, unsere Ziele im Leben zu erreichen, darin besteht, mit uns selbst und der Welt um uns herum auf vertrauensvolle Weise auf dem Laufenden zu bleiben. Mit der vollen Konzentration auf den gegenwärtigen Augenblick bleibt uns immer eine Wahlmöglichkeit. Auch wenn uns in jedem Augenblick eine Vielzahl möglicher Richtungen offenstehen, kann die – aus welchen Gründen auch immer – eingeschlagene Richtung die Bedürfnisse des Menschen deutlich machen. Dieser organische Prozess kann durch fixierte Vorstellungen, durch Ängste, was gerade angemessen sein könnte, durch widersprüchliche Ziele etc. gestört werden. Hier liegen die Hindernisse eines ruhigen Lebensflusses. Jede Wahrnehmung um ihrer selbst willen akzeptieren zu können, stellt eine Alternative zu der Gewohnheit dar, die Ziele des eigenen Wachstums vorschnell zu definieren und deren Erreichen zu forcieren.

Aufbauend auf Perls Erkenntnissen, habe ich die Rolle der dichten Aufeinanderfolge als Instrument zur Erleichterung von Bewegung beschrieben. Was Perls in seinem Konzept hervorhebt, ist die Aufmerksamkeit auf jeden Augenblick der Awareness; und er fordert dazu auf, der Kraft zu vertrauen, die aus dem bewussten Erleben der Gegenwart resultiert. Geht es jedoch um die Verdichtung von Sequenzen, liegt die Betonung nicht auf der Gegenwart an sich, sondern auf dem Moment des Übergangs zwischen dem »Jetzt« und dem »Gleich«. Die Betonung des Folgenden oder des Nächsten, die aus der Sequenzverdichtung resultiert, verdeutlicht, welche Konsequenzen ein Augenblick für den nächsten beinhaltet. Im täglichen Leben tun wir das für gewöhnlich nicht. Wir ignorieren die unmittelbare Verbundenheit zweier Augenblicke, denn ein solcher Lebensstil würde zu viel Druck erzeugen. Statt dessen bewegen wir uns eher locker in der Beziehung zwischen dem, was wir jetzt sagen oder tun und dem, was als nächstes kommt. In einem solcherart sprunghaften Gespräch könntest du sagen, dass du den Tag damit verbracht hast, Besorgungen zu machen. Ich sage vielleicht, das habe ich auch. Und so kommen wir auf die Idee, nach New York zu fahren, dann sprechen wir über den Unfall eines gemeinsamen Freundes oder ein politisches Thema. Genau so sprechen Menschen miteinander, und das kann sehr interessant sein. Da gibt es weder das Bedürfnis noch die Notwendigkeit nach dichten Sequenzen.

Eine solche Offenheit ist in der Therapie hilfreich, um den Klienten Raum zu geben, ihre Gedanken zu entwickeln. Allerdings ist die fokussierte Aufmerksamkeit in der Therapie ein wirksames Instrument, die besondere Vorzüge mit sich bringt, indem die Aneinanderreihung der Ereignisse stellenweise verdichtet wird. Dieser Prozess führt zu einer deutlichen Erhöhung der Aufmerksamkeit und zur Vermeidung von Verwirrung, Belanglosigkeit, Wiederholung und all jenen Erfahrungen, die einer geschmeidigen und fruchtbaren Kontinuität im Wege stehen. Wenn wir den Therapieprozess auf diese Weise ausrichten, können wir feststellen, dass jeder Augenblick – manchmal nur kurz, manchmal sogar widersprüchlich – wie ein Pfeil auf den nächsten Schritt und auf eine unbestimmte Zukunft hinweist. Der Therapeut nimmt diese Von-Augenblick-zu-Augenblick-Bewegung auf, indem er den Pfeilen folgt und den Klienten erinnert und ermutigt, einen organischen nächsten Schritt zu gehen. Wenn wir sehr genau darauf achten, in welche Richtung die Pfeile weisen, sind wir in der Lage, den Abstand bzw. die Lücke zwischen einem einzelnen Ausdruck und seiner natürlichen Folge zu verkürzen.

Wenn man Menschen helfen will, ist es verführerisch, große Ziele in weiter Ferne anzuvisieren, aber die weniger schillernde Arbeit mit dichten Sequenzen ist der einfachste, sicherste und häufig lohnendste Ansatz: man richtet die gesammelte Aufmerksamkeit auf den von Augenblick zu Augenblick fortlaufenden Prozess und konzentriert sich dabei permanent auf den Punkt des Übergangs zwischen jetzt und gleich. Ist diese Bewegung noch ziemlich am Anfang, dann erscheint das endgültige Ziel noch sehr nebulös, und damit beginnt häufig ein spannender Prozess. Eine wichtige Folge dieser Konzentration auf Sequenzen besteht darin, dass Klienten ein sehr tiefes Gefühl von Unabwendbarkeit entwickeln, eine »Ja-Mentalität.« Diese kontinuierliche Folge von miteinander verbundenen Augenblicken ruft eine hypnoseähnliche Zuversicht in den nächsten Augenblick und einen lebendigen Erfahrungsfluss hervor. Wie ich bereits früher gesagt habe:

> Es erinnert daran, dass die Bewegung auf die Zukunft hin ganz natürlich ist und normalerweise mühelos und unbewusst abläuft. [...] Die Ereignisse folgen einem natürlichen Rhythmus, eins nach dem anderen – genau wie die elementare Folge von Einatmen und Ausatmen oder von Springen und Landen. (S. 41-42.)

Niemand hat mehr zur Klärung und Verbreitung der Idee des sog. »Flow-Erlebens« beigetragen als Mihaly Csikszentmihalyi. Er (1990) hat die Rolle des Flow-Erlebens sehr detailliert und unter vielfältigen Aspekten beschrieben, so etwa im Zusammenhang mit Glück, beruflichem Erfolg, Körpererfahrung und Sinnfindung. Eine Schlüsselbeobachtung:

> Zwar erscheint der Fluss der Erfahrung als ganz und gar mühelos, doch das entspricht keineswegs den Tatsachen. Häufig erfordert es große körperliche Anstrengung oder sehr disziplinierte geistige Aktivität [...] Jedes Nachlassen der Konzentration führt zu einer Unterbrechung. Doch so lange der Fluss anhält, arbeitet das Bewusstsein ruhig, nahtlos folgt eine Handlung der anderen [...] im Fluss existiert keine Notwendigkeit zur Reflexion, denn die Handlung selbst trägt uns wie auf magische Weise fort. (S. 54.)

Auch Daniel J. Siegel (2006) hat sich aus neurologischer Sicht mit der Frage der Kontinuität beschäftigt und beschreibt eine Form von raum-zeitlicher Integration. Er bezieht sich auf das Gehirn als einer »Antizipationsmaschine«, die den Menschen in die Lage versetzt, die »Zukunft zu repräsentieren.« Der Geist hat es mit einer ständig sich verändernden Komplexität von Erfahrung zu tun. Um dieser Herausforderung gerecht werden zu können, ermöglicht ihm sein antizipatorischer Reflex, die vielfältige Welt alltäglicher Erfahrungen zu integrieren und sich auf die Konsequenzen vorzubereiten. Er schreibt:

> Der Wert eines solchen Repräsentationsprozesses besteht darin, dass er es dem Menschen ermöglicht, den nächsten Augenblick zu antizipieren, sich aufgrund dessen besser an die Situation anzupassen und dadurch seine Überlebenschance zu vergrößern. Folglich ist die saptiotemporale Integration möglicherweise ein wichtiges Charakteristikum der Evolution des menschlichen Geistes. (S. 335.)

Demnach werden wir durch eine Reihe von Sequenzen in eine biologisch determinierte Verbundenheit hineingezogen. Diese Bewegung durch die Zeit ist unsere grundlegendste Aufgabe, auch wenn auf dem Weg unvorhersehbare, und manchmal sogar lebensgefährliche Gefahren lauern. Die Vorwegnahme von Gefahren bringt Menschen im allgemeinen dazu, sich dem Fluss der Erfahrung zu widersetzen, was nicht selten ein gespanntes Verhältnis zur Zukunft nach sich zieht. Wenn die Aussicht auf Gefahr und die damit verbundene Angst den Geist beherrscht, führt das zu Brüchen in der Kontinuität und zu Abweichungen in der Bewegung. Lücken in der Kontinuität oder Abweichungen von der natürlichen Ereignisfolge stören dann die Verbundenheit des geschmeidigen Bewegungsflusses von einem Augenblick zum nächsten. An dieser Stelle kommt der Therapeut ins Spiel. Er erkennt die Brüche in der Kontinuität und versucht, die ausgeblendeten Teile des Prozesses wieder einzubinden. Wie Chaim Potok (1991) in *The Gift of Asher* schreibt:

> Der Mensch sieht nur zwischen den Lidschlägen seiner Augen. Er weiß nicht, wie die Welt während der Lidschläge ist. Er sieht die Welt in Stücken, in Teilen [...] [Der Künstler] muss dort sehen, wo niemand anders sehen kann, er muss *die Verbindungen sehen, das Zwischen der Welt.* (Hervorhebung von mir)

Wenn Menschen der einfachen, von Augenblick zu Augenblick sich entwickelnden Richtung misstrauen, erzählen sie belanglose Dinge, sie wechseln das Thema, stellen Fragen anstatt Aussagen zu machen, sie machen nicht deutlich, was sie eigentlich sagen wollen, sie zögern hinaus und neutralisieren. Ein solches Verhalten bringt die Verbindung zwischen einer Erfahrung und den folgenden durcheinander. In der Therapie und in den Life Focus Communities können wir versuchen, den Prozess wieder frei und ungehindert laufen zu lassen, so dass jeder sich geschmeidig durch die Zeit bewegen und in dieser Bewegung ein Gefühl von Geschlossenheit entwickeln kann. Wir wissen, dass dies nicht ganz reibungslos geschieht, aber man findet immer Orientierungshilfen.

Verdeutlichung dichter Sequenzen

Um die Rolle dieser Hinweise zu verdeutlichen und zu zeigen, wie eine Folge von Augenblicken sich aufbaut, beschreibe ich eine Therapiesitzung mit einer Frau namens Anita, die sich während einer Tagung bereit erklärte, vor den Tagungsteilnehmern mit mir zu arbeiten. Anita wünschte sich mehr Intimität in ihrem Leben; und nachdem sie fünf Jahre verheiratet gewesen und nun seit zwei Jahren geschieden war, gelang es ihr nicht, diesen Wunsch für sich umzusetzen. Sie hatte gemerkt, dass sie nicht in der Lage war, intime Beziehungen einzugehen, war aber inzwischen so weit, dass sie wieder auf Menschen zugehen wollte. Allerdings hinderte sie sich immer wieder selbst daran. In ihren ersten Sätzen fanden sich bereits viele Hinweise, die den Weg anzeigten: ein Bedürfnis nach Intimität, eine fünf Jahre dauernde Ehe, die zwei Jahre zuvor geschieden worden war, ihr Gefühl, nicht imstande zu sein, intime Beziehungen eingehen zu können, ihre bisherigen Versuche, Intimität zu leben, ihre resigniert klingende Stimme, ihr Gefühl, dass sie sich selbst im Wege stand usw.

Sequenz 1

Man kann nicht all diesen Hinweisen gleichzeitig folgen, also musste ich von den eben beschriebenen Möglichkeiten eine auswählen. Ich entschied mich für Anitas Überzeugung, dass sie sich daran hinderte, anderen Menschen näher zu kommen. Ich bat sie, mir zu erzählen, wie sie sich selbst daran hinderte. Der Grund, mich für diesen Hinweis zu entscheiden war, dass die Selbstbeschuldigung, die in ihrer Stimme lag, auf sie besonders belastend zu wirken schien. Die Frage nach dem »Wie« ermöglichte es ihr, konkret zu werden – ein Gegenmittel zu ihren Abstraktionen über ihre Annäherung an andere Menschen. Abstraktionen schwächen häufig die Wirkung gefühlter Details. Obwohl sie ein paar Details beschrieb, beantwortete sie doch nicht wirklich meine Frage. Anstatt mir zu sagen, wie sie sich selbst zurückhielt, erzählte sie, wie sie andere Leute dazu brachte, ihr nicht zu nahe zu kommen, nämlich indem sie andere kritisierte oder sich selbst kritisiert fühlte, indem sie diskutierte und argumentierte oder sich zurückzog. Dieses Ausweichen war für mich in Ordnung, denn ich hatte nicht erwartet, dass sie sofort und unmittelbar auf meine Frage antworten würde. Tatsächlich können solche Ausweichmanöver manchmal sehr kreativ sein, denn die Intuition des Therapeuten ist bestenfalls eine Annäherung.

Sequenz 2

Ihre Auswahl an Möglichkeiten, um andere Menschen auf Abstand zu halten, waren nun sichtbar geworden, und ich konnte eine davon auswählen. Ich fand, dass Rückzug ihr offenkundigster Mechanismus sei, deshalb nahm ich diesen Punkt als nächsten Hinweis und fragte sie, wann sie sich zurückgezogen hatte, um wiederum an ihre konkrete Erfahrung zu appellieren und ihre Kontinuität zu betonen. Doch warum fragte ich sie nach ihrem Rückzug, wo ich doch mindestens drei weitere konkrete Ansatzpunkte hatte, ganz zu schweigen von den vielen noch nicht konkret benannten? Vielleicht lag es an ihrem unterdrückten Tonfall, vielleicht auch an ihrer Vorsicht oder an dem Mangel an Intimität. Vielleicht lag es auch daran, dass sie diesen Punkt zuletzt genannt hatte. Vielleicht war es aber auch so, dass jeder dieser Punkte dieselbe Aussicht beinhaltete, sie in Bewegung zu bringen. Wie wir noch sehen werden, kam ich später tatsächlich noch einmal auf eine der anderen Möglichkeiten zurück, nämlich ihre Neigung zu streiten.

Sequenz 3

Da meine einfache Frage, »wann« sie sich zurückgezogen hatte ihr die Verallgemeinerung, und damit die emotionale Verhüllung, schwer machte, wurde sie ängstlich. Sie hatte Angst, zuviel zu sagen. Genau das wollte sie nicht, sie wollte nicht alles erzählen. Natürlich musste sie es auch nicht, aber der unterschwellige Druck, es zu tun, war da. Sie sagte auch, sie habe Angst, ihre Zurückhaltung könnte dazu führen, in ihrer Verantwortung mir und dem Publikum gegenüber zu versagen. Deshalb war sie hin und hergerissen, ob sie alles erzählen sollte, oder nicht. Die Angst vor der Kontinuität, die sie intuitiv zu spüren schien, wirkte wie eine Bedrohung, dass der nächste Schritt eine Tür öffnen würde, von der sie nicht wusste, was dahinter lag.

Sequenz 4

Doch Anita hatte mir wiederum neue Hinweise gegeben, und ich entschied mich für »Verantwortung« als den vielleicht einfachsten und aussichtsreichsten nächsten Schritt. Ich erklärte ihr ruhig und wohlwollend, dass sie nicht für die Zuschauer »verantwortlich« sei und versicherte ihr, dass ein Versagen unwahrscheinlich sei, weil ich nichts von ihr verlangte, das sie nicht tat. Ich machte ihr deutlich, dass es nur darauf ankam, dass sie und ich uns einfach unterhielten und dass es eine gute Sache wäre, so weiterzumachen. Dieses Gefühl von Kontinuität zwischen ihr und mir führte bei ihr zu einem Gefühl von Beziehung, die sowohl Sicherheit versprach als auch etwas von der Nähe enthielt, die sie suchte, aber nach eigener Einschätzung nicht entwickeln oder zulassen konnte.

Sequenz 5

Die Kontinuität zwischen uns wuchs, ich ging zurück und griff einen früheren Hinweis von ihr auf, der eine andere Seite von ihr widerspiegelte, etwas, dessen sie sich bewusst war, das jedoch in unserer Unterhaltung nicht deutlich wurde. Ich erinnerte sie daran, dass sie vorher gesagt hatte, sie zöge sich immer dann zurück, wenn es entweder schwierig würde oder wenn es Streit gäbe. Ich sagte ihr, dass ich einige Anzeichen von Rückzug erkennen konnte, aber keine von Streit. Sie machte den nächsten Schritt, indem sie mir erzählte, ihre Streitlust sei nicht sichtbar, weil sie innen sei – eine Anerkennung dieser aggressiven Energie. Indem sie diese Aggressivität in unser Gespräch einbrachte, fing sie an, ein Gefühl der Verbundenheit zwischen zwei Anteilen ihres Selbst wiederzugewinnen: ihrer versteckten Aggressivität und ihrem oberflächlichen Verhalten. Als nächstes machte sie einen weiteren Schritt in

Richtung einer störungsfreien Kontinuität. Sie sagte überraschend, dass sie sich nicht wirklich für andere verantwortlich fühle, sie habe das nur aus Gefälligkeit gesagt. Eigentlich wisse sie sehr genau, was sie will. – Eine wahrhaft zuversichtliche Betrachtung von Beziehungen!

Sequenz 6

Dem Hinweis der versteckten Stärke folgend, fiel mir auf, dass sie so aussah, als könnten andere sich bei ihr alles leisten, gleichzeitig schien sie aber auch eine Seele aus Stahl zu haben. Angesichts ihrer eben noch spürbaren Zurückhaltung war diese starke Metapher durchaus riskant, aber inzwischen konnte sie die Bemerkung annehmen, und das Wort »Stahl« brachte sie dazu, von zwei Seiten ihrer Person zu sprechen: der stählernen und der sanften. Dann erzählte sie mir eine Geschichte über ihre stählerne Mutter und Großmutter und wie schroff und hart die beiden zu anderen Leuten sein konnten. Dabei klang ihre Stimme kraftvoller und energischer. Ich denke, dass der natürliche Fluss unserer Unterhaltung von einem Augenblick zum nächsten ihr die Freiheit gab, Dinge zu sagen, die sie sonst vermieden hätte, und dies sogar auf sehr lebendige Weise. Sie schien nun sehr viel mehr mit mir verbunden und von dem, was wir miteinander besprachen wirklich durchdrungen zu sein.

Sequenz 7

Allerdings bemerkte Anita nun, dass ihr Ton klarer und schärfer wurde, und sie befürchtete, dass ich mich deshalb von ihr abwenden könnte. Ich erklärte ihr, dass es auf mich eher elektrisierend, und keineswegs abstoßend wirkte und fragte sie, ob sie bereit sei, mit diesem scharfen Ton weiter zu experimentieren. Als sie daraufhin absichtlich so klar und bestimmt sprach, fühlte sie sich tatsächlich stark, wurde dann aber erneut unsicher; diesmal, weil sie dachte, dass ihre Dominanz mich aus unserer Unterhaltung ausschließen könnte. Ich war froh, dass ihr diese Möglichkeit etwas ausmachte.

Sequenz 8

Das Schreckgespenst des Ausgeschlossen-Seins war aber auch ein neuer Hinweis, und ich machte deutlich, dass sie nicht weniger, sondern stärker mit mir verbunden zu sein schien. Das unterstrich ihr Gefühl von Verbundenheit, das sie ansonsten gewohnheitsmäßig leicht hätte übersehen können. Es verursachte ihr Herzklopfen – ein weiterer Hinweis, und das bis dahin deutlichste Zeichen für Nähe in unserer Beziehung.

Sequenz 9

Als ich sie fragte, was ihr Herzklopfen sagen würde, antwortete sie, dass sie traurig sei, und begann zu weinen. Die Traurigkeit rührte von meinem Wunsch her, ihr zuzuhören, ein Gefühl, das sie sonst nicht kannte und das ihr sehr viel bedeutete. Manchmal steigt, wenn wir etwas erreicht haben, nicht die Freude, sondern die Traurigkeit in uns auf, weil der Kontrast das frühere Gefühl der Entbehrung noch verstärkt. Nachdem Anita die Verbundenheit mit mir und das daraus erwachsende Gefühl der Befriedigung erlebt hatte, beendeten wir die Sitzung mit der Erfahrung unmittelbarer und gegenseitiger Zuneigung und dem Gefühl, durch ihre klaren Worte nicht weniger, sondern mehr dazuzugehören.

Was ich mit diesen Sequenzen zeigen möchte, ist die Art, wie jeder Schritt auf dem vorhergehenden aufbaut und wie – so lange die Hinweise, denen ich folgte, bei ihr eine Resonanz fanden – es ihr relativ leicht fiel, Dinge zu sagen und zu erleben, die sie sich normalerweise verbieten würde. Was außerdem deutlich wird ist, dass der Prozess, in dem die zunächst als isoliert erlebten einzelnen Augenblicke miteinander verbunden werden, eine auffallende Ähnlichkeit mit der Hypnose hat. Das Herstellen einer einfachen Kontinuität bringt Orientierung und ein Gefühl von folgerichtiger Unabwendbarkeit mit sich. Daraus erwächst die innere Erlaubnis, den als natürlich empfundenen nächsten Schritt zu tun, genau wie in der hypnotischen Induktion, so dass die Dinge als fließend erlebt werden. Wenn die Abfolge der Dinge auf ganz natürliche Weise geschieht, entwickelt man eine oft als überraschend empfundene »Ja-natürlich-Haltung«, die eine Reduzierung von Unsicherheit und Angst mit sich bringt. In Anitas Fall war es so, dass jeder Schritt in ihrem Prozess die Verbindung zum nächsten beinhaltete, jeder Augenblick schon auf den nächsten hinwies und sie so der Aussicht auf Wiederbelebung von Intimität näherbrachte. Die Entfaltung ihrer Persönlichkeit mit ihren Stärken und Ängsten, ihrer Lebensgeschichte und ihrer Bereitschaft, sich auf die Erfahrung von Intimität einzulassen, erwuchsen insgesamt einer unterschwelligen Grundströmung in ihrem Leben. Aus dieser Tiefe heraus entwickelte sich die Fülle der Augenblick-zu-Augenblick-Erfahrungen zu einem sinnerfüllten und authentischen Bild.

Anwendungen in Life Focus Communities

Diese Verbindung einzelner Sequenzen war nur ein Beispiel für einen Prozess, den jeder Therapeut kennt. Für die Life Focus Communities liegt die

Herausforderung nun darin, eine solche Verbundenheit auch in großen Versammlungen zu ermöglichen, wo eine Eins-zu-eins-Arbeit nicht möglich ist. Die Kapitel 6 und 7 enthalten bereits einige detaillierte Hinweise auf die Beantwortung dieser Frage; hier geht es nun darum, diese Grundlagen auf den Aspekt der Augenblick-zu-Augenblick-Verbundenheit anzuwenden. Zunächst einmal sollte die Leitung einer solchen Gemeinschaft die Prinzipien erläutern, um die Bedeutung einer Augenblick-zu-Augenblick-Kontinuität deutlich zu machen; das kann mit Hilfe von Vorträgen, Filmen oder Lesungen geschehen. Dann müssen wir Übungen entwickeln, die die Rolle der Kontinuität im Leben der Menschen veranschaulicht. Dabei denke ich an zwei verschiedene Arten von Übungen: eine, die in den Untergruppen sofort angewendet werden kann und eine für die individuelle Anwendung zwischen den Treffen.

Eine Möglichkeit hierzu wäre, die Teilnehmer zu bitten, kleine Untergruppen zu bilden und sich darüber auszutauschen, wie sie mit Kontinuität umgehen. Wie lange brauchen sie, um nach der Entscheidung, ins Theater zu gehen, auch die Karten zu besorgen? Die Teilnehmer können sich über ihre Geduld bzw. Ungeduld angesichts schwieriger Situationen austauschen oder über wichtige Wendepunkte in ihrem Leben. Sie können über Situationen sprechen, in denen sich ein vermeintliches Versagen als wahrer Segen entpuppt hat oder über irgendeine mehrere Tage dauernde Aktivität. Es gibt unzählige Gesichtspunkte, anhand derer man dieses Thema verdeutlichen kann, und diese Gesichtspunkte sollten vom Gruppenleiter vorgegeben werden, der die Teilnehmer kennt und sich in sie hineinversetzen kann. Die Kleingruppen stellen ihre Ergebnisse dann der gesamten Gruppe vor, und der Leiter hilft dabei, diese Erfahrungen zu der grundsätzlichen Rolle der Augenblick-zu-Augenblick-Verbundenheit im täglichen Leben in Beziehung zu setzen. Durch solche Treffen werden die Teilnehmer unterstützt, das Vorhandensein und die Wirkung von Kontinuität in ihrem Leben besser wahrzunehmen.

Als Übung zwischen den Treffen können wir die Teilnehmer bitten, einige Sätze aufzuschreiben, die mit »Morgen werde ich …« oder »Nächstes Jahr werde ich …« beginnen. Danach sollen sie ihre Einschätzung aufschreiben, ob sie das, was sie aufgeschrieben haben, wirklich tun werden. Ist die Antwort negativ, sollten sie darüber schreiben, was sie daran hindert. Was in ihrem Leben müsste sich ändern, um diese »Ich-werde«-Aussagen verlässlicher zu machen? Diese Art der Beschäftigung mit dem eigenen Gefühl für Kontinuität kann den Teilnehmern helfen, mehr Wertschätzung für den

Lauf der Zeit und den Fluss ihres Lebens zu entwickeln. Auf diese Weise kann der Lauf der Zeit im Reifungsprozess der eigenen Ziele zu einem echten Freund werden.

Aber würden die Leute solche Übungen überhaupt machen? Wir können davon ausgehen, dass einige es täten, andere hingegen nicht. Und niemand wird gezwungen. Denjenigen, die sich darauf einlassen, eröffnen sich entweder neue Möglichkeiten, oder sie werden in dem bestätigt, was sie auch vorher schon getan haben. Alle anderen können durch die Kultur der Gemeinschaft einen besseren Zugang zu Kontinuität in ihrem Leben bekommen und die feinen Wirkungen spüren, die eine Gemeinschaft im Hinblick auf wichtige Lebensthemen ausübt. Wir wissen, dass die Entwicklung unseres Sprachvermögens, unserer musikalischen Vorlieben oder unserer moralischen Grundsätze nicht in erster Linie Resultate direkter Lernprozesse sind. Neben den verschiedenen Formen von Unterricht, die wir im Laufe der Zeit erhalten, werden wir permanent durch ein allgemeines Ethos beeinflusst, das uns umgibt. Wir alle würden davon profitieren, in einer Gemeinschaft aufzuwachsen, in der verschiedene gute Lebensformen praktiziert werden.

Es bleibt jedoch die Frage, ob diejenigen, deren Werte nicht mit denen anderer Gruppenteilnehmer übereinstimmen, Schaden davontragen könnten. Was ist mit denen, die durch die Prinzipien und Übungen lediglich daran erinnert werden, dass sie ein sehr unterentwickeltes Gespür für Kontinuität haben? Würden sie sich gehemmt oder entmutigt fühlen, wenn sie bei sich Unzulänglichkeiten feststellen, die ihnen früher nie aufgefallen sind? Natürlich wäre das möglich. Jede Gemeinschaft hat Probleme im Zusammenhang mit Fragen von Konformität. Eine oberste Leitlinie für die Life Focus Communities ist deshalb die Akzeptanz unterschiedlicher Prioritätensetzung sowie ein wirklich toleranter Umgang mit Unterschieden im allgemeinen. Egal, welches Maß an Akzeptanz die Leiter oder die Teilnehmer einer Gruppe anstreben mögen: nicht in der Lage zu sein, das zu tun, was andere gut können oder für richtig halten, kann für den einen oder anderen zum Problem werden. Andererseits können solche frustrierenden Erfahrungen auch hilfreich und ermutigend sein, wenn man trotz der Unterschiede ernst genommen und akzeptiert wird. Es kommt sehr darauf an, dem Gefühl entgegenzuwirken, man werde nur dann akzeptiert, wenn man genau das tut, was alle anderen auch tun. Angesichts der Unterschiedlichkeit ihrer Mitglieder kann die Stabilität einer solchen Gemeinschaft im Leben vieler Teilnehmer zu einer wichtigen Erfahrung werden.

Dennoch wäre es naiv und irreführend zu sagen, dass Gespräche wie die oben beschriebenen immer und generell dazu führen müssten, den ungehinderten Lebensfluss der Betroffenen zu verbessern. Solche Übungen sind immer Teil einer Geisteshaltung, die das Leben als einen Prozess versteht, in dem immer wieder neue und unerwartete Möglichkeiten auftauchen. Das Zusammenspiel von grundsätzlicher Haltung und konkretem Blickwinkel bildet den Kontext für Wachstum und Selbstwertgefühl. Wenn man Menschen diese Möglichkeit bewusst macht, finden sie einen Ansatzpunkt, um sich einerseits dem natürlichen Lebensfluss gegenüber zu öffnen, andererseits aber auch die Schwierigkeit zu akzeptieren, diese Natürlichkeit in einer komplexen Welt zuzulassen.

Nicht-Linearität

Die Arbeit mit konsequenter Folgerichtigkeit kann sehr heilsame Auswirkungen haben und zu einem Mehr an Geschmeidigkeit, Zuversicht, Orientierung und Selbstverwirklichung führen. Man muss aber auch sagen, dass Sequenzverdichtung allein nicht ausreicht. Im täglichen Leben ist eine ungezwungene Haltung eher die Norm, und nur selten haben wir es mit Fragen unmittelbarer Folgerichtigkeit zu tun. In der Regel brauchen wir uns kaum bewusst um den nächsten Schritt zu kümmern; wir tun einfach, was wir tun und beschäftigen uns nicht damit, was als nächstes dran ist. Im Falle von lockeren Sequenzen leben wir mehr oder weniger planlos und kümmern uns kaum um die Richtung, in die wir gehen. Manchmal führt unser Hang zu Linearität dazu, dass wir ungeduldig werden, wenn wir lange auf eine Antwort oder ein Ergebnis warten müssen. Andererseits kann die Qualität der Ziellosigkeit aber auch sehr interessant sein: durch ihre bunte Unmittelbarkeit, in schwarzem Humor, in Geschichten, die keinen roten Faden zu haben scheinen, in einer verschachtelten Sprechweise, in lustvollem Spiel mit Mimik und Stimme, im zweckfreien Entwickeln von Ideen, die nicht umgesetzt zu werden brauchen. Wenn ich einem Freund von dem Gespräch mit dem Installateur erzähle, der mein Trinkwassersystem repariert hat, ist darin nichts Absichtsvolles zu erkennen. Was meinen Freund interessiert, ist lediglich, mich über meinen Tag reden zu hören und selbst die Gelegenheit zu haben, von mir gehört zu werden. Wir haben kein überragendes Interesse an der Folgerichtigkeit unserer Bemerkungen.

Auch der Psychotherapeut kennt diese Art von Lockerheit, zum Beispiel aus dem Small Talk mit dem Klienten zu Beginn einer Sitzung. Auch wenn es letztlich sehr wichtig ist, diese Folge lockerer Anmerkungen zu verdichten, sollte man die Fokussierung nicht programmatisch forcieren. Die Klienten sagen nur dann wirklich weiterführende Dinge, wenn sie einen geistigen Freiraum entwickelt haben. Ich denke an eine Klientin, eine sehr gestörte und nach innen gekehrte Frau, die mich während unserer ersten drei Sitzungen nicht ein einziges Mal ansah. Offensichtlich hatte sie Angst, mich anzuschauen, eine Grenze, die sie auch im Kontakt mit anderen Menschen in ihrem täglichen Leben kannte. Indem sie mich aus ihrem Blickfeld heraushielt, verminderte sie die Unterstützung, die sie durch unseren Blickkontakt hätte bekommen können. Ich hatte jedoch das Gefühl, dass sie all ihre Energie darauf verwandte, nur mit mir zu sprechen, und ich hörte dieser ängstlichen und tapferen Frau, die auf mich wie ein stummes Gedicht wirkte, fast ehrfürchtig zu. Ich glaube, dass sie merkte, wie sehr ich in ihre Worte, ihre Würde und ihre Stille vertieft war. Da es eine immense Ausdehnung ihrer Grenzen bedeutete, überhaupt mit mir zu sprechen, wollte ich sie nicht drängen, mich anzusehen, während sie sprach. Später, als sie sich an meine Anwesenheit in diesem Raum mit ihr gewöhnt hatte, hob sie den Blick, um mich darin mit einzubeziehen und war in der Lage, mir zuzuhören, zu lächeln und die Freiheit unserer einfachen Beziehung zu spüren.

In der Life Focus Community herrscht eine Grundhaltung, die Stil und Tempo anderer Menschen würdigt und anerkennt. Die Erfahrung, sich immer wieder einzuschwingen, ohne bestimmte Ziele erreichen zu müssen, kann sehr befriedigend sein und durch wiederholtes Zeigen, Diskutieren und Üben besondere Bedeutung gewinnen. In dieser Gemeinschaft gibt es ein stetiges Bemühen darum, das Bewusstsein für die bestehende Kontinuität zu fördern und damit die Voraussetzung für angemessene Bewegung zu schaffen. Deshalb ist es wichtig, sich klarzumachen, dass Sequentialität sich weder mechanisch noch reibungslos vollzieht. Sie lebt sowohl in der Intuition und Wahrnehmung des Menschen, der die Reise antritt als auch in der seines Begleiters und – vielleicht – Anführers. Eine verlässliche, lineare Direktionalität schafft den Boden für die nicht-linearen persönlichen Klippen, den Überraschungen auf dem Weg zu einer verlässlichen Sequentialität.

Es gibt aber auch noch eine andere, komplexere Art, die Sequentialität zu lockern, eine, die in der chaotischen Dynamik unseres Geistes begründet ist. Chaos verletzt unser Gespür für Vertrautheit und Logik. Syntax und Kontext gehen verloren oder fehlen. Viele von uns erleben das Fehlen von Klarheit und Ordnung in unserer Sprache oder unserem Handeln als lebensbedrohlich für unser Denken und Fühlen. Das Chaos spottet jeder Kontinuität. Es hat seine eigene Art von Freiheit und zeigt uns, dass Kontinuität nur ein schwacher Abglanz dessen ist, wie die Welt wirklich funktioniert. Surrealismus, Mosaike, unstrukturierte Muster oder Unerwartetes geben uns kein klares Gefühl von Kontinuität. Sie zeigen uns einen Ausschnitt des Lebens, der genau so natürlich ist wie das Geordnete; sie beinhalten Tiefe, Abenteuer und Phantasie. Deshalb ist es wichtig, die seltsame Partnerschaft zwischen den harmonisierenden Eigenschaften der Kontinuität und den kunstvoll geheimnisvollen Umständen der planloseren Ereignisse zu bedenken. Wie Virginia Woolf in *Die Fahrt zum Leuchtturm* (orig.: *To the Lighthouse,* 1927) sagt, als sie die seltsame Liebe der Ramseys beschreibt.

> Und was sogar noch erregender war, sie empfand, wenn sie Mr. Ramsey herankommen und sich wieder entfernen und Mrs. Ramsey mit James in der Tür sitzen und die Wolken ziehen und den Baum sich neigen sah, auch, wie das Leben, das aus kleinen, gesonderten Zufälligkeiten bestand, die man eine nach der anderen erlebte, sich wölbte und ganz wurde wie eine Welle, die einen mit sich emportrug und mit sich hinabtrug und klatschend dort auf den Strand hinwarf. (S. 60.)

In welchem Sinne können wir also das scheinbar Chaotische in das Bedürfnis nach Verbundenheit integrieren, die wir in der Kontinuität finden? Ein Teil des paradoxen Witzes, den die Natur hier macht, ist, dass es selbst angesichts von Chaos, Überraschung und Surrealität, die uns bei dem Versuch, die Komplexität des Lebens auszuloten, eine besondere Geduld abverlangen, noch Kontinuität gibt. Unser zur Ganzheit drängender Imperativ veranlasst uns, die unklaren Beziehungen zwischen einem Augenblick und dem nächsten durchschauen zu wollen. Er lässt uns die versteckte Einheit entdecken, aber auch die Unsicherheit wertschätzen, die ihr vorausgeht und die unser Leben sorgen- aber auch reizvoll macht. Während wir die hervorragende Organisationsfähigkeit, mit der wir ausgestattet sind, zur Anwendung bringen, kommen wir angesichts all der Grenzen einer erkennbaren Kontinuität zu der Einsicht, dass sich hinter dieser Unordnung die tröstende Wahrheit verbirgt, dass in der Tat immer eines auf das andere folgt. Das ist immer so, auch wenn dieses eine nicht das ist, was wir vielleicht erwartet haben. Zweifellos ist das Chaos Teil des großen Geheimnisses unseres Universums, aber ohne Unterbrechung in ihm zu leben ist eine schmerzliche Verletzung des zutiefst menschlichen und tröstlichen Bedürfnisses nach Verbundenheit.

9
VERBUNDENHEIT: VON EREIGNIS ZU EREIGNIS

Die zweite Dimension der Verbundenheit ist die von Ereignis zu Ereignis. Eine Kette von aneinandergereihten Ereignissen bildet eine Geschichte. Dabei geht es nicht darum, wie lang, wie bedeutungsvoll oder wie unterhaltsam die Geschichte ist. Ihre Aufgabe besteht einfach darin, die Ereignisse eines Augenblicks oder eines ganzen Lebens zu organisieren. Manche Geschichten sind sehr kurz, kaum länger als ein einziger Satz oder auch nur ein Achselzucken. Hier ist eine sehr kurze Geschichte: »Heute Morgen rief meine Mutter an, und ich konnte an ihrer Stimme hören, dass ich Schwierigkeiten bekommen würde.« Auch wenn dies eine sehr kurze und unvollständige Geschichte ist, enthält sie doch viele Andeutungen und verlangt nach weiterer Erläuterung. Sie verbindet Mutter, Anruf, Morgen, Stimme und Schwierigkeiten miteinander. Jedes dieser Elemente hat eine eigene Identität, tritt aber erst durch die Geschichte in Beziehung zu den anderen Ereignissen. Diese Mikrogeschichte könnte erweitert werden, indem die Erzählerin ihre Antwort auf den Telefonanruf oder Einzelheiten über ihre anschließenden Schwierigkeiten hinzufügen würde; oder durch eine neue Geschichte über ihre Schwierigkeiten – nicht nur mit ihrer Mutter, sondern auch mit Lehrern, ihrem Mann oder ihren Freunden. Schon bald beginnt sie zu erzählen, wie sehr sie sich bemüht hat, an ihrer Universität die Leitung des Frauendekanats zu übernehmen usw.

Es gibt viele anerkannte Arten des Geschichtenerzählens: Romane, Kurzgeschichten, Gedichte, Theaterstücke, Anekdoten, historische Erzählungen, Musik, Karikaturen, die Oper usw. Auch die Psychoanalyse, die politische Rede, Gerichtsverhandlungen, Sportübertragungen und Nachrichten basieren auf Geschichten. Die vielleicht am wenigsten anerkannte, aber am weitesten verbreitete Bühne des Geschichtenerzählens ist die ganz alltägliche Unterhaltung. Selbst in einem so einfachen und kurzen Austausch wie der Frage, was der andere so gemacht hat, fragt man nach einer Geschichte – und bekommt sie meistens auch.

Aber bedeutet eine so umfassende Definition von Geschichte nicht, dass wir mehr oder weniger alles mit einbeziehen, worüber wir sprechen? Ja, aber genau das macht Geschichten ja aus. Die Alltäglichkeit von Erzählungen anzuerkennen heißt nicht, ihre Bedeutung zu verwässern, sondern für unser Denken ernst zu nehmen. Die Tatsache, dass wir eine Geschichte als fundamentale Ordnungsfunktion selbst für die einfachsten Ereignisse betrachten, mindert nicht die Bedeutung der jeweiligen Geschichte, wie sie uns von einem Schriftsteller, einem Biographen oder Erzähler dargeboten wird. Dies sind in der Tat Beispiele für das Erzählen von Geschichten, mögen es nun bekannte Bestseller sein – wie die Bibel oder Shakespeare – oder nicht. Wie der Psychoanalytiker Spence (1982) schreibt:

> Freud hat uns die durchdringende Kraft einer kohärenten Erzählung ins Bewusstsein gerufen – insbesondere die Art und Weise, wie eine treffend gewählte Rekonstruktion die Lücke zwischen zwei anscheinend nicht miteinander zusammenhängenden Ereignissen füllen kann und dadurch im Laufe des Prozesses aus Un-Sinn Sinn erschaffen kann. (S. 138.)

Für gewöhnlich reduzieren wir den Begriff der Geschichte auf solche Ereignissequenzen, die die Höhepunkte nacherzählter Erfahrungen und Erlebnisse darstellen. Damit engen wir jedoch die grundlegende Funktion von Geschichten ein und ignorieren sie als lebendiges Instrument der Verbindung ansonsten unzusammenhängender Ereignisse. Es ist völlig klar, dass bestimmte Geschichten und bestimmte Geschichtenerzähler in unserem Geist besondere Plätze einnehmen. Wenn Kinder sagen: »Erzähl' mir eine Geschichte«, erwarten sie ein besonderes Ereignis. Dasselbe gilt für Erwachsene, wenn sie sich einen Roman kaufen oder ins Kino gehen. Die Qualität und die Eindrücklichkeit von Geschichten sind natürlich wichtig, aber eine Geschichte ist eine Geschichte, ob sie nun beeindruckend ist, oder nicht.

Diese erweiterte Definition dessen, was wir normalerweise unter »Geschichten« verstehen – die Einbeziehung der alltäglichen Sammlung von Geschichten – ist wichtig, um wirklich verstehen zu können, wie die Geschichte Verbundenheit erzeugt. Geschichten sind nicht nur ein allgemein gebräuchliches Mittel zur Unterhaltung, Enthüllung und Beziehungspflege, sondern auch ein Instrument, um verschiedene Teile zu einem Bild zusammenzufügen, das unser Leben widerspiegelt und ansonsten völlig unstrukturiert bliebe. Wenn du bei deinem Arzt sitzt und der Unterhaltung der Arzthelferinnen zuhörst, könnte eine z.B. sagen: »Gestern hatten wir Besuch, der bis Mitternacht geblieben ist. Jetzt bin ich todmüde. Die Leute haben geredet und geredet, und ich kam überhaupt nicht dazwischen.« Das ist eine einfache Aussage über einen Teil ihres Lebens, die natürlich auf einer anderen Ebene liegt als etwa die Aussage: »Heute Morgen wurde mein Sohn festgenommen, weil er in einem Geschäft etwas geklaut hat«, dennoch spiegelt sie das Leben in einem ungeschminkten Augenblick wider. Nehmen wir die Ereignisse, von denen Menschen in E-Mails, Telefongesprächen, beim Mittagessen, auf Partys oder bei Jubiläumstreffen erzählen, oder den Sachkunde-Unterricht der Kinder in der Schule. Aber nicht nur dem Bedürfnis nach Geschichten, mit denen wir unser Leben strukturieren, gehen wir nach, wir lassen uns auch etwas einfallen, um auf Hochzeiten und anderen Feierlichkeiten schöne Fotos zu machen oder machen zu lassen. Wir filmen die älteren Familienmitglieder, um einen Eindruck von ihnen und ihren Besonderheiten zu bewahren. Wir schreiben und lesen ungezählte Biographien und Autobiographien. Die Life Focus Community bietet reichlich Gelegenheiten, sich gegenseitig Geschichten zu erzählen. In einer Atmosphäre konzentrierter Aufmerksamkeit können solche Geschichten zu Höhepunkten der Begegnung mit anderen werden, denn ihr Zweck liegt nicht allein darin, die Ereignisse eines ganzen Lebens in eine Ordnung zu bringen, sondern auch, die persönliche Identität ans Licht zu bringen und die Begegnung mit anderen Menschen zu fördern.

Daniel Siegel (2006) beschreibt den neurologischen Strukturbildungsprozess des Gehirns als wichtige Integrationsfunktion, durch den die Welt der Ereignisse narrativen Sinn erhält. Er sagt:

> Dieser Kartierungsprozess könnte das Herz der autobiographischen Narration sein und der Versuch des Geistes, zwischen seinen zahlreichen Zuständen ein Kohärenzempfinden zu schaffen – der Versuch, das Selbst in Vergangenheit, Gegenwart und antizipierter Zukunft zu verstehen. Wir können annehmen, dass die Fähigkeit des Geistes, eine solche globale Landkarte des Selbst, die Vergangenheit, Gegenwart und Zukunft sowie unterschiedliche Kontexte einbezieht, zu schaffen […], ein Wesensmerkmal der Integration ist, der sich während des ganzen Lebens weiterentwickelt. (S. 361.)

Durch die treibende Kraft dieses biologischen Reflexes wird die Geschichte so generisch wie der Herzschlag. Aufgrund des organischen Bedürfnisses, unserem Leben Kohärenz zu verleihen, braucht es nicht viel, um aus dem Anfang einer Geschichte etwas entstehen zu lassen, das weit über das anfänglich

Sichtbare hinausgeht. Schon vor langer Zeit erwies sich die Psychotherapie als ausgezeichneter Nährboden für das Erzählen von Geschichten. Seit ihren Anfängen ist sie auf das Bedürfnis, Geschichten zu erzählen, eingegangen und hat Geschichten hervorgeholt, die lange auf ihre Entdeckung warten mussten. Aus diesen Geschichten haben Therapeuten viel darüber erfahren, wie Menschen ihr Leben gestalten und wie die Rekonstruktion des roten Fadens dazu beitragen kann, einem fragmentierten Leben zu neuer Klarheit und Integration zu verhelfen.

Aus Überschriften Geschichten machen

Auch wenn die Life Focus Community eine andere Leitungsstruktur hat als in der Psychotherapie üblich, knüpft auch sie an dem menschlichen Bedürfnis, Geschichten zu erzählen, an und führt die therapeutische Funktion der »Geburtshilfe« fort. Die therapeutische Analogie bildet den Hintergrund für die Funktion der Geschichte bei der Rekonstruktion des Selbstgefühls eines Menschen. Nehmen wir an, ein Paar kommt zur Therapie, und die Frau beginnt zu erzählen, wie selbstherrlich ihr Mann Randolph ist. Folgende Geschichte könnte sich daraus entwickeln: Die Kinder, 11 und 12 Jahre alt, sind erkältet, und Randolph, der meint, sie sollten lange Hosen anziehen, fordert sie auf, das zu tun. Die Kinder hören nicht auf ihn und ziehen weiterhin ihre kurzen Hosen an. In ihrer gewährenden Art geht seine Frau nicht weiter darauf ein. Randolph empfindet die mangelnde Unterstützung seines Bemühens durch seine Frau erstens als unverantwortlich den Kindern und ihrer Gesundheit gegenüber – auch wenn sie hinsichtlich der langen Hosen seiner Meinung war –, und zweitens sieht er dadurch seine Autorität den Kindern gegenüber untergraben.

In diesem Fall könnte der Therapeut auf den Gedanken kommen, es handele sich hier um einen Machtkampf, und damit gäbe er der Geschichte der beiden eine Überschrift. Der Geschichte eine Überschrift zu geben, sei diese richtig oder falsch – und genau das geschieht bei der Diagnose –, ist nicht dasselbe, wie die Geschichte zu kennen.

Die Patienten geben ihren Geschichten ja bereits Überschriften, allerdings ohne jede therapeutisch-spitzfindige Begrifflichkeit. Und sie identifizieren sich mit eben diesen Überschriften. »Keiner mag mich« lautet die Überschrift der Geschichte vieler Menschen, aber diese Überschrift erzählt noch keine Geschichte. »Bei mir läuft immer alles schief« lautet eine andere Überschrift, aber auch sie erzählt nicht die eigentliche Geschichte. Überschriften sind Abstraktionen, und ohne die dahinter stehende Geschichte sind sie wie leere Häuser, deren fehlendes Mobiliar aus Geschichten besteht. Viele Menschen kommen mit der Hoffnung zur Therapie, die Überschriften verändern zu können, ohne in die schmerzlichen Geschichten eintauchen zu müssen. Doch die Einzigartigkeit eines Menschen kann allein durch die Überschrift und ohne die Geschichte mit dem Fluss ihrer Erzählung keine wirkliche Würdigung finden. Die Geschichte von Randolph, seiner Frau und den Kindern ist bislang noch recht spärlich und ihr Thema vielen Menschen bekannt und vertraut; ihre wirklichen Geschichten jedoch sind jedesmal andere.

Trotz dieses spärlichen Anfangs von Randolphs Geschichte gibt es darin Hinweise darauf, dass die farblosen Themen darin wieder belebt werden können. Das erste Thema bilden die unterschiedlichen Stile: autoritär vs. laissez faire. Das zweite Thema besteht in dem Ringen um die Vorherrschaft und eine respektierte Position innerhalb der Familienstruktur. Jedes dieser Themen beinhaltet – ungeachtet seines Abstraktionsgrades – das Potential einer lebendigen Individualität. Um dieses Ziel zu erreichen, müssen die Themen aber mit Leben gefüllt werden. Anstatt durch die stereotype Wiederholung begrenzt zu werden, muss die Geschichte einen idiomatischen Charakter entwickeln. Wie allgemein bekannt das Thema auch immer sein mag, die Entfaltung der Details gestaltet sich immer individuell unterschiedlich. Bleibt das Thema hingegen vom Fluss der Erzählung abgetrennt, wird es die Einzigartigkeit der Personen sogar verschleiern.

In seiner eigenen Praxis hat ein Therapeut ganz andere Möglichkeiten als in der Life Focus Community. Indem er den Klienten hilft, die wirklichen Ereignisse hervorzuholen und in eine Ordnung zu bringen, wird er zum Redakteur oder sogar zum Ko-Autor der sich entfaltenden Geschichte. Der Therapeut kann zum Beispiel dazu auffordern, dem bestehenden Grundgerüst in Randolphs Geschichte persönliche Details und Erweiterungen – etwa zu der autoritären Haltung seines oder ihres Vaters – hinzuzufügen. Randolphs Autoritarismus ist die erste Abstraktion, die ihn auf falsche Weise definieren und einschränken könnte. Die Geschichte muss seine ganz eigene und persönliche sein, auch wenn sie sich unter direkter Anleitung des Therapeuten entfaltet. Durch diese Führung könnte Randolph erzählen, wie sehr er alles der Disziplin »verdankt«, oder er könnte von dem Druck erzählen, den er verspürte, als sein Vater den Lehrer bat, Randolph zusätzliche Hausaufgaben aufzugeben. Welch merkwürdige Bitte für einen Vater, und welch eine Erschütterung für Randolph. Sein Vater, ein im allgemeinen liebevoller und sehr ruhiger Mann, geriet ab und zu in anfallartige Kritikausbrüche. Dennoch gab Randolph nicht nach und machte die zusätzlichen Aufgaben nicht. Nach der Schule trieb er sich herum bis es Zeit war, nach Hause zu kommen. Eines Tages erzählt er verlegen von einer merkwürdigen Erfahrung. Während er im Wald herumlief, rollte er sich ins Laub ein und fand sich plötzlich masturbierend. Es fühlte sich toll an, aber er tat es nie wieder. Im weiteren Verlauf seiner Geschichte berichtet er von seinen Schwierigkeiten als Führungskraft in seiner Firma, wo die Beziehungen zu den Kollegen durch seine exzessive Hartnäckigkeit, dass die Dinge so gemacht werden müssten, wie er es sagt, immer kühler werden. Es geht also nicht nur um seinen Sohn, und er erkennt, dass er sich in eine Disziplingläubigkeit verrannt hat, die er selbst nie akzeptieren konnte und die überdies seine warmherzige Seite ausblendet, mit der er andere an seinem Leben teilhaben lassen möchte, um mit ihnen wirklich befriedigende Beziehungen zu führen.

All das ist dem Therapeuten wohl vertraut. Er hilft anderen Menschen dabei, ihre Lebenserfahrungen zu entwirren und wieder zusammenzufügen; er unterstützt sie darin, ihr vergangenes und zukünftiges Leben mit all seinen Möglichkeiten zu würdigen und wertzuschätzen. Das Rohmaterial zeigt sich in allem, was der Klient sagt oder tut. Doch der Therapeut hat das Gespür für die wahre Geschichte, und das ist diejenige, in der die fehlenden Verbindungsstücke des Lebenslaufes zu finden sind. Der Therapeut weiß, dass es inmitten der Vielzahl einander überlappender Ereignisse immer eine klärende und weiterführende Geschichte gibt. Ständig gibt es Interessenskonflikte, die Gefahr von Verlust, von aufkeimender Sexualität oder Aggression, die Wiederherstellung dessen, was verlassen oder verloren wurde, die Konfrontation mit Mehrdeutigkeit, die Koordinierung entfremdeter Anteile, das Warmwerden des Herzens, wenn der Klient etwas oder jemanden wiedererkennt usw. Wenn dieser Gedanke oder jenes Gefühl einen Hinweis auf die Möglichkeit der Verbundenheit enthält, weist der Therapeut den Weg in eine neue, vielversprechendere Zukunft. Dann bestätigt sich die Möglichkeit, dass jeder Mensch tatsächlich ein ganz besonderes Leben gelebt hat, ein wahrhaft lebenswertes Leben, in dem die losen Enden zueinander gefunden haben und das dadurch wieder eine Richtung erhalten hat..

Geschichten in Life Focus Communities

Die Leitung einer Life Focus Community basiert nicht auf Eins-zu-Eins-Beziehungen. Obwohl der psychotherapeutische Eins-zu-Eins-Fokus eine Hintergrundorientierung bieten kann, müssen wir uns hier auf andere Einflussmöglichkeiten einstellen. Wir wissen, dass die Geschichten da sind. Aus diesem Grund sollte die Gestaltung der Treffen der natürlichen Neigung entsprechen, bedeutsame Geschichten zu erzählen. Der Leiter kann hier eine bunte Palette von thematischen Vorgaben anbieten: Themen wie Aggression, Liebe, Eifersucht, Dankbarkeit – und die ganze Bandbreite psychologisch relevanter Themen und Ideen. Durch thematisch passende Musik, Lyrik oder Filmbeiträge kann das vorgestellte Konzept illustriert und erweitert werden. Auch Übungen, die den Teilnehmern helfen, für sie besonders bedeutsame Geschichten zu erzählen, würden dieses Setting bereichern. In den kleinen Untergruppen bitten wir die Teilnehmer, von ihren Erlebnissen mit Einbruch und Diebstahl zu erzählen, oder von ihren persönlichen Vorbildern und Helden, vielleicht auch von einer Zeit, in der ihr Leben auf der Kippe stand, über eine denkwürdige Person, oder über Erfahrungen mit Lügen und ihren Folgen usw. »Erzähl mir eine Geschichte« – das ist ein kindlicher Wunsch, von dem wir niemals wirklich loskommen. In solchen Gruppen, die großen Wert auf das Erzählen von Geschichten legen, habe ich die Erfahrung gemacht, dass Menschen sich von den Geschichten anderer verzaubern lassen und angeregt fühlen, auch ihre eigenen Geschichten zu erzählen. Die meisten Menschen erleben eine belebende Frische, eine besondere Aufregung und eine Neudefinition ihrer selbst, wenn sie ihre eigene Geschichte entfalten und wenn – paradoxerweise – ihre Einzigartigkeit von dem Erleben der Zugehörigkeit begleitet wird.

Ohne direkte Interventionen durch erfahrene Leiter und ohne die kritische Überprüfung des Wertes der Geschichten würden sich die Erinnerungen an persönlich bedeutsame Erfahrungen womöglich gegenseitig ausspielen. Erzählt man die Geschichte einer Gruppe von Menschen, die gemeinschaftlich verbunden sind, wird dadurch die Wertschätzung der Erzählenden für ihre eigenen Geschichten verstärkt und unterstützt. Natürlich gibt es unterschiedliche Grade an Interesse, allerdings waren die Teilnehmer der Gruppen, die ich geleitet habe, immer überaus aufgeschlossen für die Geschichten anderer. Wenn Menschen sich persönlich mit ihren Geschichten engagieren und der Fokus oder das Thema der Geschichte sie berührt, reagieren sie oft sehr begeistert. Wenn deine achtjährige Tochter beispielsweise in der Schule bei der Aufführung eines Märchens mitmacht, wird sie mit der idealisierten Darstellerin um das Hervorrufen von Bewunderung und Freude konkurrieren. Wenn menschliches Interesse sehr persönlich wird, dann wird die Geschichte einladend. Das Erzählen an sich bereichert und bestätigt nicht nur den Erzählenden, sondern betont auch die gegenwärtige Beziehung mit all denjenigen, die an der gemeinsamen Unternehmung beteiligt sind.

Ereignisse vs. Bedeutung

Obwohl wir in den Life Focus Communities ein psychotherapeutisches Paradigma anwenden, bleibt die interpretative Rolle des Therapeuten außen vor. Welche Aufmerksamkeit man den Ereignissen als solchen – also unabhängig von ihrer Bedeutung – auch immer geben mag, es ist klar, dass die reine Erzählung selbst eine belebende Wirkung haben kann. Dieser Glaube an die positive Wirkung nicht interpretierter Geschichten ist eine Seite jenes Schismas, das Psychotherapeuten seit den Tagen des jungen Freud beschäftigt: Dabei geht es um die die Dämpfung der Erfahrung durch eine exzessive Beschäftigung mit ihrer Bedeutung. Was heute wachsende Anerkennung findet ist, dass die in einer sicheren Umgebung stattfindenden, therapeutisch fachgerechten Ereignisse und Erfahrungen selbst einen aufbauenden und stärkenden Charakter haben.

Bedeutet dies, dass all die Geschichten, die man sich auf einer Cocktailparty oder mit dem Sitznachbarn im Flugzeug erzählt, denselben Wert haben wie eine im therapeutischen Rahmen erzählte Geschichte? Manchmal ja. In der Regel aber werden solche Geschichten spontan und leichthin erzählt, ohne das Bewusstsein oder die Frage, wie sie sich in das Ganze des Lebens eines Menschen einfügen. Würden dieselben Geschichten in der Therapie oder der Life Focus Community erzählt, würden sie um eine Dimension von Wichtigkeit und Selbstoffenbarung erweitert, die Teil der Verstärkung, des Symbolismus, der Heiligung und der Unteilbarkeit ist und die ich bei der Definition von Heiligkeit beschrieben habe.

Die Bedeutung ist die natürliche Partnerin der Erfahrung, und deshalb brauchen wir nicht immer wieder darauf hingewiesen zu werden, was die Dinge bedeuten. Wohl kann die Bedeutung von Ereignissen verlorengehen, und wenn es wichtig ist, diese Bedeutung zu verdeutlichen, kann der Therapeut darauf eingehen und Erläuterungen anbieten. Auch wenn es manchmal hilfreich ist, die Bedeutung von Verhalten zu erklären, braucht dies nicht mehr als therapeutische Notwendigkeit betrachtet zu werden. Die kunstvolle Auswahl der Momente, in denen Bedeutung angeboten werden sollte, erfordert ein Gespür für den rechten Ort und die rechte Zeit.

Freud und viele seiner Schüler stehen beispielhaft für all jene, die der Bedeutung einen besonderen Platz eingeräumt haben. Freud erzählte seinen Lesern die lebendigsten und aufregendsten Geschichten, aber immer zentralisierte er das Deutungsnetzwerk. Hillman (1983) schreibt über Freud:

> Unser Interesse mag von dem, was gleich passieren wird, oder von den subtilen Techniken des Autors gefesselt sein, doch nicht so sehr um die Geschichte geht es Freud, als vielmehr um den dahinter steckenden Plan. [...] Und das bedeutet, nicht mehr zu fragen »Und was geschah dann?«, sondern: »Warum geschah es?« (S. 7.)

Spence (1982) betrachtet Freud weniger als jemanden, der Pläne oder Ereignisse auswählt, sondern als jemanden, der sie zusammensetzt. Spence erinnert uns daran, dass die Erregung in Verbindung mit Ereignissen und deren Funktion als Marksteine der menschlichen Existenz in Freuds Schriften durchaus deutlich wird. Doch im Denken vieler seiner Schüler und Nachfolger wurde seine exzellente Erzählkunst durch Argumentation überschattet. Freuds stilistisches Mittel war eine lebendige Logik. Nichtsdestoweniger waren seine Interpretationen immer untrennbar mit den Ereignissen verbunden, die er so ausführlich beschrieb. Heutzutage ist man sich einig, dass nicht nur dem Verständnis der Handlung, sondern auch der Handlung selbst ein respektabler Platz gebührt.

In unseren lokalen Gruppen, in denen die Begegnungen der Gruppenmitglieder untereinander eine große Rolle spielen, wäre es gar riskant, wenn ungeschulte Leute unter relativ unkontrollierten Umständen Interpretationen anbieten würden. Interpretationen der Geschichten anderer sollten daher unterbunden werden, denn sie könnten persönlich gefärbt sein und zu Konfrontationen oder auch Verwirrung führen. Die Geschichten selbst hingegen sind für die Zuhörer fast immer faszinierend, denn der klare Fokus macht die Gesprächsatmosphäre kraftvoll und spannend. Wenn man seine eigenen Worte klarer wahrnimmt, als man normalerweise sprechen würde, dann sind sie für den Sprechenden wie auch für den Hörenden bedeutsam.

Natürlich ist das Erzählen von Geschichten kein Allheilmittel. Immer und immer wieder begegnen wir Menschen, die ihre Erfahrungen erzählen und noch mal erzählen, dadurch aber keinen Nutzen davontragen; ja, häufig verletzen sie damit sogar ihre eigenen Interessen. Es gibt ein zerstreutes Erzählen, ein wiederholtes Erzählen, ein farbloses Erzählen. Manche Leute wechseln mitten im Erzählen das Thema und verwirren damit sowohl sich selbst als auch ihren Zuhörer: sie sprechen in abstrakten Begriffen und werden niemals konkret; sie erzählen zur falschen Zeit und der falschen Person, sie sind unbedacht. Obwohl solche Fehler natürlich entmutigend wirken, müssen die Qualitätsstandards für Geschichten nicht allzu anspruchsvoll sein. Man muss kein großer Erzähler werden und Menschen in seinen Bann ziehen, wie manche Schauspieler das können. Man braucht auch nicht die tiefsten und persönlichsten Geheimnisse kundzutun und damit vielleicht die eigenen Grenzen oder die der Zuhörer verletzen. Für die Bereitschaft des Engagements in einer Life Focus Community würde ein durchaus bescheideneres Ziel ausreichen: die Dinge so zu erzählen, wie sie sind – ohne Urteile.

Jedes Menschen Leben ist einen Roman wert

In der Entfaltung von Geschichten geht es um das eigene, idiosynkratische Leben jedes einzelnen Menschen. Deshalb ist es wichtig, jede Geschichte mit ihrer eigenen Besonderheit lebendig werden zu lassen. Der Weg zu dieser Lebendigkeit ist gekennzeichnet durch Vorträge der Leiter sowie durch weitere Akzentuierungen aus literarischen, musikalischen oder bildhaften Beiträgen. Die vorrangige Quelle der Lebendigkeit liegt jedoch in der Erfahrung der Würdigung der eigenen Geschichten. Vor einigen Jahren stieß ich auf eine Beobachtung des französischen Schriftstellers Flaubert, der gesagt hat, jedes Menschen Leben sei einen Roman wert. Die meisten Menschen werden dieses Gefühl nicht teilen, denn sie glauben, es brauche die Phantasie des Schriftstellers, um das Gewöhnliche in das Besondere zu verwandeln. Aber Menschen sind von Anfang an etwas Besonderes, und sie hören niemals auf, es zu sein. Doch aufgrund von Selbstverleugnung wurde der Therapeut – ähnlich wie der Schriftsteller – berufen, um dabei zu helfen, den Erfahrungen des Lebens neue Proportionen und Werte zu verleihen. Was mich in den Jahren meiner Tätigkeit als Psychotherapeut sehr überrascht hat ist, wie schwer es vielen Menschen fällt, die bemerkenswerte Qualität ihres eigenen Lebens zu erkennen. Man könnte denken, dass Menschen, die entscheidende Werte innerhalb ihres eigenen Lebens nicht erkennen, ein ziemlich langweiliges Leben führen. Doch dasselbe trifft erstaunlicherweise auch auf solche Menschen zu, die ein Leben voller Überraschungen, Kreativität, Krisen, Siege und/oder Liebe führen. Sobald ihr Drama erkannt ist, wird es zu einem wichtigen Instrument zur Gestaltung der Wirklichkeit.

Darüber hinaus kann der einmal aus der nüchternen Akkuratesse befreite imaginative Akt dazu dienen, die gegebene Wirklichkeit zu erhellen. Wir alle können von der Erfahrung des Künstlers lernen, dessen besondere Gabe es ist, uns einen gegenständlichen Eindruck und Ansatzpunkt eines wichtigen Lebensaspekts zu geben. Van Gogh hat Bäume und Himmel gemalt, die niemand jemals wirklich gesehen hat, aber seine Bilder zeigen uns die Vitalität von Bäumen und Himmel auf eine sehr viel eindrücklichere Weise als viele »realistische« Darstellungen das könnten. Wenn wir eine poetische Darstellung der Liebe lesen, erfahren wir die Wirklichkeit unserer eigenen Liebe deutlicher, selbst wenn wir nie auf genau dieselbe Weise lieben. Wenn wir in einem guten Film dem Tod begegnen, dann lernen wir den Tod besser kennen, auch wenn wir alle auf andere Weise sterben werden. Wenn wir in der Psychotherapie ein neues Bewusstsein erreichen, fühlen wir uns ganzer, vollständiger, obwohl es um mehr geht als nur um dieses Bewusstsein.

Schmerz / Drama-Verhältnis

Es gibt viele persönliche Gründe, warum Menschen den Zugang zum vollen Wert ihrer Geschichten verlieren. Ein genereller Grund ist das Verhältnis von Schmerz und Drama. Je größer der Schmerz, desto weniger wird das Drama erlebt. Schmerz ist eine isolierende Erfahrung, die nach konzentrierter Aufmerksamkeit verlangt. Wenn ich mit einem Hammer auf meinen Daumen haue, dann existiert nichts als dem pochenden und klopfenden Daumen. Bei starken psychologischen Schmerzen – wenn ein vertrauter Mensch stirbt, wenn wir durch eine wichtige Prüfung fallen oder unseren Arbeitsplatz verlieren – fokussieren wir ebenfalls sehr stark auf den Schmerz, und unsere Energien konzentrieren sich ganz auf den Ort des Schmerzes. Lässt der Schmerz nach, erweitert sich auch unsere Aufmerksamkeit, und wir gewinnen an Perspektive. Aber auch das Gegenteil trifft zu. Wenn wir unsere Perspektive erweitern, lässt der Schmerz nach und findet seinen Platz im Kontext der Gesamtheit unserer Erfahrungen. Wenn dein Vater beispielsweise in deiner Jugend gemein zu dir war, dann könnte dieser Schmerz in dir aufsteigen, Raum einnehmen und sich störend auf deine Beziehungen auswirken. Wenn du entdeckst, dass dein Vater sein Bestes gegeben hat, erweitert sich deine Perspektive, und wenn du dann auf deinen Schmerz schaust, wird es dir wahrscheinlich leichter fallen, ihn hinter dir zu lassen. Für viele Menschen führt das neu entstandene Interesse an den schmerzlichen Aspekten ihrer Lebensgeschichte zu einer Bereicherung, zu einer neuen Perspektive und zu einem Abnehmen des Schmerzes.

In der Sitzung mit Anita (Kapitel 8) konnten wir den Schmerz sehen, den sie in der Beziehung zu ihrer Mutter und ihrer Großmutter erlebte. Sie zeigte kaum ein Gespür für das Drama, an dem sie beteiligt war, bis die »Seele aus Stahl«-Metapher in ihre Geschichte eingeführt, und dadurch die persönliche Stärke, die sie normalerweise verleugnete, dramatisiert wurde und ihre Möglichkeit, den eigenen Schmerz anzuschauen, erweiterte. Doch selbst an diesem Punkt erzählte sie nicht die ganze Geschichte. In ihrer kurzen Andeutung betonte sie lediglich, dass ihre Mutter und Großmutter schroff und verletzend waren. Was in ihren engen Blickwinkel nicht hineinpasste, war, dass sie auch energievolle Menschen waren und warme Gefühle für Anita hegten. Ihre von Schmerz geprägte Perspektive ließ keinen Raum für das ganze Ausmaß ihrer Beziehung zu den beiden. Durch lebenslange Erfahrungen hatte sie die Geschichte ihrer Kraft verkürzt; was blieb war ihre Sicht auf den verletzenden Aspekt von Mutter und Großmutter. Geschichten sind das Gegengift zu solchen Abstraktionen wie Härte oder Verletzend-sein. Die idiomatischen Ereignisse, die in Geschichten dargestellt werden, lösen die überhöhten und häufig verzerrten Verallgemeinerungen der Vergangenheit auf und überschreiten die engen Grenzen der Überschriften, die die eigentliche Geschichte häufig ersetzen. So tritt das natürliche Drama wieder hervor, und mit ihm eine erweiterte Perspektive.

In der Psychotherapie wird der Frustration, der Verwirrung, den falschen Schlussfolgerungen, persönlichen Verletzungen und anderen Themen des Klienten wieder Raum gegeben, jedem in angemessener Weise. Dieser Raum, diese Einladung muss auch in den Life Focus Communities erlebbar sein, wo kein so fundiertes Wissen gefordert ist. Aber es gibt viele Menschen, die mit der Fähigkeit gesegnet sind, zuzuhören und den Lauf der Erzählung zu verstehen. Ohne therapeutische Erfahrung besteht jedoch auch die Gefahr, dass der Zuhörende sich von der erzählten Geschichte so faszinieren lässt, dass es ihn mitreißt. Die Zuhörer bieten keine Interpretationen, Beurteilungen und keinen Rat an, sondern sind da als faszinierte Zuhörer und nicht-professionelle Gesprächspartner. Ihre Antworten haben keinen interpretativen oder ratgebenden Charakter, sondern spiegeln eigene Reaktionen wider, beinhalten Fragen oder Anmerkungen oder auch eigene, vergleichbare Erfahrungen. Diese offene Gesprächsbereitschaft gibt den Geschichtenerzählern genügend Raum und Freiheit, um ihre eigenen Lebenserfahrungen zu entfalten und zu entdecken.

Die Vorzüge von Geschichten

Ich möchte hier vier besondere Vorzüge benennen, die mit dem Erzählen von Geschichten einhergehen:

1. Der Zuwachs an Intimität zwischen Erzähler und Zuhörer

Eines Tages erzählte mein Freund Alex mir während eines Gespräches, dass er als kleines Kind fast verbrannt wäre. Obwohl ich ihn schon lange kannte, war dieses Thema nie aufgekommen. Vielleicht schien es ihm nicht wichtig zu sein, vielleicht dachte er nicht daran, dass es mich interessieren könnte, vielleicht sprach er auch nicht gerne über bestimmte Details, die mit der Geschichte zusammenhingen.

Was auch immer der Grund gewesen war, als er die Geschichte erzählte, schien es das Natürlichste von der Welt zu sein, und in dieser Qualität kam ein bestimmter Aspekt von Kameradschaft zum Ausdruck. Er erzählte mir, dass das Feuer in einem dreigeschossigen Wohnhaus ausgebrochen war, wo seine Familie im Souterrain wohnte. Es gab dort einen alten Ölofen, auf dem auch gekocht wurde. Sein Vater trank zu dieser Zeit ziemlich viel, und obwohl er das Trinken kaum unter Kontrolle hatte, war er doch so vorsichtig, Alex in eine andere Ecke des Raumes zu schicken. Als er den Ofen anfeuerte, explodierte dieser augenblicklich, und es bildete sich eine riesige Stichflamme, die vom Ofen bis zur Decke reichte. Als die Flamme die Decke erreichte, erfasste sie einen Balken und schoss von dort aus weiter bis in den Bereich des Raumes, wo Alex sich aufhielt. Seine Kleider fingen Feuer, und er erlitt schwere Verbrennungen, doch sein Vater war noch in der Lage, ihn vor dem Schlimmsten zu bewahren, indem er Alex' brennende Kleider mit einer Decke löschte. Ein Nachbar kam mit einem Schlauch und half, das Feuer im Haus zu löschen.

Später wussten die Ärzte nicht recht, was mit Alex geschehen sollte. Einer von ihnen schlug vor, ihn in ein Krankenhaus zu bringen, weil Alex Schüttelkrämpfe bekommen könnte und seine Mutter damit vielleicht überfordert wäre. Der andere Arzt war der Ansicht, Alex sollte zu Hause bleiben, weil die Gegenwart und Zuwendung der Mutter jetzt sehr wichtig für ihn wären und man im Krankenhaus ohnehin nicht viel tun könnte. Die Mutter entschied, dass Alex zu Hause bleiben sollte, damit sie für ihn sorgen und bei ihm sein konnte. Das tat sie dann, und obwohl Alex bleibende Narben davontrug, ging es ihm in den folgenden Jahren recht gut. Diese Geschichte führte mir vor Augen, wie einladend die Haltung meines Freundes mir gegenüber war, denn er zeigte mir einen sehr persönlichen Teil seines Lebens und vertraute mir, dass ich diese intime Geschichte mit der Wertschätzung aufnahm, die sie verdiente. Genau so nahm ich sie auf, und ich spürte, wie die Nähe zwischen Alex und mir intensiver wurde.

2. Geschichten bestätigen eine erweiterte Wirklichkeit

Viele Menschen gehen mit der Einstellung durchs Leben, dass nur bestimmte Ereignisse Aufmerksamkeit verdienen. Weil sich im Leben eines Menschen so vieles ereignet, können wir nicht alles im Blick haben, was eventuell von Bedeutung sein könnte. Schlimmer noch: falsche Werte verzerren unsere Sicht und hindern uns daran, potentiell stärkende Erfahrungen bewusst wahrzunehmen. Was wir aus unserem Bewusstsein ausschließen, kann ganz unbedeutend erscheinen, wie das Grüßen eines Nachbarn, oder aber von entscheidender Bedeutung sein, wie etwa eine wichtige berufliche Auszeichnung. Wie Essen und Trinken den Körper ernährt, so stärkt die Summe der bewusst wahrgenommenen Erfahrungen die Identität des Individuums. Je mehr wir über unsere Erfahrungen hinweggehen, desto mehr ähneln sie einer Nahrung, die zwar kalorienreich ist, aber keinen echten Nährwert enthält.

Eine solche Schmälerung der eigenen Wirklichkeit findet sich auch bei Menschen, die fixe Vorstellungen von sich selbst haben und all die Erfahrungen übersehen, die diesem Bild widersprechen. So mag jemand, der sich selbst für leichtgläubig hält, kein Gespür für seine Hartnäckigkeit haben; diejenigen, die sich nicht geliebt fühlen, bemerken nicht, wenn ihnen warmherzige Zuwendung entgegengebracht wird, und gesprächige und redselige Menschen finden vielleicht keinen Zugang zu ihrem Bedürfnis nach Stille. Geschichten können diese Wirklichkeit wiederherstellen, weil sie über das abstrakte Selbstbild hinausgehen. Wenn die Details zum Vorschein kommen und gehört werden, zeigen sich in ihnen die anderen Seiten des Lebens und können erkannt und integriert werden. Diese bestätigende Erfahrung ist ein Schritt in Richtung auf die Wiedererlangung verloren gegangener Aspekte der Wirklichkeit.

3. Geschichten dienen als lebenslanges Ablagesystem

Geschichten helfen uns nicht nur bei der Auswahl dessen, was in der Gegenwart wichtig ist, sondern markieren auch den Weg unserer Existenz. Wie Hänsel und Gretel Brotkrumen auf den Weg streuten, um den Weg vom Hexenhaus zurückzufinden, sind wir alle auf einem Weg, der uns weiter zieht. Die Marksteine dieses Weges sind unsere Geschichten, und wenn keine Geschichten da sind, verlieren wir leicht den Zugang zu manchen Ereignissen, so dass der Lebensprozess verblasst. Die Pfade, die unsere Geschichten markieren, werden oft nur unterschwellig wahrgenommen, und manche Ereignisse erscheinen deutlicher als andere; Widersprüche und Fehlstarts sind weit verbreitet, Richtungswechsel alltäglich, und viele Ereignisse werden unterschätzt. Darüber hinaus verläuft der Gang durch die Zeit so allmählich wie die Bewegung der Zeiger einer Uhr: kaum merklich, aber unaufhaltsam.

Ich erinnere mich noch daran, wie ich als Drei- oder Vierjähriger die Ratten, die vor unserer Wohnung herumliefen, mit Ziegelsteinen bewarf. Ich erinnere mich an den ersten Film, den ich mit anderen Jungen aus der Nachbarschaft sah, nachdem wir umgezogen waren: eine unglaubliche, neue Erfahrung, und ich war erst fünf. Es war ein Stummfilm mit Lon Chaney; ich saß in der ersten Reihe, als meine Kappe unwiederbringlich nach vorne fiel. Ich dachte, sie fällt ins Unendliche – eine sehr frühe, flüchtige Begegnung mit dem unergründlichen Raum. Doch es war nur der Orchestergraben. Ich erinnere mich auch, wie mein Lehrer in der sechsten Klasse mich losschickte, um eine Besorgung zu machen. Ich erinnere mich, wie ein Freund mich fragte, ob ich zusammen mit ihm und anderen Jungs einen Club gründen wolle. All das sind Marksteine meines Lebensweges. Zu ihrer Zeit war ich mir ihres Einflusses kaum bewusst, heute jedoch kann ich die Spur sehr gut verfolgen. Im Wiedererzählen wird der Weg zur Gegenwart psychologisch deutlicher und sichtbarer.

Es gibt noch viele andere wichtige Marksteine, die den Lauf der Zeit nicht überleben konnten: sie entstanden in einem Urlaub, einer Konferenz oder der Abwicklung eines Geschäfts; das gilt selbst für die Merkmale eines einzelnen Tages: das morgendliche Rasieren, ein Gespräch mit einem Kollegen, eine Golfpartie etc. Ohne Details ist das Leben nicht mehr als eine unfruchtbare Abstraktion. In dem Maße, wie die Menschen die Geschichten vernachlässigen, die ihren Abstraktionen zugrunde liegen, fehlt ihnen ein wichtiges Verbindungsstück in der Kette ihrer Lebenserfahrungen; auf diese Weise wird der Fluss persönlicher Entwicklung und Erfüllung behindert. Doch die Geschichten sind da, in unendlicher Fülle, und wenn der einzelne auf ihr Dasein achtet und die Unsicherheit des Erzählens überwindet, können diese Geschichten das Leben erleuchten und dem Individuum helfen, seine zentrale Rolle im Drama dieses Lebens zu erkennen. Mit jeder Erkenntnis dieser Zentralität wird der einzelne Mensch ein Stückchen mehr in die Lage versetzt, die Verbindungen zwischen einstmals unverbundenen Aspekten seines Lebens wiederherzustellen.

4. Geschichten lassen uns wieder aufleben

Es wurde gesagt, dass alles, was nur einmal geschieht, keine Bedeutung hat. Wenn ein Krieg beispielsweise nur einmal – vielleicht vor hundert Jahren – stattgefunden hätte, würde das für uns keine Rolle spielen, es sei denn im Hinblick auf die Tatsache, dass ein neuer Krieg möglich ist bzw. in anderer Form auch stattfinden wird. Diese Sichtweise kommt in dem alten deutschen Sprichwort »Einmal ist keinmal« zum Ausdruck. Vieles, das nur einmal erlebt und erfahren wird, verschwindet tief im Hintergrund und kann kaum dazu beitragen, den weiteren Lebensweg zu erhellen. Vielleicht bestärkt das

Gefühl, noch einmal zu leben, die Wichtigkeit dieses Lebens; und deshalb kann man sagen: Eine Erfahrung, die es nicht wert ist, erzählt zu werden, ist es auch nicht wert, gemacht worden zu sein.

10
VERBUNDENHEIT: VON MENSCH ZU MENSCH

Die dritte Dimension der Verbundenheit ist die von Mensch zu Mensch. Ich habe die zwischenmenschliche Verbundenheit in den Kapiteln 3 und 4 bereits angesprochen, wo die Erfahrung des »Wir« ausführlich beschrieben wurde. In diesem Zusammenhang sprach ich von der Unteilbarkeit von Selbst und Anderem und betrachtete sie als eine der Qualitäten des Heiligen. Diese Erfahrung der Unteilbarkeit von Selbst und Anderem stellt eine besondere Verstärkung persönlicher Verbundenheit dar, die dem gewöhnlichen Alltagsbewusstsein fremd ist. Was ich in diesem Kapitel aufzeigen möchte, ist, wie die gewöhnliche zwischenmenschliche Verbundenheit und das Gefühl der Zugehörigkeit auf ein neues Niveau persönlicher Lebendigkeit und Sicherheit gesteigert werden kann.

Das Wesen des Kontakts

Grundlage einer zwischenmenschlichen Verbundenheit bildet die Kontaktgrenze, die den psychologischen Verbindungspunkt zwischen Selbst und Anderem darstellt. An dieser Grenze ereignet sich permanent Kontakt, wie etwa der Blutkreislauf oder der neuronale Puls, die ebenso leicht übersehen werden, wie die Luft, die uns umgibt. Wir sind in Kontakt, wenn wir mit einem Freund sprechen, in einen Streit geraten, wenn wir essen, die Sterne betrachten, uns lieben, einen Faden einfädeln, uns um das Haus kümmern, wenn wir nachmessen, wie weit wir einen Ball geworfen haben, wenn wir ein Buch lesen oder atmen. Kontakt ist ein grundlegender Ausgangspunkt, aus dem soziale Beziehungen erwachsen. Beziehung, Anschluss, Zugewandtheit, Bündnis, Zugehörigkeit, Geselligkeit – all das sind verschiedene Ausprägungen der allgegenwärtigen Verbindung zwischen Menschen.

Darüber hinaus ist gewöhnlicher Kontakt nicht nur die Quelle von Beziehungen, sondern bildet auch die Grundlage für unsere Persönlichkeitsentwicklung. Schon von den ersten Augenblicken unseres Lebens an sagt uns der Kontakt mit anderen Menschen, ob wir gut oder schlecht, vorsichtig oder unvorsichtig sind – und ob wir geliebt werden, oder nicht. Wir sind angefüllt mit Botschaften anderer darüber, wer wir sind. Kontakt gehört so wesentlich zur menschlichen Existenz, dass ohne ihn der ganze Rest der menschlichen Landschaft bloß eine leere Abstraktion wäre.

Dieser Kontakt, so allgegenwärtig er auch sein mag, wird durch unseren Geist gefiltert, und jeder von uns drückt der Natur des von uns wahrgenommenen Kontakts seinen eigenen, persönlichen Stempel auf. Freud erklärte diesen Filterungsprozess mit dem Konzept der Übertragung. Wie allgemein bekannt ist, nahm er an, dass Schlüsselsätze, die seine Patienten in der Therapie sagten, als Fassade dienten, um den »wirklichen« Kontakt zu verschleiern, der unausgesprochen im Verborgenen und außerhalb des Bewusstseins lag. Er meinte, dass Patienten den Therapeuten als dominant erleben können, obwohl er es nicht ist, dass sie Bestrafung erleben, die nicht stattfindet, Erlaubnis, die nicht gegeben wird, ja, sogar Liebe, wo keine ist. All diese Verzerrungen entspringen den frühen Erfahrungen mit den Menschen unserer Umgebung, vor allem den Eltern. Die Eltern wurden zum Prototypen für alle weiteren Erfahrungen mit anderen Menschen; für die Kinder bestand die Herausforderung darin, sich selbst in die Gegenwart zu bringen, anstatt neue Beziehungen als Kopien der alten zu betrachten.

Unbeabsichtigt, und trotz der Betonung der unangemessenen Aspekte von Kontakt, wurde die Idee der Übertragung zum Vorläufer eines hochgradig fokussierten Kontakterlebens, das später in der Gestalttherapie genauer dargelegt wurde. Auf paradoxe Weise verstärkte Freuds Betonung der verzerrten Beziehungen seiner Patienten die Ausrichtung der Aufmerksamkeit auf die Beziehung an sich. Obwohl die Idee der Übertragung eine Verleugnung der aktuellen Beziehung beinhaltet, führte die Untersuchung dieser Verzerrung dazu, dass die Beziehung zwischen Patient und Analytiker eine zentrale Rolle spielte. Auf diese Weise wurde die Beziehung zu einem zentralen Faktor in der Therapie, denn der Therapeut war nun nicht mehr nur er selbst, sondern wurde zu einem Mikrokosmos von Beziehungen, der die Welt der Vergangenheit widerspiegelte. Diese Zuordnung verdichtete die Beziehung zum Therapeuten, denn sie war nun sehr viel bedeutsamer geworden, als sie ansonsten gewesen wäre.

Die Freud'sche Sichtweise der eigentlichen Beschaffenheit des Kontakts wurde extrem intensiv und bedeutungsvoll und wirkte so der häufig sehr eingeschränkten Qualität alltäglicher Beziehungen entgegen. Diese Erweiterung der therapeutischen Beziehung hatte eine mikroskopische Wirkung. Sie machte bis dahin verschwommene Beziehungen sichtbar und ermöglichte es vielen Menschen, eine Verbundenheit zu erfahren, die sie sonst vielleicht nie wahrgenommen hätten. Nun kann man die Erfahrungen des Alltags nicht permanent unter das Mikroskop legen, aber vielleicht muss man solche Augenblicke konzentrierter Aufmerksamkeit einfach so nehmen, wie sie von unserer Gesellschaft bereitgestellt werden, nicht nur in der Psychotherapie, sondern auch beispielsweise in unserem Umgang mit der Kunst. Beide werden den Weg erhellen und die Verbundenheit des Menschen mit anderen zum Vorschein bringen, so dass diese Verbundenheit erkannt, gefördert und verstärkt werden kann.

Als die Gestalttherapie sich entwickelte, vollzog sich darin eine ganz andere Intensivierung des therapeutischen Kontakts als im Freud'schen System. Die Gestalttherapeuten suchen nicht nach Verzerrungen, sondern betonen und untersuchen das, was die Klienten wirklich sagen und nehmen es für bare Münze. Wenn der Klient sagt: »Du verhältst dich mir gegenüber respektlos«, dann schreibt der Therapeut diese Aussage nicht einem alten Konflikt mit dem Vater zu, sondern geht auf das momentane Erleben des Klienten ein, indem er beispielsweise fragt: »Wie bin ich respektlos dir gegenüber?«, oder »Wie, findest du, sollte ich mich stattdessen verhalten?« Durch die Betonung der realen Beziehung zum Therapeuten wird der Kontakt stärker, denn die Verstärkung sorgt für ein erhöhtes Gespür für die Wirklichkeit. Ob man das durch Interpretationen erreicht, oder – wie der Gestalttherapeut – durch direkte Hervorhebung, spielt eine untergeordnete Rolle, denn auf beiden Wegen wird die zwischenmenschliche Erfahrung über die normale Intensität oder Klarheit hinausgehoben.

Wir müssen uns auch darüber im Klaren sein, dass Verzerrung auch als die Kehrseite von Verstärkung erscheinen kann. Wann immer ein starker Fokus entsteht, liegt die Fehlinterpretation schon auf der Lauer. Das Objekt der Fokussierung – der Geiz, die Liebenswürdigkeit oder die intellektuellen Fähigkeiten eines Menschen – wird auf natürliche Weise an Schärfe zunehmen und bedeutsamer erscheinen, als es in seinem ursprünglichen Kontext und im Verhältnis zum Ganzen eigentlich ist. Wenn man solche Eigenschaften hervorhebt, dann nur deshalb, um sie genauer zu beleuchten. Wir müssen uns jedoch davor hüten, uns in diese Art von Klarheit zu verlieben, denn sie wird andere Teile des Kontextes, die ebenfalls relevant für die Erfahrung sind, verdunkeln. Es mag sein, dass Klienten sich ermutigt fühlen, voreilige Schlussfolgerungen für ihre Ehe zu ziehen, ihren Chef unangemessen zu kritisieren oder Bemerkungen von Freunden fehlzuinterpretieren. Das führt den Therapeuten in ein spezielles Dilemma, denn einerseits muss er verschiedene Aspekte der Erfahrung seines Gegenübers hervorheben, andererseits muss er ihn davor bewahren, falsche Schlüsse zu ziehen und vorschnell ins Handeln zu gehen. In gewisser Hinsicht folgt der Therapeut beim Prozess des Verstärkens der Vorgehensweise eines Künstlers, allerdings hat er eine andere Funktion. Der Künstler verfügt über mehr Freiheit hinsichtlich der Andeutungen und Übertreibungen, die er hervorbringt, denn er braucht sich nicht so sehr mit dem Wohlergehen der Leser, Betrachter oder Zuhörer seiner Werke zu beschäftigen. Während die Werke von Künstlern bedeutende soziale Konsequenzen nach sich ziehen und bei manchen Menschen zu einer Bewusstseinserweiterung beitragen, ja unter Umständen sogar das Ethos einer Zivilisation mit beeinflussen können, sind die unmittelbaren Folgen im Leben eines einzelnen häufig sehr begrenzt. Daher ist der Künstler, der ja kein Helfer sein muss, freier als der Therapeut, nur seiner eigenen Wahrheit zu folgen und Metaphern zu erschaffen, die eher universeller als individueller Natur sind.

In der Therapie steht mehr auf dem Spiel, denn hier können Menschen Verletzungen davontragen. Das Bedürfnis nach Wohlbefinden ist hier ständig präsent, und was immer geschieht, wirkt sich darauf aus. Der Therapeut muss bei jedem, der seine Hilfe sucht, auf hartnäckige Widersprüche gefasst sein. Neben einer schwachen persönlichen Motivation, Verschleierungstendenzen oder der Ungewissheit im Umgang mit Unvorhergesehenem gibt es noch viele andere Hindernisse, die auch die wohlmeinendste Akzentuierung vereiteln und misslingen lassen können. Obwohl der Kontakt eine der wichtigsten Quellen für Verbundenheit und ihre heilsame Wirkung darstellt, muss der Therapeut sehr vorsichtig sein und das Risiko einschätzen, ob er aufdringlich oder abweisend wirkt oder an schwierigen Punkten möglicherweise den richtigen Kurs verfehlen könnte.

Die kunstvolle Wahrheit

Dennoch steht der Künstler prototypisch für die Klärung menschlicher Erfahrung, und wir, die wir uns als Psychotherapeuten mit unseren unterschiedlichen Arten von Verantwortung beschäftigen müssen, können vom Beispiel der künstlerischen Verstärkung profitieren, indem wir sie heranziehen, um unsere eigenen Verstärkungsprozesse weiterzuentwickeln. Musik, bildende Kunst, Lyrik und Tanz eignen sich daher in besonderer Weise als Verstärkungsinstrumente zwischenmenschlicher Beziehungen in Life Focus Communities. Sie stellen eine Bereicherung unserer Grundprinzipien dar, weil sie kraftvolle Aussagen ermöglichen, ohne jedoch die Gefahr einer übergriffigen persönlichen Konfrontation zu beinhalten. Die Kombination dieser Instrumente könnte in eine Struktur integriert werden, die jedem die

Möglichkeit gibt, die eigene seelische Verfassung zu erkennen – auch in Gemeinschaft mit anderen. Wie der Künstler eine gewöhnliche Blume mithilfe von Worten oder Farben verwandelt, so können solche Gruppen der Verstärkung und Verdeutlichung gewöhnlicher menschlicher Erfahrungen dienen. Georgia O'Keeffe (1976) hat diesen Prozess anhand ihrer Bilder beschrieben. Sie schreibt:

> Eine Blume ist relativ klein. Beim Anblick einer Blume haben alle Assoziationen – die Idee von Blumen. Du führst deine Hand zu der Blume, um sie zu berühren – beugst dich vor, um an ihr zu riechen – berührst sie vielleicht fast unbewusst mit den Lippen – oder schenkst sie jemandem, um ihm eine Freude zu machen. Und doch – auf gewisse Weise – sieht niemand eine Blume – wirklich – sie ist so klein – wir haben keine Zeit – und Sehen braucht Zeit, genau wie es Zeit braucht, einen Freund zu haben. Wenn ich die Blume genau so malen könnte, wie ich sie sehe, würde niemand sehen, was ich sehe, denn ich würde sie klein malen.
>
> Also habe ich mir gesagt – ich male, was ich sehe – was die Blume für mich ist, aber ich male sie groß, und sie werden sich wundern, dass sie sich Zeit nehmen, sie anzuschauen – Ich werde selbst die geschäftigen New Yorker dazu bringen, sich Zeit zu nehmen, um zu sehen, was ich in Blumen sehe.

Dasselbe gilt für die Life Focus Community. Wir verstärken die ganz normalen Erfahrungen unserer Teilnehmer. Angenommen, wir spielen den bekannten Song »We are the world«, der eine Sehnsucht nach Zusammengehörigkeit ausdrückt. Natürlich sind wir nicht wirklich die Welt, aber durch diese kunstvolle Verstärkung können viele Menschen, die sich auf den Song konzentrieren, ihre Sehnsucht deutlicher spüren als das normalerweise der Fall ist. Der Song geht tief, wenn er in der verstärkten Resonanz der Gemeinschaft und mit der Konzentration, die in den Treffen der Gemeinschaft erreicht wird, gehört wird. Obwohl es in dem Song also um die Zusammengehörigkeit in der Welt geht, könnten die Menschen die Botschaft auch auf die Zusammengehörigkeit im Kontext ihres eigenen Lebens beziehen.

Es gibt viele Menschen, die in ihrem weltlichen Leben die Kluft zwischen dem Möglichen und dem Wirklichen überbrücken können. Sie nehmen sich Zeit, um nach innen zu schauen, führen persönliche Gespräche mit engen Freunden oder üben sich in meditativer Kontemplation und erreichen dadurch eine Vertiefung ihres Gefühls, lebendig zu sein. Dieses Phänomen ist jedoch zu wichtig, um es ausschließlich auf die Privatsphäre des einzelnen Individuums zu beschränken. Aus diesem Grund können die in Life Focus Communities durchgängig angebotenen Möglichkeiten vielen Interessierten helfen, Wege zu finden, die manche Menschen zwar ganz alleine kreieren. Aber viele von uns würden es als Bereicherung erleben, solche Erfahrungen in der Gemeinschaft machen zu können, denn in der großen Vielfalt möglicher Erfahrungen besteht eine echte Chance, Inspiration zu erfahren.

Es muss wohl auch gesagt werden, dass das Gefühl der Zusammengehörigkeit, die von dem Song »We are the world« ausgeht, zur unkritischen Übernahme eines haltlosen Optimismus führen kann. Um der individuellen Erfahrung eines Menschen respektvoll zu begegnen, bedarf es der Gelegenheit, die Reaktionen auf die gemachte Aussage zum Ausdruck zu bringen. Dies geschieht durch das Angebot individueller Möglichkeiten, eigene Reaktionen auf jedes dargebotene Thema zu äußern. In der Gesamtheit der Gruppenerfahrung hat die Ansicht jedes einzelnen Teilnehmers ihren Platz. Zusammengehörigkeit mit einem ausschließlich positiven Wert zu belegen, wie die Musik das tut, bedeutet, sie zu trivialisieren, weil ihr Konflikt mit der Individualität jedes einzelnen dabei außer acht gelassen wird. Dennoch ist die Botschaft der Zusammengehörigkeit wichtig. Ihr Inhalt muss nicht unanfechtbar sein. In einer Gemeinschaft, wo jede einzelne Wirkung einer Botschaft, so gültig sie auch sein mag, mit der geistigen Freiheit der anderen einhergeht, muss die Forderung nach letztgültiger Wahrheit relativiert werden. Wir müssen alle mit der Bescheidenheit leben, dass unsere Fähigkeit, die »reine« Wahrheit zu erkennen, eingeschränkt ist und daher bereit sein, uns auf die Wertvorstellungen anderer Menschen einzustellen.

Doch Bescheidenheit soll nicht zu Lähmung führen, und wenn die nüchterne Wahrheit nicht zu haben ist, kommt ein künstlerischer Versuch der Wahrheit vielleicht näher als jedes verbale Ringen. Fiktionale Schriftsteller kennen das. Tim O'Brien beschreibt in seinem Versuch, Geschichten über den Krieg in Vietnam zu erzählen, den hoffnungslosen Kampf zwischen einer konkreten, präzisen Wahrheit und einer nicht formulierbaren Lüge. Diese ungeheuren Kriegserfahrungen haben die Soldaten in geistige und seelische Knoten verstrickt, die für O'Brien nicht fassbar sind, und diese Knoten lösen sich nur, wenn er versucht, die Erfahrungen zu erzählen. Die nackten Tatsachen führen nicht zu der Wahrheit, die er erlebt hat. Diese Tatsachen werden durch seine gelegentliche Verstiegenheit untermauert und erzählen eine Wahrheit jenseits der Fakten, und die Hyperbel nähert sich immer mehr der unergründlichen Erfahrung wirklicher Wahrheit. O'Brien (1990) schreibt über das Erzählen von Kriegsgeschichte:

> Man kann die Geschichte nur geduldig noch einmal erzählen, hier etwa hinzufügen, da etwas weglassen, ein paar Dinge hinzuerfinden, um an die wirkliche Wahrheit zu gelangen. Kein Mitchell Sanders, sagst du ihr. Kein Lemon, kein Rat Kiley. Kein Wegkreuz im Dschungel. Kein Waaserbüffelkalb. Keine Schlingpflanzen und keine weißen Blüten. Du erzählst ihr, es sei ales erfunden, von Anfang bis Ende. Jede Einzelheit – die Berge, der Fluss und vor allem der arme kleine Wasserbüffel. Nichts davon ist geschehen. Gar nichts. Und selbst wenn es geschehen wäre, dann nicht in den Bergen, sondern in einem kleinen Dorf auf der Halbinsel Batangan, und es goss in Strömen, und eines Nachts wachte ein Mann, der Stink Harris hieß, schreiend auf, weil er einen Blutegel auf der Zunge hatte. Man kann eine wahre Kriegsgschichte erzählen, wenn man sie einfach nur immer wieder erzählt.
>
> Letzten Endes geht es in einer wahren Kriegsgeschichte natürlich nie um den Krieg. Es geht um die Sonne. Es geht darum, wie die Morgendämmerung am Fluss aufzieht, wenn du weißt, dass du den Fluss überqueren, in die Berge marschieren und Dinge tun musst, vor denen du Angst hast. Es geht um Liebe und Erinnerung. Es geht um Kummer. Es geht um Schwestern, die nicht zurückschreiben, und um Menschen, die nicht zuhören. (S. 90.)

Und so geht es – in weniger dramatischem Ton – auch in unserem Leben zu, wo wir versuchen, den verlässlichen Fluss des Lebens zu erreichen und uns bemühen, die Wahrheit hinter dem Augenblick und die Irrtümer unserer Erinnerung aufzudecken. Können wir es wieder und wieder von Neuem erzählen, bis der Saft der erinnerten Ereignisse wieder in den Becher der geistigen Vorstellung fließt? Können wir dann die Frische des Lebens fühlen, die begründet ist in einem farbenprächtigen Gefühl für Vergangenes und einer lebendigen Erwartung an die Zukunft? Können wir denen, mit denen wir verbunden sind, kunstvoll begegnen, Beziehungen eingehen, Ziele verfolgen und eintauchen in stille Genauigkeit, Freude und Einheit? Wenn wir das können und uns der poetischen wie der konkreten Wahrheit öffnen, zeigen sich die vereinigenden Kräfte zwischenmenschlicher Verbundenheit mit ihren heilsamen Auswirkungen auf unser Leben in allem, was wir tun.

Martin Buber (1955), der bedeutende Beiträge zur Psychologie der Beziehung geleistet hat, brachte die Hochachtung vor den Tiefen des Menschen und die poetisch »übertriebene« Wertschätzung des Kontakts zum Ausdruck. Sein philosophischer und religiöser Hintergrund erlaubte es ihm, sich nicht um eine professionelle Sprachweise und Prozessbeschreibung bemühen zu müssen, sondern sich auch mit dem Geist der Ich-Du-Beziehung auseinanderzusetzen. Im Hinblick auf die Teilnehmer an einem gemeinsamen Gespräch schreibt er beispielsweise:

> [...] jeder der beiden muss sich real, in seiner menschhaft unvermeidlichen Einseitigkeit, restlos exponieren und sich eben dadurch real als vom anderen begrenzt erfahren, so dass beide gemeinsam das Schicksal unserer Bedingtheit erleiden und einander in ihm begegnen. [...] Keiner jener beiden braucht seine Ansicht aufzugeben, nur eben betreten sie, indem sie unversehens etwas tun und ihnen unversehens etwas widerfährt, das Bund heißt, ein Reich, in dem das Gesetz der Ansicht nicht mehr gilt. Auch sie erleiden das Schicksal unserer Bedingtheit, aber sie ehren es zuhöchst, wenn sie es, wie uns verstattet ist, für einen unsterblichen Augenblick sich lösen lassen. Begegnet waren sie sich schon vorher, als sie sich, jeder in seiner Seele, so zueinander hinwandten, dass jeder hinfort, den anderen vergegenwärtigend, wahrhaft zu ihm und an ihn sprach. (S. 146f.)

Es ist schon ziemlich verwegen, die Beziehung als Bund zu betrachten und den Augenblick tiefer persönlicher Erfahrung als unsterblichen Augenblick. Aber so, wie die vergrößerte Ansicht durch ein Mikroskop eine Übertreibung darstellt, ist auch dies eine Übertreibung. In jeder tief empfundenen Erfahrung gibt es eine Qualität, die sich unter der Oberfläche bewegt und auf eine unerreichbare Emotionalität hinweist, die sich den meisten von uns entzieht. Vielleicht können die etwas Heiligeren unter uns dazu beitragen, dass wir unseren Geist in jenen ewigen Raum ausdehnen, in dem unsere emotionalen Grenzen sich verlieren. Für diejenigen jedoch, die sich nicht so weit ausdehnen und die Buberschen Tiefen der menschlichen Möglichkeiten niemals werden ausloten können, ist es eine geistige Erfrischung, dieses unerreichbare Ziel benannt und beschrieben zu finden. Es ist unser Schicksal, dass der Versuch, Unsterblichkeit oder Grenzenlosigkeit zu erlangen, fehlschlägt; das heißt aber nicht, dass solche poetischen Ausweitungen nicht dazu beitragen könnten, unser Leben zu bereichern.

Als psychoanalytischer Theoretiker ist Heinz Kohut (1971) weniger geneigt als Buber, den Aspekt der Heiligkeit in der therapeutischen Beziehung in den Mittelpunkt zu stellen. Dennoch erkennt auch er im Drama der gewöhnlichen therapeutischen Beziehung die »Wirklichkeit der künstlerischen Erfahrung.« Er schreibt:

> In ihrer eigentlichen Bedeutung ist die analytische Situation nicht wirklich ... Sie hat eine eigene Wirklichkeit, die bis zu einem gewissen Grade der Wirklichkeit des künstlerischen Erlebens gleicht, wie etwa auf dem Theater. ... Sie [die Analysanden] werden somit fähig, die quasi-künstlerische, indirekte Wirklichkeit der Übertragungsgefühle zu erleben, die sich einst auf eine andere (damals gegenwärtige und direkte) Wirklichkeit in ihrer Vergangenheit bezog. ... Und wie im Theater wird der Rückzug der Besetzungen von der gegenwärtigen Realität durch eine Verminderung der Reize von der unmittelbaren Umwelt unterstützt. (S. 240ff.)

Wir sehen hier, dass die Tiefe der therapeutischen Beziehung im Zusammentreffen von vertrauter Intimität und Theater besteht. Für viele mag Theater mit Verstellung einhergehen; wenn wir es aber als Akzentuierung von Lebensaspekten betrachten, denen normalerweise keine Aufmerksamkeit zukommt, können wir verstehen, dass eine Therapie der Akzentuierung und Offenbarung eine Form von Theater sein kann. Ja, das »Theater« der Therapie muss auch das aktuelle Verhalten wirklicher Menschen mit einbeziehen, es muss für die persönlichen Beziehungen bedeutsam sein, denn auf diese ist die heilende Erfahrung immer ausgerichtet. Wir sollten uns in Erinnerung rufen, dass die technischen Veränderungen, die dabei helfen, Beziehungen und das Potential an Verbundenheit, das der Klient mitbringt, sichtbar werden zu lassen, auch mit den alltäglichen Kontakten verbunden sein muss, die das Leben in der Welt ausmachen. Für den Therapeuten muss der Prozess der Verstärkung oder Vergrößerung auch schlicht Freundlichkeit, Aufgeschlossenheit, Humor, Rat und gewöhnliches Verständnis beinhalten, die für jeden Austausch grundlegend sind und dazu beitragen, stabile Alltagsbeziehungen auszubilden.

Kohuts Betrachtung der Therapie als Theater und O'Briens Bemerkungen über die Wahrheiten in seinen Erzählungen über Vietnam weisen einige Gemeinsamkeiten auf. Wenn wir davon ausgehen, dass die persönliche Erfahrung durch eine duale Qualität geprägt ist, spiegelt sich diese in dem Verhältnis zwischen der künstlerischen Wahrheit und der Wahrheit des wirklichen Lebens wider. Diese dualistische Qualität akzeptiert, dass alles genau das ist, was es ist, während es gleichzeitig mehr ist, als es zu sein scheint. Wenn Buber daher sagt, wir hätten einen Bund, uns aufeinander einzulassen, kann das wahr sein, ohne notwendig sämtliche Implikationen dieses Begriffs umfassen zu müssen. Durch das Privileg der künstlerischen Akzentuierung der Bedeutung von Ereignissen können wir den alltäglichen Lebensweg der Menschen erhellen – knapp oberhalb der erstaunlichen Unterströmung der permanenten und uneingestandenen Beziehung. In diesem persönlichen Theater besteht die deutliche Gefahr, sich selbst gegenüber Maß und Hemmung zu verlieren. Behält man aber den Sinn für das rechte Maß, dann erzielt man dadurch im Hinblick auf die zwischenmenschliche Verbundenheit nicht nur größere Wirkungen, die sich beispielsweise in Vertrauen, Großzügigkeit und Inspiration äußern; auch die kleinen Zeichen von Verbundenheit, die sich in Augenblicken des Erkennens zeigen, werden dann sichtbar: vielleicht in einem Achselzucken, vielleicht in der chronischen Angst, die in kleinen, ausweichenden Augenbewegungen erkennbar wird, oder vielleicht in einer Aussage, die noch nicht ausgesprochen, aber in einer nach vorne gerichteten Körperhaltung schon angedeutet wird. Durch die Betonung in der gewählten Kunstform wird die simple Erfahrung in den Vordergrund gehoben und lässt uns dort, wo das Leben die Erfahrung verdunkelt hat, Neues entdecken.

Die Kunst erweitert das bereits Vertraute. Demgegenüber werden die graduellen, unauffälligen, kaum wahrnehmbaren Schritte der alltäglichen Erfahrung von unbestimmten Gefühlen begleitet, die nur eine ungenaue Orientierung unserer Lebensweise zulassen. Kunst und Psychotherapie stellen ein Gegengewicht zum Gradualismus des täglichen Lebens dar. Dichter und Schriftsteller lassen sich vom langsamen Tempo der Lebensereignisse nicht einschläfern. Sie sehen den gesamten Verlauf und beschleunigen ihn so, dass wir alle ihn sehen können. In einem einzigen Werk beschreiben sie das, was ein ganzes Leben braucht, um gelebt zu werden. Diese Art der Verdichtung relevanter Ereignisse bringt tiefe Erfahrungen dazu, an der Oberfläche sichtbar zu werden.

Doch die Kunstformen dienen nicht nur der Verstärkung dessen, was ist. Sie mildern auch die Zielstrebigkeit des Denkens. Der Künstler, von den normalen Grenzen der Wahrnehmung und des Ausdrucks befreit, kann sich intensiv auf sein Erleben und seine Erfahrung konzentrieren und braucht dabei auf kulturelle Verbindlichkeiten keine Rücksicht zu nehmen. Unser Leben ist voll von alltäglichen Schwierigkeiten: wir erleben unfreundliche Reaktionen, innere Widersprüche, erreichen unsere Ziele nicht und zweifeln am Sinn des Lebens. Der Künstler erlebt solche Themen nicht als Hindernis, sondern als Inspiration für eine konzentrierte Darstellung. Der Künstler überspringt die Hürden des Alltags und extrahiert aus der Komplexität der Lebensereignisse die Unmittelbarkeit des Erlebens. Die Kunst hilft uns dabei, mehr über das Töten, Spionieren, Lieben, Verraten und das Unterwegssein zu erfahren, ohne dass wir es selbst tun müssten. Auf ähnliche Weise bietet die Life Focus Community ihren Mitgliedern eine sichere Möglichkeit, den besonderen Eigenschaften, die ihr Leben bestimmen, auf die Spur zu kommen und die notwendige Stärke zu entwickeln, um die Grenzen des eigenen Menschseins zu erfahren. Die Entdeckungen, die sich hieraus ergeben, entstammen dem Hintergrund eines allgemeinen Interesses; ihr Ziel jedoch ist die Erweiterung der Möglichkeiten des individuellen Ausdrucks.

Gewöhnlicher Kontakt

In der Life Focus Community ist das gemeinsame Gespräch im Sinne einer gewöhnlichen Unterhaltung, und nicht unter fachlichen Aspekten im Sinne von Psychotherapie oder Kunst, von zentraler Bedeutung. Es muss jedoch darauf geachtet werden, wo dieses einfache Gespräch mit der Heilungsabsicht in Verbindung gebracht werden kann, die solchen Gruppen zugrunde liegt. Die Menschen reden ja ohnehin jeden Tag miteinander – mit sehr unterschiedlichen Ergebnissen. Daher erscheint es abstrus, anzunehmen, dass solche Gespräche andere Wirkungen erzielen sollten, nur weil sie im Rahmen einer Life Focus Community stattfinden. Durch die Arbeit mit technischen Kontaktformen hat die Therapie die Grenzen der gewöhnlichen Beziehung erweitert (Polster 1995). Der Therapeut bietet dem Klienten Klärung und Erläuterung, er fördert dessen Selbstwahrnehmung, stellt Verständnisfragen, bietet notwendige Unterstützung, erzeugt eine mikrokosmische Atmosphäre usw. All diese Aspekte kommen in der alltäglichen Kommunikation kaum vor. Ja, manch einer würde es wahrscheinlich seltsam finden, sich in ganz normalen Alltagssituationen so zu verhalten.

Doch der Wert solcher Zusammenkünfte hängt sehr stark von der normalen Kommunikation unter Nicht-Professionellen ab. Diese Menschen werden eingeladen, über ihre Erfahrungen zu berichten und sich gegenseitig zu erzählen, wie sie darüber denken – ohne den Vorteil einer professionellen Ausbildung oder der individuellen Anleitung, wie sie in einer professionellen Psychotherapie möglich ist. Obwohl die Rahmenbedingungen unter professioneller Leitung konzipiert werden, muss das Gespräch aus den Teilnehmern selbst erwachsen. Nehmen wir an, die Aufgabe der Teilnehmer bestünde darin, in Kleingruppen von drei oder vier Personen darüber zu sprechen, welche Erfahrungen sie mit dem Verlust von Gepäck, einer Überraschungsparty oder mit falschen Unterstellungen und Anschuldigungen gemacht haben. Die Antworten würden Ereignisse zum Vorschein bringen, die vielleicht mit Angst, Drama, Feierlichkeit, stoischer Gelassenheit, Vorsicht, Abenteuerlust etc. zu tun haben. In einer solchen Gruppe hätten diese »gewöhnlichen Gespräche« tatsächlich eine außergewöhnliche Wirkung.

Warum? Die Antwort liegt darin begründet, was ich über die Idee des Heiligen (Kapitel 2 und 3) und die Techniken, mit deren Hilfe man die Tiefe der Seele eines Menschen erreichen kann (Kapitel 7) bereits gesagt habe. Ich möchte an dieser Stelle noch einmal wiederholen, dass die Erfahrung des Heiligen, wie ich sie definiert habe, Menschen hilft, jene Grenzen zu überschreiten, die jedem Leben durch die weltliche Komplexität gesetzt sind. Abgesehen von den Besonderheiten, die ich schon beschrieben habe, erzeugt eine Zusammenkunft von Menschen eine Atmosphäre der Stimulation und der Sicherheit. Die Kraft der gemeinsamen Unternehmung hilft jedem einzelnen, tiefer nach innen schauen und sich freier ausdrücken zu können.

Allgemeine Erfahrungen können durch Erinnerungen, Körperempfindungen, Phantasie oder logisches Denken konkretisiert werden; das wird häufig übersehen. Der Lebenshintergrund eines Menschen ist oft schwer zu fassen, aber er ist immer da, und jeder Mensch hat den Reflex (so häufig dieser auch unterdrückt werden mag), zwischen verschiedenen, voneinander getrennten Lebenserfahrungen Zusammenhänge zu entdecken. Durch die Erfahrung der Teilnahme an solchen Gemeinschaftstreffen wird jede Erfahrung von Verbundenheit zu mehr Verbundenheit führen. Je mehr Unterstützung jemand von der Gemeinschaft, auf die er sich eingelassen hat, erfährt, desto wahrscheinlicher ist es, dass er das Gefühl der Zusammengehörigkeit als ermutigend erlebt. Überdies achten die Leiter der Life Focus Communities darauf, dass brachliegende Erfahrungen und fehlende psychologische Unterstützung wiederhergestellt werden können.

Dem Anschein nach ist es keine große Sache, verschiedene Aspekte seines Lebens in der Gemeinschaft mit anderen Menschen zu teilen, schon deshalb nicht, weil uns diese Möglichkeit jeden Tag mit all den Menschen bietet, die zu unserem normalen Leben gehören. Doch viele Menschen tun das nicht, es sei denn auf eine eher rücksichtslose Weise. Denjenigen aber, die das gerne wollen, hilft die fokussierte Aufmerksamkeit einer Gemeinschaft, ihrer persönlichen Erfahrung eine besondere Bedeutung zu verleihen; sei es durch ihre vergrößernde und verstärkende Kraft, die ich beschrieben habe, weil man für eine Weile aus dem täglichen Gedränge heraustritt, oder auch weil im Zusammensein mit anderen unser Bedürfnis nach Verbundenheit angesprochen wird. Dieses Gefühl der Einheit entsteht, wenn man sich von jemandem gehört und wahrgenommen fühlt, der in einer Gemeinschaft Bedeutung hat und der sich wirklich für das interessiert, was im Leben passiert. Es entsteht, wenn wir unseren eigenen Horizont erweitern, indem wir wirklich zuhören und uns im seelischen Raum des anderen zurechtfinden.

Humor

Humor und andere lebendige Kommunikationsformen tragen dazu bei, diesem Engagement eine persönliche Note zu verleihen und es zu flexibilisieren. Viele Menschen glauben, dass Humor in der Therapie ein Ausweichen vor ernsthafter Zuwendung und Aufmerksamkeit darstellt. Wenn jemand mit ernsthaften Problemen zur Therapie kommt, hat die Humor-Bereitschaft natürlich gewisse Grenzen, und einem leidenden Menschen mit Humor zu begegnen, kann in der Tat sehr irritierend wirken, wenn nicht gar demütigend. Aber Humor als bloßes Ausweichmanöver zu verstehen, heißt auch, seine heilsamen Wirkungen außer acht zu lassen. Wir haben hier drei Aspekte zu berücksichtigen. Erstens: angenommen, dass der Humor auf einfühlsame Weise und zur rechten Zeit ins Spiel kommt, kann er helfen, Gefühle auszudrücken und ein hervorragender Wegbereiter für Lebendigkeit und Überraschungsgeist sein. Das Lachen ist eine Anzahlung auf spätere Gefühle, denn Menschen, die zusammen lachen können, können auch zusammen weinen. Das Lachen ist kein Ersatz für Tränen, sondern Vorbereitung auf den Ausdruck von Gefühlen, so dass es die Einladung, zu passender Zeit auch weinen zu dürfen, gewissermaßen schon in sich trägt. Zweitens stellt das Lachen alles, was geschieht, in einen relativen Kontext; manchmal aus ironischer Perspektive, manchmal als Ausweg aus einer Sackgasse, und manchmal in schlichter Freude aneinander. Und drittens durchbricht der Humor das Denkgefüge eines Menschen und erweitert so dessen Flexibilität beim Erzählen von Geschichten. Es wird schwieriger, mit einer zwanghaft wiederholten Klage fortzufahren, wenn ein mildes Lachen die Erzählung aufwärmt. Jedes neue Element, das Fixierung in eine neue, lebendige Erfahrung verwandelt, öffnet den Geist für eine formende, nicht vorgeformte Zukunft.

Relationale Synchronizität

Aus solchen kontaktverstärkenden therapeutischen Phänomenen allgemein zugängliche Übungen zu machen, ist für Therapeuten eine Herausforderung. Es gibt viele Möglichkeiten, Mittel zu entwerfen, um Menschen in Kontakt zu bringen. Ich beschreibe hier eine Übung, anhand derer ich versucht habe, zwischenmenschliche Verbundenheit zu demonstrieren: Ich bat die Gruppenteilnehmer, sich jeweils zu zweit zusammenzufinden. Dann bat ich jeden einzelnen, sich ein wenig Zeit zu nehmen, um sich visuell ganz in die andere Person zu vertiefen. Wenn beide Partner ein starkes und klares Gefühl für den anderen haben, schließen sie die Augen und schauen in den inneren Raum, wie auf eine Kinoleinwand. Die Teilnehmer erlauben sich selbst, auf der inneren Leinwand Szenen und Ereignisse auftauchen zu lassen. Wenn die Serie der imaginierten Ereignisse beendet ist, öffnen die Teilnehmer die Augen und erzählen sich gegenseitig, was sie auf der inneren Leinwand gesehen haben.

Angenommen, eine Frau sieht ein Kind im Hof eines Landhauses auf einem Autoreifen schaukeln, der an einem Seil von einem Baum herabhängt. Dann bekommt das Kind Durst und läuft zum Haus. Dabei stößt es sich den Kopf an der Tür und fällt hin. Es steht wieder auf, klopft sich ab und läuft zurück zur Schaukel. Für diese Geschichte gibt es keinen Kontext. Es ist lediglich der Bericht dessen, was die Frau auf ihrer inneren Leinwand gesehen hat.

Als die Frau ihrer Partnerin erzählt, was sie gesehen hat, ist diese erstaunt, wie sehr diese Bilder ihr eigenes Leben berühren. Es stellt sich heraus, dass die Partnerin auf einer Farm lebte, in deren Nähe eine Bahnstrecke verlief; und wenn das Pfeifen eines Zuges zu hören war, kletterte sie auf einen Baum, um den vorbeifahrenden Zug zu beobachten. Mehrmals stürzte sie vom Baum und wurde dafür bestraft, dass sie hinaufgeklettert war. Schließlich bat sie niemanden mehr um Hilfe, auch nicht, wenn sie fiel. Sie erinnerte sich daran, wie stark sie sich in ihrem Ungehorsam fühlte und wie frei sie sich fühlte, weil sie keine Angst vor Bestrafung mehr zu haben brauchte.

In diesen Erfahrungen gibt es offensichtlich eine Art von Synchronizität. Im Laufe der Jahre hat es mich immer wieder überrascht, wie oft Menschen durch Ereignisse miteinander verbunden waren, die zu Beginn des Gespräches in keinem erkennbaren Zusammenhang standen. Man mag über die Existenz hellseherischer Fähigkeiten spekulieren oder annehmen, dass der Reflex zur Verbundenheit eine gemeinsame Basis für viele verschiedene Erfahrungen bildet. Insgesamt finden Geschichten – allemal solche, die von Schriftstellern erzählt werden – häufig aufmerksame Zuhörer, weil sie gemeinsame Umstände des Menschseins beschreiben. Was wir in der Life Focus Community mit solchen Übungen darstellen wollen, ist die Fähigkeit, sich von inneren Bildern nicht ängstigen zu lassen, sondern ihnen mit Interesse zu begegnen,. Die zweite Lektion widmet sich dann der Entdeckung unerwarteter Verbindungen. Während wir annehmen, dass die Bilder des Erzählers ganz privater Natur und ohne jeden Bezug zum Hörer sind, erkennt der Hörer doch einen Weg, auf dem der Erzähler und »Erfinder« der Bilder in seine oder ihre eigene Erfahrung eingedrungen ist. Auch wenn die Synchronizität nicht gewährleistet werden kann, bringt der Impuls zur Resonanz durch die natürliche Verbundenheit der einzelnen Leben Manifestationen dieser Verbundenheit zum Vorschein.

Die Leben verschiedener Menschen unterscheiden sich nicht so gravierend voneinander, dass ein Leben nicht von vergleichbaren Erfahrungen eines anderen Lebens profitieren könnte. In solchen Prozessen zeigt sich das eigentliche Thema dieses Kapitels, nämlich die Wiederentdeckung unserer Sensibilität für gegenseitige Verbundenheit angesichts eines nicht in den Griff zu bekommenden Universums. Diese Unordnung des Lebens wirft uns aus der Bahn und behindert unsere Gefühle von Verbundenheit. Doch die Wiederherstellung dieser Verbundenheit wird unterstützt durch Leitung und die Möglichkeit, die Vielfalt der Erfahrungen zu erkennen, die unsere zwischenmenschliche Verbundenheit umfasst.

Ich möchte noch erwähnen, dass das Ringen um Verbundenheit zumindest bis auf die griechische Antike zurückgeht (Nietzsche, 1967). Dort gab es den utopischen Glauben an eine ursprüngliche Einheit, während Individuation Ursprung und erste Ursache allen Leidens darstellte. Erst in jüngster Zeit werfen wir in der westlichen Zivilisation wieder einen kritischen Blick auf die Individualität und erkennen, wie sehr sie uns exponiert, isoliert und der Unterstützung durch Familie und Gemeinschaft entfremdet hat. Die psychotherapeutischen Theorien erkennen inzwischen immer deutlicher die Notwendigkeit an, den Verlust an Unterstützung und Identität durch die Gemeinschaft wieder auszugleichen. Gestalttherapeuten, intersubjektive Therapeuten und relationale Therapeuten gehören zu denjenigen, die eine Art wechselseitiger Bezogenheit betonen, die den griechischen Vorstellungen einer ursprünglichen Einheit vielleicht nahekommen. Auch wenn diese Betonung der Beziehung eine Korrektur gegenüber der vorausgegangenen Betonung von Individualität darstellt, könnte ein noch weiter gefasstes Konzept von Verbundenheit die beiden widerstreitenden Aspekte in sich vereinigen und sowohl Einheit als auch Individualität als unteilbare Kräfte würdigen, die auf der Suche nach einem gesunden Leben wirksam sind.

11
VERBUNDENHEIT: VON SELBST ZU SELBST

Die vierte Dimension der Verbundenheit ist die zwischen Selbst und Selbst. Das Konzept des Selbst liefert etwas, das in der Idee des Unbewussten nie explizit enthalten war: das Bedürfnis, zu wissen, wer wir sind. Bevor die Psychoanalyse entstand, war die Erforschung der Seele vor allem Ausdruck des uralten Versuchs, das Wesen des Menschen zu erkennen. Doch die Psychoanalyse ging einen neuen Weg und bemühte sich um eine klareres, wissenschaftlich motiviertes Verständnis des Unbewussten. Besonders auffällig war, welche Rolle das Unbewusste bei dem Versuch spielte, verschiedene Funktionsstörungen zu erklären, unter denen gestörte Menschen litten. Die Psychotherapie versuchte daraufhin, verdrängte, unbewusste Inhalte wieder zugänglich zu machen. Obwohl diese Wiederherstellung unbewusster Inhalte auch das Selbstgefühl der Betroffenen veränderte, galt die psychoanalytische Arbeit mehr der Wiederherstellung von Funktion als der Wiederherstellung von Identität. Das Hauptaugenmerk des Konzepts der Seele hingegen lag nicht so sehr auf der persönlichen Funktionalität, sondern auf der Essenz, dem Wesen einer Person – wenngleich dieses Verständnis von Identität zu allen Zeiten ein vergleichsweise unscharfes gewesen ist.

Die Seele repräsentierte eine unvergängliche und grundlegende Qualität im Leben eines jeden Menschen. Wer an die Seele glaubte, hatte damit ein verlässliches und ewig gültiges Gefühl für die eigene Essenz, dem die Höhen und Tiefen des täglichen Lebens nichts anhaben konnten. Diese Seele transzendiert jede irdische Beschränkung und beinhaltet die Perspektive des ewig Lebendigen – selbst körperlos, und doch wesentliche Grundlage für die zeitlich-vergängliche Erfahrung. Dann tauchte das Selbst auf, das als Enkel der Seele und Kind des Unbewussten beide beerbte und der Suche nach Identität und Orientierung eine neue, präzisere und beweglichere Basis verlieh als die Idee des Unbewussten vermocht hatte. Das Selbst verbindet die Gefühlsbetontheit und Menschlichkeit der Seele mit den nüchternen Schwingungen des Unbewussten und ermöglicht besser beschreibbare und empirische Erklärungsansätze für unsere individuelle Lebensweise. Ich möchte hier ein Selbst beschreiben, das diese Aspekte der Gefühlsbetontheit und der empirischen Erklärbarkeit zwar beinhaltet, gleichzeitig jedoch die persönliche Alltagserfahrung stärker mit einbezieht als das Konzept der Seele, und mehr Empathie für den Zustand des Einzelnen ermöglicht als die Dynamik des Unbewussten dies vorsieht.

Ein wesentlicher Vorteil des Konzepts des Selbst gegenüber dem der Seele besteht darin, dass es nicht nur das Bedürfnis nach persönlicher Essenz anspricht, sondern auch die Ereignisse im Leben eines Menschen mit einbezieht. Unser Selbstgefühl entsteht aus dem, was wir tun und fühlen und wie unsere Umwelt darauf reagiert. Gleichzeitig erhalten wir die Gefühlsbetonung der Seele dadurch, dass wir auch die weicheren Aspekte dieses Konzeptes berücksichtigen, insbesondere das Bedürfnis zu wissen, wer wir sind. Insofern ist das Konzept des Selbst nicht von den ihm vorausgegangenen Begriffen der Seele und des Unbewussten getrennt zu betrachten, sondern baut auf beiden auf, um die Anerkennung des Bedürfnisses nach persönlicher Essenz und Akkumulation zu ermöglichen und dabei den inneren Geist und die ereignishafte Qualität des Alltags einzubeziehen.

Arten des Selbst

Die individuelle Akkumulation, die ich als Selbst bezeichne, entsteht auf unterschiedlichen Ebenen. Einige Theoretiker haben eine hochgradig allgemein gehaltene Klassifikation des Selbst entwickelt und beschreiben darin das »echte« Selbst oder das »wahre« Selbst oder das »Kernselbst«. Andere sehen im Selbst eher eine Bandbreite verschiedener Aspekte und unterscheiden zwischen dem »narzisstischen« und dem »grandiosen« Selbst, die jeweils bestimmte Arten der Erfahrung repräsentieren, dabei aber die Individualität der persönlichen Identität nicht darstellen. Oder, wie ich (1995) das Selbst beschrieben habe, kann man auch von spezifischeren Selbstformationen sprechen, die dann zusammen eine Selbst-Population widerspiegeln. Solche Erfahrungscluster bieten zusammenfassende Identifikationsarten, die einen Menschen ausmachen. Wenn diese Cluster sich verbinden und erkennbar werden, kann man ihnen Namen geben und beispielsweise als ehrgeiziges Selbst, gerissenes Selbst, großzügiges Selbst, rationales Selbst oder als Künstlerselbst bezeichnen, wobei jedes dieser Selbste sich aus einer Vielfalt an Erfahrungen des jeweiligen Menschen zusammensetzt. Diese Selbste entstehen aus einer größeren Anzahl von Erfahrungen, etwa wenn man von der Mutter angeschrien wurde, bereits als kleines Kind zu Museumsbesuchen mitgenommen wurde, Gewalt miterlebt hat, oder sich nach einer Liebesbeziehung gesehnt hat. Sie sind das Ergebnis unzähliger Ereignisse und der

Schlüssel zum Verständnis dessen, als wer ein Mensch sich selbst empfindet. Das Selbst ist eine psychologische Entität, eine anthropomorphische Geburt verschiedener Aspekte eines Menschen, die mit einem Namen versehene Erkenntnis persönlicher Eigenschaften und Erfahrungen.

Benennung des Selbst

Bei der Vereinheitlichung einer so vielfältigen Identität ist die Frage der Benennung ein wichtiger Faktor. Wenn wir etwas unter dem falschen Namen einordnen, finden wir es vielleicht nie wieder. Darüber hinaus ist das Benennen auch eine Art der Akzentuierung. Wenn Mutter Edmund beiläufig bittet, das Geschirr abzuwaschen und er das nicht tut, wird sie ihre Bitte nicht einfach wiederholen, sondern diesmal seinen Namen nennen und sagen »Edmund, bitte wasch das Geschirr ab.« Dadurch weiß Edmund, dass die Mutter es ernst meint. Miriam Polster (1992) hat aufgezeigt, dass der Benennung von Erfahrungen eine besondere Rolle zukommt, wenn es darum geht, Erfahrungen zu konzeptualisieren und dem Klienten das Gefühl zu ermöglichen, verstanden zu werden:

> Das Vermögen, den richtigen Namen zu gebrauchen, ist auch für die Konzeptualisierung der Erfahrung entscheidend. Viele Menschen, die ich in der Therapie kennen lerne, haben diese Fähigkeit verloren. Unter der dichten Decke ihrer Kindheit hat man ihnen ... die falschen Worte mitgegeben, um ihre Gefühle zu beschreiben ... Dieser Mangel lässt die Menschen mit einem verschwommenen Gefühl ihrer eigenen Ausrichtung zurück und mit dem unbehaglichen Gefühl, nie wirklich verstanden zu werden. (S. 64.)

Betrachten wir diesen Benennungsprozess für eines dieser Selbste etwas genauer: Ein Mann spielt mit seinem Sohn Golf, bringt seiner Tochter ein Geburtstagsständchen, gibt einem jungen Kollegen einen Rat, lehrt seine Studenten Moralphilosophie, nimmt seine Frau in den Arm, hört anderen aufmerksam zu, diskutiert heftig mit Leuten, von denen er glaubt, dass sie ihre eigenen Interessen verkennen usw. Wie erlebt er die Organisation dieser eigenständigen Erfahrungen in seinem Selbstgefühl? Es handelt sich dabei ja nicht nur um Eigenschaften, die in seinem Leben flüchtig auftauchen, für einen Augenblick sichtbar werden oder ohne Bezug zu anderen Erfahrungen und für seine Identität belanglos wären. Wahrscheinlicher ist es, dass jede dieser Eigenschaften mit anderen einhergeht, wobei einige bestimmender sind als andere. Und gemeinsam bilden sie den Fundus an Ereignissen, aus denen dann die unterschiedlichen Aspekte des Selbstgefühls eines Menschen entstehen.

Ein Name, der zu diesen Eigenschaften passen könnte, ist das »väterliche Selbst.« Diese Identität könnte den Anstoß für die nächsten Schritte in der Therapie geben. Mit solchen Erfahrungen im Hintergrund stehen die Chancen, dass diese Bezeichnung sich als fruchtbar erweisen könnte, recht gut. Es kann nun sein, dass unser Mann dieses väterliche Selbst erkennt, oder auch nicht. Vielleicht hat es auch eine besondere persönliche Bedeutung für ihn, von der andere nichts wissen. Er mag es als Last empfinden, als Ausbeutung, oder auch als großen Segen. In seinen Beziehungen zu anderen empfindet er es vielleicht als hilfreich, oder eben nicht. Oder es ist in manchen Beziehungen ein Segen, bei anderen hingegen ein Fluch. Angenommen, wir hätten bei diesem Mann noch andere Verhaltensweisen entdeckt, wie Zorn, wenn seine Pläne nicht aufgehen, oder Halsstarrigkeit. Vielleicht wäre es treffender, das, was zunächst als väterliches Selbst erschien, als dominantes Selbst zu bezeichnen. Wenn seiner Fürsorge für andere der Beigeschmack der Predigt anhaftet, sollten wir vielleicht sogar von einem Prediger-Selbst sprechen. Mit anderen Worten: die Frage der Bezeichnung bedarf eines feinen Urteilsvermögens. Der Therapeut muss sehr genau darauf achten, welche Implikationen mit der Bezeichnung solcher Erfahrungscluster verbunden sind, denn sie kann den therapeutischen Fokus sowohl verstärken als auch verzerren. Der Clusterungsprozess kann entweder kaleidoskopischen Charakter haben und zu einer Reihe verschiedener Namen führen, oder die Identität kann in sich konsistenter werden.

Es gibt einige Selbste – ich habe sie als Wesens-Selbste bezeichnet (Polster, 1995) –, die nicht unmittelbar auf den laufenden Erfahrungsprozess reagieren, weil sie schon früh und sehr fest im Organisationssystem des Menschen verankert werden. Der Verlierer in einer frühen Geschwisterrivalität beispielsweise, kann sich sein Leben lang als Verlierer fühlen, auch wenn sein Leben eine einzige Erfolgsgeschichte darstellt. Andererseits könnte jemand, der aus frühen Geschwisterrivalitäten immer als Gewinner hervorgegangen ist, sich selbst mit Erfahrungen, die auf die meisten Menschen demoralisierend wirken würden, noch erfolgreich fühlen. Dem gegenüber stehen solche Selbste, die ich als Teil-Selbste bezeichnet habe. Sie reagieren unmittelbarer auf den laufenden Erfahrungsprozess, gehören zur kontinuierlichen Entwicklung eines Menschen, bleiben mehr oder weniger aktuell und schaffen im Rahmen der fluktuierenden Identität eines Menschen Raum für neue Erfahrungen. Die therapeutische Aufgabe gestaltet sich einfacher in der Arbeit mit Teil-Selbsten. Da aber die meisten Menschen auch Wesens-Selbste in sich tragen, kommt es entscheidend darauf an, diese flexibler werden zu lassen, selbst wenn die Reste des alten Selbst unterschwellig immer mitwirken und das aktuelle Selbstgefühl eines Menschen mit beeinflussen. In der in Kapitel 8 beschriebenen Sitzung mit Anita wurde deutlich, dass sie keinen Anteil ihres stählernen Selbst haben wollte, eines Wesens-Selbst, das ihre ebenfalls vorhandene Wärme chronisch verhüllte. Daher war sie immer auf der Hut, dass jeden Moment – selbst dann, wenn sie ihre eigene Wärme spürte – dieses stählerne Wesen ihrer selbst zum Vorschein kommen könnte. Während unserer Sitzung entdeckte sie, dass ihr stählernes Selbst nicht so bedrohlich war, wie sie dachte. Im Gegenteil: wenn sie durch die Beziehung Wärme erfuhr, konnte sie in ihrer Verbundenheit mit anderen sowohl warmherzig als auch stark sein. Genau darin besteht aber die therapeutische Aufgabe: die Verbindung zwischen überholten Selbstbildern des eigenen Lebens und der aktuellen Erfahrungswelt wiederherzustellen. Dann ist das Selbst nicht mehr fixierte Abstraktion dessen, was jemand ist, sondern eine kontinuierlich sich entwickelnde Akkumulation und Zeugnis einer lebendig erfahrenen Ganzheit.

Das Selbst im Dialog

Mit dem Anliegen, unscharfe Abstraktionen zu konkretisieren, entwickelte die Gestalttherapie bereits vor langer Zeit das zweiteilige Konzept eines Selbst-in-Aktion. Zunächst war da das Konzept der neurotischen Spaltung (Perls et al., 1951), in dem die Entfremdungen aufgezeigt wurden, die entstehen, wenn widersprüchliche Botschaften, Bedürfnisse und Handlungen nicht miteinander in Einklang gebracht werden können. Daraus entstand die Technik der Personalisierung und des Dialogs zwischen verschiedenen, abgespaltenen Anteilen eines Menschen. Der stille, gewöhnlich unbewusste, innere Dialog kann durch den therapeutischen Diskurs zwischen verschiedenen inneren Anteilen, die an der inneren Unterhaltung beteiligt sind, zum Vorschein gebracht werden. Innerhalb des großen Mosaiks persönlicher Eigenschaften kann jede einzelne mit anderen um die vorherrschende Stellung konkurrieren. Durch das Akzeptieren dieser Vielfalt wird die ganze Menagerie innerer Charaktere in den Fluss des therapeutischen Prozesses aufgenommen. Und wenn wir solche Multilaritäten (Polster, 1987) in den Fokus nehmen, könnten wir bei der therapeutischen Arbeit mit einem einzelnen Menschen – und all seinen Selbsten – gewissermaßen auch von Gruppentherapie sprechen.

Wie kann nun der Therapeut angesichts dieser konkurrierenden, voneinander entfremdeten Anteile einer Person, die Identitätsbildung ansprechen? Angenommen, der Therapeut hat eine große Menge an Informationen über die Lebenserfahrungen eines bestimmten Klienten gesammelt. Nun setzt er diese Informationen zusammen und identifiziert ein Erfahrungscluster seines Klienten als »Draufgänger«, ein anderes als »Leser«, also jemand, der nicht mehr möchte als ein ruhiges Eckchen, in dem er lesen kann. Wir könnten die Hypothese aufstellen, dass es sich bei diesen Anteilen der Person um »Selbste« handelt, die in der Gesamtheit des Lebens dieses Menschen ihren eigenen Platz haben. Diese beiden »Selbste« (Polster, 1995) haben aber aufgrund ihrer strengen Polarisierung zu einer Fragmentierung der Person beigetragen, die nun der Wiederherstellung der persönlichen Integrität bedarf. Um ihre Einheit wiederherzustellen, könnte ein Dialog eingeführt werden, verknüpft mit der Erwartung, dass ein zunehmendes Sich-Einlassen beider Anteile diese wieder zueinander führt.

In einem vom Therapeuten moderierten Dialog erscheint das Draufgänger-Selbst diktatorisch; es schimpft auf das Leser-Selbst, gefälligst aus sich herauskommen. Das Leser-Selbst äußert sich im Gegenzug verächtlich über die unbezähmbare, lüsterne Art des Draufgänger-Selbst. Da der Dialog aus festgefahrenen Positionen heraus geführt wird, entsteht dabei nichts als die schale Wiederholung bekannter Phrasen, wodurch die Hoffnungslosigkeit der Integration sogar noch bestätigt wird. Der Therapeut achtet nun in jeder einzelnen Aussage auf stereotype Haltungen, das Sinken des Energieniveaus, das Abwerten dessen, was der andere eigentlich sagt, die gewohnheitsmäßige Entfremdung und die eingeschränkte Sprache. Wenn der Therapeut diesen so wenig gefühlvollen, angemessenen oder originellen Austausch eine Zeit lang so moderiert, dass solche Qualitäten wieder Raum finden können, beginnen beide Seiten, einen anderen, besseren Kontakt zueinander zu entwickeln.

Angenommen das Leser-Selbst, inzwischen ehrlicher geworden und mit mehr Selbstunterstützung, sagt zum Draufgänger-Selbst: »Weißt du eigentlich, wie gut es mir geht, wenn ich lese? Aber du tust dieses gute Gefühl ab, läufst herum wie ein kopfloses Huhn und erwartest, dass ich mich dir anschließe.« Als Reaktion auf diese inzwischen schon klare Art von Kontakt könnte der Draufgänger sagen: »Ohne mich hättest du weder ein Haus zum Leben noch die Muße zum Lesen.« Nun kommt die Unterhaltung in Gang, und jeder spürt in dem Gesagten nicht nur die eigene, sondern auch die Lebendigkeit des anderen. Wird dieser verbesserte Kontakt einmal wirklich bewusst wahrgenommen, ist damit der Weg zur Synthese geebnet. Natürlich hat jedes Selbst seinen eigenen Standpunkt, dennoch sind die Interessen beider miteinander verbunden. Wenn der Therapeut die Qualität des Austauschs im Auge behält, kann die Synthese beider Anteile gelingen, so dass der Klient sich stärker als Ganzheit wahrnimmt und von beiden Aspekten profitiert.

Anwendung in der Life Focus Community

Wenn wir die Verbundenheit zwischen verschiedenen Anteilen einer Person im Blick haben, stellt sich die Frage, wie wir solchen inneren Konflikten in der Life Focus Community nun begegnen können. Angenommen, wir bitten die Teilnehmer einer Gruppe, sich zu viert zusammenzusetzen und sich über denkwürdige Ereignisse in ihrem Leben auszutauschen. Während eine Person erzählt, versuchen die anderen, die strukturellen Faktoren in diesen Erfahrungsberichten zu benennen. Ein Gruppenteilnehmer erzählt beispielsweise von seiner ersten Reise. Die Familie wohnte in Charleston, South Carolina und fuhr in Ferien nach Virginia Beach. Während der Autofahrt musste er zur Toilette, aber sein Vater dachte, er wolle nur quengeln und hielt nicht an. Dem Jungen fiel es unglaublich schwer, den Drang zurückzuhalten. Mit viel Mühe gelang es ihm eine Zeit lang, einzuhalten, aber schließlich schrie er laut, so dass sein Vater verstand, dass er es ernst meinte und endlich anhielt. Er schaffte es gerade noch zur Toilette. Obwohl er es am Ende geschafft hatte, spürt er, dass diese Erfahrung sein Vertrauen in seinen Vater ernsthaft beschädigt hatte, und obwohl man das im Alltag nicht sonderlich merkte, weil er mit seinem Vater eigentlich gut zurechtkam, hat er ihm die Respektlosigkeit und die Demütigung, die er als sein Sohn damals empfunden hatte, nie wirklich verziehen.

Einer der anderen Gruppenteilnehmer sagt daraufhin: »Du hast wirklich Mumm in den Knochen und so lange ausgehalten, bis es einfach nicht mehr ging.« Ein anderer meint: »Du hast diesen Groll wirklich lange Zeit mit dir herumgetragen.« Der dritte sagt: »Ich wüsste gerne, ob ihr in Virginia Beach einen schönen Urlaub verbracht habt.« Sie sprechen weiter über diese Erfahrung, und der Erzähler sagt, welche Rückmeldung seinem Gefühl nach am besten zu ihm passt. Er sagt, er betrachtete sich selbst als entschlossenen, ja hartnäckigen Menschen, der sich nicht leicht emotional von anderen berühren lässt. Dann wird er sehr weich, und diejenigen, die seine Hartnäckigkeit kennen, sind sehr überrascht, dass er so einfühlsam sein kann. Schließlich bezeichnet er dieses gegensätzliche Paar von Eigenschaften als seine hartnäckige und seine kindlich-weiche Seite. Dann bekommt er die

Aufgabe, bis zum nächsten Treffen einen Dialog zwischen der hartnäckigen und der kindlich-weichen Seite aufzuschreiben und den anderen zu sagen, was in dem Dialog geschieht. Die anderen Mitglieder der Kleingruppe machen dasselbe: sie erzählen von einer beeindruckenden Erfahrung, erforschen sie mit Hilfe der anderen und schreiben ebenfalls bis zum nächsten Treffen einen inneren Dialog dazu.

Den meisten Menschen fällt es nicht schwer, das Prinzip der inneren Vielfalt zu verstehen, und zu erkennen, dass es sich lohnt, die im Inneren existierenden Widersprüche miteinander zu versöhnen. Schwer ist hingegen, klar zu bestimmen, was an ihnen wahr ist, und was nicht. Bin ich großzügig, wenn ich es nicht immer und überall bin? Bin ich geizig, weil ich warte, bis etwas billiger wird, bevor ich es kaufe? Warum reagieren die Leute auf mich so, als ob ich freundlich wäre, während ich mich in Wahrheit unerreichbar fühle? Warum finden sie mich schön, wenn ich mich hässlich finde? Dieser Prozess der Identifikation des eigenen Selbst ist entscheidend für die persönliche Kohärenz und das Gefühl, ganz bei sich zu sein. Um den Veränderungen der eigenen Entwicklung Rechung zu tragen, müssen die fixierten Identitäten, in denen die meisten Menschen feststecken, durch gegenwärtige, aktuelle Erfahrungen aufgerüttelt werden. Menschen verändern ihre Fähigkeiten, ihre Kraft, ihre Attraktivität, ihre Möglichkeiten und ihre Beziehungen. Hinkt ihr Selbstgefühl diesen Veränderungen aber hinterher, dann werden sie unter dem Gefühl von Mangel leiden, obwohl sie aus starken, neuen Erfahrungen neue Selbstbilder entwickeln könnten. Die Ermöglichung solcher Erfahrungen ist das *sine qua non* der Psychotherapie und der Life Focus Community.

Flüchtigkeit des Selbst

Unter anderem aufgrund seiner flüchtigen Bedeutung wurde dem Selbst lange Zeit die Anerkennung als gültiges psychologisches Konzept verweigert. Carl Rogers (1959) schreibt, dass ihn die Beharrlichkeit überrascht hat, mit der seine Klienten dieses Konzept zur Sprache brachten. Zunächst hatte er sich geweigert, das Selbst zu erforschen, weil es sich dabei um einen »vagen, uneindeutigen, wissenschaftlich bedeutungslosen Begriff« handelte.

Als seine Klienten ihn jedoch darauf zurückwarfen, indem sie immer wieder von einem Selbst sprachen, erkannte er die Wichtigkeit dieses Begriffs. Diese Menschen wollten wissen, wer sie »wirklich waren.« Sie klagten darüber, nicht die Wahl zu haben, wirklich »sie selbst zu sein.« Rogers beobachtete, dass seine Klienten häufig Dinge sagten wie: »Ich frage mich, wer ich wirklich bin« oder »Ich hatte nie die Chance, ich selbst zu sein« oder

»Es ist ein gutes Gefühl, mich selbst in Ruhe zu lassen und einfach ich selbst zu sein.« (S. 200 - 201.)

Was aber ist dieser Mensch, der auf verschiedenen Organisationsebenen funktioniert? Und daher: Was ist überhaupt Organisation? Ist nicht auch der Einzelne eine Organisation – von Erfahrungen, Empfindungen, Gefühlen, Haltungen, Ereignissen usw.? Eine Frau, die in ein juristisches Amt berufen werden sollte, wurde als für diese Position ungeeignet betrachtet, weil sie eine illegale Einwanderin als Kindermädchen eingestellt hatte. Ist diese eine Erfahrung wirklich kennzeichnend für den Charakter dieser Frau? Hätte sie sich über die Herkunft des Kindermädchens Gedanken gemacht, dann hätte diese ungesetzliche Handlungsweise ihren Charakter besiegelt; und so sahen es anscheinend die vielen Menschen, die gegen ihre Berufung protestierten. Ein ähnliches Problem der persönlichen Identität ergibt sich, wenn eine Person sich aufgrund ihrer schlechtesten Momente definiert, wie etwa die Kindheitsphase, als sie ihrem Bruder manchmal ins Ohr gebissen hat, oder aufgrund der Tatsache, einen Geschäftspartner schon einmal über den Tisch gezogen zu haben. Die Erkenntnis, dass wir eine Vielzahl von Selbsten in uns tragen, ist ein Schritt in Richtung ihrer Aussöhnung und verhindert, dass eines dieser Selbste eine diktatorische Macht ausüben kann.

Was aber kann einen Menschen wirklich kennzeichnen: Erfolg, Autorität, die Liebe anderer Menschen, familiäres Ansehen, ein bestimmter Wertekatalog, bevorzugte Formen der Unterhaltung, ...? Wenn ich dir sage, dass es nett von dir war, mich anzurufen, beziehe ich mich lediglich auf dein nettes Verhalten, nicht auf dein Selbst. Die Antwort ist mehrdeutig, weil deine Identität über das simple Verhalten hinausgeht. Du kannst bei einer bestimmten Gelegenheit freundlich und nett sein, auch ohne ein freundliches Selbst zu haben, denn das Selbst ist eine Repräsentation einer bestimmten Identität, deren Schwelle persönlich und individuell ist. Seine Existenz ist eine psychologische Kreation, aber dennoch real, allerdings nicht konkret und unerbittlich. Es ist für diejenigen Aspekte des Menschen reserviert, die eine ausreichend charakteristische Qualität aufweisen. Es ist eine Möglichkeit, in die Spalten und Risse der fehlenden Identität vorzudringen und ein Bild zu erschaffen, das dem Leben Orientierung verleihen und es verstehbar machen kann. Von dem griechischen Sprichwort »Erkenne dich selbst« zu dem modernen Wunsch »ich selbst zu sein«, sucht der Mensch nach einer Lebensweise, die mit seinen eigenen Erfahrungen, Werten und Absichten übereinstimmt. Das Selbst ist eine Instanz des Bewusstseins dessen, was in uns ist und eine Zusammenfassung unserer persönlichen Natur und unseres Wesens.

12
ABSCHLIESSENDE GEDANKEN

Im Rahmen der privaten Psychotherapie haben sich Psychotherapeuten nur am Rande mit Fragen der Moral beschäftigt, zumal diese stärker für das Zusammenleben in der Gemeinschaft von Belang sind. Die Arbeit von Psychotherapeuten konzentriert sich vor allem auf das Wohlergehen ihrer Klienten. Darüber hinaus kennen sie im allgemeinen das Phänomen, dass viele Klienten problematische Erfahrungen mit Moral gemacht haben, sei es durch ein erlebtes Übermaß an Moral oder durch Fehlinterpretationen anderer. Obwohl die jüdisch-christlichen Religionen hinsichtlich der Stellung von Moral auch Unterschiede aufweisen, sprechen sie doch im großen und ganzen mit einer monolithischen Klarheit. Dem gegenüber zeichnet die Psychotherapie sich gerade durch den weitgehenden Verzicht auf moralische Maßregeln und das Nichtvorhandensein von organisierter Autorität aus. Einer der Hauptzwecke psychotherapeutischer Praxis liegt von jeher in der vorwiegend individuellen Befreiung von Einschränkungen des Gefühls und Verhaltens, die durch absolutistische Moralvorstellungen hervorgebracht wurden.

Der entschiedenste Anwalt dieser Befreiung war Freud. Getragen von der Welle einer außerordentlich starken kulturellen Lebendigkeit zu Beginn des 20. Jahrhunderts, konfrontierte er die religiöse Disziplin mit dem Anspruch, althergebrachte und fest etablierte Wertvorstellungen in Frage zu stellen und sie aus einer weltlichen Position heraus auf ihre Gültigkeit hin zu überprüfen. In seinen Ausführungen über die Grenzen der individuellen Psyche beschäftigte er sich ausgiebig mit dem Gedanken, die Vormachtstellung der Autorität entschieden in Frage zu stellen und sie auf eine nachrangige Position zu verweisen. Die selbstdefinierenden Anteile des Einzelnen hingegen sollten gestärkt werden und eine deutliche Aufwertung erfahren. Wenn also jemand zur Therapie kam, standen nicht mehr die Interessen der Gemeinschaft im Vordergrund, sondern die des Klienten. In der Folge erlebte das dadurch instabil gewordene Fundament westlicher Gesellschaften einen Wandel: weg von dem vertrauten moralischen Führungsanspruch – hin zu den Herausforderungen eines lebhaften, freien und entschlossenen Geistes. Nachdem die Dynamik einer solcherart befreiten und gelösten Psyche im Laufe des letzten

Jahrhunderts immer wieder untersucht und beschrieben wurde, könnten die Life Focus Communities sich einer durch diese Entwicklung relativierten Moralität wieder öffnen; einer Moralität, die der Notwendigkeit, die nicht unterdrückbare Vielfalt menschlicher Erfahrung mit jener sozialen Verbundenheit zu versöhnen, die durch moralische Einigkeit gefördert und verstärkt wird.

Aber auch wenn von der Psychotherapie das Signal einer neuen Art von Moralität ausgeht, sind ihre Einzelaussagen diesbezüglich nicht so klar wie etwa die der Religion. Dass moralische Aspekte wie Integrität, Ehrlichkeit, Liebe, Selbstachtung, Gegenseitigkeit, Empathie und viele andere für Psychotherapeuten von großer Wichtigkeit sind, ist offensichtlich, aber diese Wichtigkeit ist nicht unveränderlich festgeschrieben. Diese Beweglichkeit aber wurde nicht selten als Amoralität verstanden, und nicht als eine erneuerte, veränderte Art von Moralität. Solche in einem neuen Lichte betrachteten moralischen Akzente basieren auf uralten Wertvorstellungen, die allerdings durch ihre Relativierung und Modernisierung den Charakter des Orientierung gebenden Leitbildes eingebüßt haben. Wenn wir beispielsweise von Empathie sprechen, hat das nicht denselben Appellcharakter wie der Satz »Liebe deinen Nächsten wie dich selbst.« Durch ihren nachvollziehbaren Mangel an striktem Absolutheitsanspruch haben viele Therapeuten die tiefere Moral, die ihr neu gewonnenes Verständnis des menschlichen Geistes untermauert hat, heruntergespielt. David Brooks (2004) betont die eher fade Relativität dieser weltlichen Moralität. In einem Aufsatz über Tom Wolfes Roman *I Am Charlotte Simmons*, schreibt er, dass Wolfe

> eine Gesellschaft beschreibt, in der wir immer noch vage Vorstellungen von Gut und Böse, von Laster und Tugend haben, aber die moralische Grundstruktur, die all diese Ideen zusammenhält, ist verlorengegangen. ... Das Wort »Unmoral« klingt inzwischen obsolet ... Gebildete Menschen verwehren sich gegen die Vorstellung eines absolut Bösen, [und] ein hypermaterialistischer Neurowissenschaftler kann das Wort »Seele« nur in Anführungszeichen verwenden. (S. A31.)

Würden Hölle, Feuer, Schwefel und Verdammnis eine bessere Alternative darstellen? Zwar birgt moralische Relativität das Risiko moralischer Neutralität in sich, sie ist aber auch eine ernsthafte Antwort auf die Realität menschlicher Erfahrung. Denn sie berücksichtigt erstens die Tatsache, dass wir alle mit Unzulänglichkeiten im Umgang mit der Komplexität unserer Umwelt leben müssen, und zweitens, dass es in der Dynamik unseres persönlichen Hintergrundes eine Vielzahl von Widersprüchen gibt, die unsere Orientierung erschweren. Wie solche grundsätzlichen Überlegungen auf hilfreiche Weise in die kulturellen Richtlinien einfließen und dabei individuelle Unterschiede und besonderen Umstände berücksichtigt werden können, ist eine Frage, die schwerer zu beantworten ist und über den Rahmen der Psychotherapie hinausgeht. Ein simples »Es geschehe« ist nicht die Antwort der Psychotherapie. Die Frage, wie sie ihre eigene Moral etablieren kann, mit der nötigen Konkretheit, die der Religion eigen ist, geht über das Thema dieses Buches hinaus, muss aber mit Blick auf die Entwicklung einer umfassenden gemeinschaftlichen Orientierung als unvermeidliche Herausforderung akzeptiert werden. Moralische Anarchie kann ebenso viele Probleme hervorbringen wie moralischer Autoritarismus.

Die Spaltung zwischen diesen beiden Alternativen verlangt nach einer Integration, die den Respekt vor dem persönlichen Bedürfnis mit dem vor gesellschaftlichen Kontrollansprüchen verbindet. Und wenn der Versuch dieser Integration ein geschärftes Bewusstsein für das permanente und natürliche Vorhandensein von Konflikten in uns allen berücksichtigt, wird er auch nicht notwendig in schale Neutralität münden. Ein wesentlicher Teil der Integrationsarbeit in den Life Focus Communities besteht darin, dass moralische Aussagen nicht kategorisch, sondern klar und lebendig gemacht werden. Ein Instrument, das sich hierfür anbietet, ist die Geschichte, die sich durch die Interaktion der teilnehmenden Personen entwickelt. Die Geschichte wird auf natürliche Weise ihre eigene Moral hervorbringen und braucht sie nicht vorgeschrieben zu bekommen. Jemand, der beispielsweise als Kind seinen älteren Bruder immer wieder beschuldigt hat, ihm weh zu tun, ist vielleicht mit dem schlechten Gefühl aufgewachsen, dass seine falschen Anschuldigungen unmoralisch waren. Das Wiedererzählen der Geschichte bringt die Umstände wieder ans Licht, und dadurch kann es sein, dass das Unmoralische sich als vorübergehender Fehler herausstellt, und nicht als Zeichen einer fixierten Identität. Wie Menschen sich hätten verhalten sollen, kann sich nur zeigen, wenn der Kontext der Ereignisse im freien Austausch der Gemeinschaft neu betrachtet wird.

Die psychologische Moral, die zwar vorhanden, aber nicht von außen gesetzt ist, umfasst Aspekte mindestens zweier relevanter Denkrichtungen. Die eine Komponente ist der Naturalismus, der sich beispielsweise in den Untersuchungen zur kindlichen Moralentwicklung durch Kohlberg, Gilligan und anderen widerspiegelt. Dabei wird davon ausgegangen, dass Menschen mit zunehmender Reife eine natürliche Moralität entwickeln, die nicht nur durch Sozialisation hervorgebracht wird, sondern unserer Natur als soziale Wesen entspricht. Die zweite Komponente ist die der Empathie, deren zentrale Bedeutung in besonderer Weise durch Carl Rogers und Heinz Kohut hervorgehoben wurde. Als Quelle der gegenseitigen Verbundenheit unterstützt Empathie die menschliche Bestimmung zu einem Leben in Gegenseitigkeit und stärkt den Widerstand gegen unseren vergleichsweise zwingenden Reflex, der Bedrohung durch eine gefährliche bzw. gefährdende Andersartigkeit durch Zerstörung zu entgehen. Verbindet man die Idee der Empathie mit dem gestalttherapeutischen Kontaktverständnis, dann blüht sie in der Kontinuität und Synthese geradezu auf, die im allgemeinen durch vorschnelle Urteile darüber, was richtig und was falsch ist, verhindert wird.

Unser Schicksal als moralbegabte Wesen ist für das zivilisierte Leben von zentraler Bedeutung. Wenn wir die natürlichen moralischen Grundlagen, die uns als Menschen miteinander verbinden, nicht in unser Leben integrieren würden, gäbe es nicht genügend Polizisten und Priester, um unsere zwischenmenschlichen Beziehungen erfolgreich kontrollieren zu können. In früheren Jahrhunderten zog moralische Pflichtverletzung nicht nur Schuld und Scham nach sich, sondern auch Resignation. Seit dem Aufkommen der Psychologie sind nicht nur Schuld und Scham intensiv erforscht worden, sondern auch die korrektive Wirkung der Erkenntnis eigener Irrtümer und ihrer potentiell zerstörerischen, lähmenden und quälenden Auswirkung auf denjenigen, der die Moral verletzt hat. In psychologischen Kreisen jedoch ist die Ergebenheit gegenüber Schuld und Scham vor der Notwendigkeit zurückgetreten, etwas gegen moralische Dilemmata zu tun, was ebenso wichtig geworden ist wie die Notwendigkeit, sie als solche zu erkennen.

Das daraus resultierende Bedürfnis, die Psychotherapie als einen Raum zu nutzen, in dem der verlorengegangene Kontext wiederhergestellt werden kann, ist in unserer Gesellschaft so stark, dass lediglich die Frage der persönlichen Finanzierbarkeit noch einer der Religion vergleichbaren Verbreitung im Wege steht. Dieser finanzielle Faktor versetzt die Versicherungen in die Lage zu entscheiden, wer Psychotherapie bekommt, und wie lange. Zu der Arbeit mit großen Gruppen, deren Anleitung die Psychotherapie sich als fähig erwiesen hat, könnte ein deutlich größerer Teil der Bevölkerung Zugang finden. Die Life Focus Communities, zugänglich und finanziell erschwinglich, löschen keineswegs die Schuld aus, die moralische Positionen mit sich bringen, aber sie tragen dazu bei, unseren Platz in der Gemeinschaft menschlicher und angemessener zu machen.

Zusammenfassung

Sei ihrer Entstehung hat die Psychotherapie als innovative Kraft die kulturelle Entwicklung des letzten Jahrhunderts entscheidend mitgeprägt. Als weiteren Schritt in ihrer natürlichen Entwicklung, nämlich durch die Übertragung des vorhandenen Wissens auf die Life Focus Community, könnte die Psychotherapie eine Ausweitung erfahren, die über den vertrauten Rahmen der Religion hinausgeht. Dabei kommt sie ohne die Notwendigkeit des Glaubens an Gott aus und kann mit dem weltlichen Fortschritt – insbesondere auf dem Gebiet der Neurologie und einer progressiven Moral – in Einklang gebracht werden. Auch bietet die Life Focus Community neue Möglichkeiten der gemeinschaftlichen Zusammenkunft, die auf traditionellen Formen des künstlerischen Ausdrucks basieren und dazu angetan sind, die zwischenmenschliche Kommunikation, ein bewusstes Lebensgefühl und den Sinn für Autonomie in Verbundenheit zu fördern. Die Konkretisierung dieser Kräfte geht mit der Einführung neuer Praxisansätze einher, so etwa mit Übungen, die sowohl die Interaktion in der Gruppe fördern als auch im alltäglichen Leben des Einzelnen Anwendung finden können. Mit dem Angebot eines derart erweiterten Repertoires könnte die Psychotherapie ihre eigene Zielrichtung neu definieren. Ausgehend von ihrer ursprünglichen Funktion als medizinischem Instrument zur Behandlung psychologischer Störungen innerhalb der Gesellschaft, wächst sie so zu einer neuen Erkenntnis, in der sich zeigt, wie weit ihr uneingelöstes Versprechen wirklich geht.

Um das Versprechen eines therapeutisch angeleiteten Ansatzes zu erfüllen, habe ich einige Leitlinien beschrieben die 1) Menschen in ihrem täglichen Leben Orientierung geben, 2) das Zusammentreffen vieler Menschen erleichtern, die eine verlässliche, einladende Gemeinschaft bilden wollen, und 3) zu fortlaufenden Möglichkeiten anregen, um diese Prinzipien auf lange Sicht praktisch umsetzen zu können. Die Entwicklungen des letzten Jahrhunderts haben zu all den experimentellen und prozessualen Errungenschaften geführt, die das menschliche Mandat für Verbundenheit auf einzigartige Weise verdeutlicht haben. Es geht um die Suche nach Mitteln und Wegen, um Zugehörigkeit, Kohärenz, Kontinuität und Ganzheitlichkeit zu festigen. Diese Aufgabe basiert auf der Frage, wie wir unser Leben leben und welchen Aspekten wir dabei unsere Aufmerksamkeit widmen; angefangen mit der frühen Entwicklung des Bewusstseins und einem ersten Gefühl für das menschliche Selbst. Von dort aus gehen wir weiter zu der Sicherheit einer sehr persönlichen und dauerhaften Begleitung durch einen „Anderen“ in Gestalt der Life Focus Community. Diese Form der Andersheit ist eine moderierte Antwort auf ein wahrscheinlich genetisches Bedürfnis, uns auf eine allgegenwärtige und zeitlose Andersheit einzulassen, die untrennbar mit uns selbst verbunden zu sein scheint.

Die Wiederherstellung von Verbundenheit in einer Welt, in der die Menschen zwischen Widerspruch und Vielfalt hin und hergerissen sind, ist jetzt die Herausforderung für eine Gesellschaft, die sich ihrer persönlichen Unzulänglichkeiten und der daraus resultierenden Angst immer bewusster wird, einer Angst, für die es selbst angesichts bedeutender Annäherungen der großen Religionen nicht genügend Linderung zu geben scheint. Die Rolle der Psychotherapie als Instrument eines wachsenden Verbundenheitsgefühls hat maßgeblich zur Verbindung von Weltlichem und Heiligem beigetragen und stellt für all jene, die – auf individueller oder gesellschaftlicher Ebene – von dieser Verbindung profitieren, eine vielversprechende Entwicklung dar.

*

In diesem Buch ist von einem neuen, allgemein zugänglichen Ansatz die Rede, der Menschen helfen soll, mehr Klarheit zu entwickeln, der Gemeinschaftlichkeit von Erfahrung nachzuspüren und ihren eigenen Weg zu gehen, ohne auf die dazu nötige Begleitung verzichten zu müssen. Als Instrument dazu dient ein auf Dauer angelegtes Forum, in dem Menschen einander zuhören, sich gegenseitig bedeutsame Geschichten aus ihrem Leben erzählen, zusammen singen, tanzen und ihre individuellen Möglichkeiten nutzen können, um die Entfaltung des eigenen und des Lebens anderer Menschen bewusst zu erfahren und mitzuerleben. Man mag sich fragen, ob die Bildung solcher Gemeinschaften nicht überzogene Erwartungen schürt oder Gefahr läuft, eine kulthafte Atmosphäre zu erzeugen und zwischen Hingabe und verstärktem Selbstbewusstsein nicht mehr zu unterscheiden. Es gibt genügend Beispiele für Massenphänomene, bei denen Menschen angesichts eines überragenden Einheitswunsches jeden Sinn für ein normales Maß für Gerechtigkeit, gesunden Menschenverstand oder die Angemessenheit der Mittel verloren haben. Besonders deutlich wurde dies in vielen an Utopien orientierten Gemeinschaften, die nicht nur dem täglichen Leben neue Richtlinien gegeben haben, sondern sich auch deutlich von der Komplexität der sie umgebenden Kultur abgrenzen mussten, also jenes größeren Organismus, für den solche Utopien eine permanente Gefahr darstellen. Auch wenn in diesem Buch immer wieder von Gemeinschaften die Rede ist, darf man den Unterschied zwischen dem Konzept der Life Focus Community und anderen Entwürfen nicht aus dem Auge verlieren. Utopische Gemeinschaften wie etwa die in B.F. Skinner's Roman Walden Two dargestellte, oder andere reale Formen wie die Oneida- oder die Amanakolonien sind darauf ausgerichtet, einen individuellen Lebensstil zu entwickeln, der auf einzigartigen Gesetzen und Gewohnheiten basiert. Die Mitglieder der Life Focus Communities können sich völlig frei bewegen und selbst entscheiden, ob sie sich zwischen den gemeinsamen Treffen begegnen wollen, oder nicht. Ob die Leute an Gott glauben und zur Kirche gehen, oder nicht, tut nichts zur Sache. Auch die kulturellen Vorlieben können sehr unterschiedlich ausfallen. Der gemeinsame Nenner besteht in den regelmäßigen Treffen, bei denen sich die Mitglieder auf den Prozess ihres Lebens konzentrieren, ein Gefühl von Zuverlässigkeit und Zusammengehörigkeit entwickeln und sich der Entwicklung der eigenen Persönlichkeit widmen. Jefferson's Bemerkung zur Demokratie gilt auch für die Life Focus Community, denn auch hier ist eine „stetige Wachsamkeit" gefragt. Bei dem Streben nach Selbstverwirklichung, das diesen Treffen zugrundeliegt, geht es darum, Freiheit und Individualität auf der einen und gemeinschaftliche Interessen auf der anderen Seite miteinander in Einklang zu bringen. Dabei stellt die gemeinschaftliche Dimension eine unausweichliche Herausforderung dar. Zwar gibt es keine Garantie dafür, das die Zusammenkünfte in der Gemeinschaft sich für den einzelnen immer als interessant erweisen; andererseits hat jeder einzelne die Möglichkeit, die Entwicklung der Gemeinschaft mitzugestalten. Angesichts des immensen Umfangs des Unbekannten und der Unergründlichkeit der inneren Vielfalt, entwickeln viele Menschen auf ihrer Suche nach Zugehörigkeit ein Gefühl von Ehrfurcht. Die große Offenheit gegenüber neuen Erfahrungen, die mit diesem Gefühl einhergeht, hat im therapeutischen Prozes schon immer eine zentrale Rolle gespielt. Das Gefühl von Ehrfucht in der bekanntermaßen oft engen Beziehung zwischen Therapeut und Klient ist häufig als bloßes Übertragungsphänomen, als fehlgeleitete Erwartungshaltung, verzweifelte Intimität oder als hypnotische Beeinflussbarkeit interpretiert worden. Die darin erkennbare Vorsicht ist verständlich, zumal es vorkommt, dass Menschen das Gefühl von Ehrfurcht verzerren und daraus Abhängigkeiten, gestelzte Kommunikationsformen, selbstverleugnende Unterwürfigkeit oder eine falsch verstandene Hingabe an charismatische Leitfiguren entstehen. Doch trotz aller Gefahren, die mit der Wahrnehmung von Ehrfurcht einhergehen, dürfen wir nicht vergessen, welche universelle Anziehungskraft von diesem Gefühl ausgeht; denn es kann auch dazu beitragen, Lernprozesse zu fördern und zu einer Quelle der Inspiration für die heilsame Verbundenheit mit anderen werden. Die Kraft der Gemeinschaftlichkeit und das ihr innewohnende Gegenstück: die individuelle Freiheit sind Teil eines Lebensprozesses, der darauf abzielt, dass Menschen das Gefühl entwickeln können, in diesem Universum ihren rechten Platz gefunden zu haben. *E pluribus unum!*

ANHANG

GEDANKEN EINES MEISTERS
ERVING POLSTER IM GESPRÄCH MIT LYNNE JACOBS

Aufgezeichnet am 8. 9. 2006 auf der 5. Konferenz der Organisation »Gestalt Australia and New Zealand (GANZ)« in Melbourne / Australien.

Der Beitrag ist zuerst erschienen in: Gestalt Journal of Australia and New Zealand, 2007, Vol 3. No.2, S. 8-26. © Gestalt Australia and New Zealand (GANZ), 2007. Für die freundliche Genehmigung der Veröffentlichung in deutscher Sprache danken wir den Herausgebern der Zeitschrift »Gestalt Journal of Australia and New Zealand« (und dort besonders Richie Robertson), wie auch der amerikanischen Gestalttherapeutin Lynne Jacobs, die dieses Gespräch mit Erving Polster geführt hat. Aus dem Amerikanischen von Thomas Bliesener. Deutsche Erstveröffentlichung in »Gestaltkritik. Die Zeitschrift für Gestalttherapie«, 1/2009 (GIK Gestalt-Institut Köln).

Einleitung durch den Tagungsleiter Gabe Phillips

Ich möchte jetzt die nächste Sitzung eröffnen. Diese Plenumssitzung haben wir unter das Motto gestellt »Gedenken unserer Geschichte – Gedanken eines Meisters«. Aber warum veranstalten wir überhaupt solch eine Sitzung, und wieso nennen wir sie gerade »Gedanken eines Meisters«? Nun, das ist ganz einfach. In Erving Polsters Person sind das Jetzt und das Damals miteinander verbunden, denn er ist zugleich Mitbegründer und Zeitzeuge und blieb über die Jahre hinweg bis in die Gegenwart von sehr großer Bedeutung. Zum andern kommen in der Person von Lynne Jacobs das Jetzt und das Dann zusammen, denn sie ist mit ihren Gedanken und Träumen eine reiche Quelle der Inspiration für die Zukunft.

Dieses Gespräch wird es wert sein, dass man ihm genau zuhört, und gerade das wollen wir ja auch gleich tun. Über viele Jahre sind zahlreiche der Begründer von GANZ – die Ihnen heute als Leitgestalten der Gestalttherapie in Australien und Neuseeland bekannt sind – nach San Diego gereist, um bei Erv und Miriam Polster zu lernen. Das ist auch der Grund, warum die Entwicklung der Gestalttherapie in diesem Winkel der Welt sehr stark von Polsters bahnbrechendem Buch »Gestalttherapie: Theorie und Praxis der integrativen Gestalttherapie«[1] aus dem Jahre 1973 beeinflusst wurde und auch von den vielen danach erschienenen Veröffentlichungen, ganz zu schweigen von den wunderbaren Sommerabenden in Südkalifornien und den Gesprächen am Strand von Black's Beach.

»Gedanken eines Meisters.« Aber um was für eine Art Meister handelt es sich? Ich möchte dazu kurz die Geschichte einer eigenen Erfahrung mit Erv erzählen. Erv, falls Du uns schon zuhörst, bitte entschuldige, dass ich sie nicht erst nach Dir erzähle. Diese Geschichte kann vielleicht etwas Licht auf die Frage nach dem Meister werfen. Es war Sommer. Es war Anfang der neunziger Jahre. Es war heiß. Erv trinkt gerne Cola. Übrigens tut es ihm Lynne hierin gleich. Sie sollten also Cola trinken, wenn Sie herausragende Gestalttherapeuten werden wollen.

[Publikum lacht.]

Für Erv hatten die großen Mengen Flüssigkeit und eine nicht sehr starke Blase die Folge, dass er häufig nach Sie-wissen-schon-wohin gehen musste. Die Gruppe hatte ihre Morgensitzung hinter sich. Es war eine der wunderbaren Sitzungen, wo Erv immer wieder auf verblüffende Art einen Satz neu liest, auf erfrischende Weise den Kern von etwas freilegt, die Augenbrauen anhebt, uns Durchblick verschafft und uns das Gefühl vermittelt, von ihm ganz genau gesehen zu werden. Wir waren an diesem Morgen Zeugen der Weisheit und Präsenz eines Meisters geworden. Danach schlenderten wir über das Gelände der Universität von San Diego und wollten zur Nachmittagssitzung in die dritte Etage. Auf dem Weg nach oben blieb der Fahrstuhl zwischen dem zweiten und dem dritten Stock stehen.

Da hingen also Erv und ich mit zwei reichlich gefüllten Blasen und einer fast leeren Coladose im Fahrstuhl fest und hatten keine Ahnung, wie lange es noch dauern würde bis zu unserer Rettung. Ich sah, wie Erv seine leere Dose und die Größe des Lochs darin sehr intensiv musterte, und ich war mir sicher, dass er dabei gewiss nicht über die Therapiegruppe nachdachte. [Gelächter.] Also, welche Art von Meister? Im Kern ist Erv ein ganz normaler, kreativer und humorvoller Mensch. Dabei ist er zutiefst durchdrungen von Menschlichkeit, Freundlichkeit und Anteilnahme.

Stellen wir uns also jetzt für ungefähr eine Stunde aufs Zuhören ein. Im Anschluss werden wir einige zu persönlichen Antworten an den runden Tisch bitten. Danach schließlich geben wir Raum für alle, etwas über ihre Erfahrung beim Anhören dieses Gesprächs mitzuteilen. Als besonderen Gast des Abends begrüßen wir nun Lynne. Sie wird das Gespräch mit Erv führen. Bitte heißen Sie Lynne willkommen. [Beifall.]

Jacobs: Ok. Ich würde als erstes gerne erzählen, was in mir vorging, als ich dasaß und der Einleitung zuhörte. Haben auch Sie die Einleitung mitgehört?

Polster: Ich habe zugehört... Allerdings war es etwas undeutlich. Ich konnte nicht alles verstehen, aber einen Teil hab ich gehört.

Jacobs: Dann wissen Sie wohl, dass er eine peinliche Geschichte über Sie in einem Fahrstuhl erzählte.

Polster: Die hab ich nicht gehört. [Publikum lacht.]

Jacobs: Vielleicht kann ich Ihrer Erinnerung nachhelfen. Es geht um einen Fahrstuhl an der Universität von San Diego, der stecken blieb. Darin fuhren Sie und Gabe Phillips mit vollen Blasen und einer Coladose. [Augenzwinkernd gesagt.]

Polster: [lachend] Haben wir das Cola ausgegossen und sie benutzt?

Jacobs: Das verriet er nicht. Das ließ er unausgesprochen. [Publikum und Erv lachen.] Gut. Was in mir vorging, als er diese peinliche Geschichte erzählte, ist: ich bekam einfach Lust, vor mich hin zu kichern. Und es sind nun dreißig Jahre, dass wir uns nicht mehr direkt über unsere Ideen ausgetauscht haben. Wissen Sie das? Wir sind uns zwar immer wieder begegnet, aber wir haben uns nie zusammengesetzt und Gedanken ausgetauscht.

Polster: Oh, ich dachte, wir hätten uns eine Menge über die Boston Red Sox [ein Baseballteam der USA] erzählt.

Jacobs: Ja, das ist wahr. Übrigens nebenbei gesagt, ich habe gehört, dass die Pads [Baseballteam in Ervs Heimatstadt San Diego] zurzeit nicht so gut dastehen. Und die Dodgers [Baseballteam in Lynnes Heimatstadt Los Angeles] liegen zurzeit ziemlich gut im Rennen. [Erv lacht.] Vor dreißig Jahren waren, na, ich will's mal so sagen: Ich hab gekichert, weil sich jetzt die Möglichkeit auftut – wobei ich etwas Schuldgefühle habe, dass ich die Gunst dieser Gruppe dafür ausnutze – weil sich die Möglichkeit auftut, dass wir uns zusammensetzen und ich mit Ihnen rede. Vor dreißig Jahren haben wir das schon einmal getan. Ich hatte Sie angeschrieben mit der Bitte um ein Interview für meine Doktorarbeit. Und Sie haben freudig zugestimmt. So bin ich dann nach San Diego rüber gefahren und habe mich mit Ihnen getroffen. Und als Folge unseres Gesprächs nahmen Sie einen wichtigen Platz in meiner Dissertation ein. Wahrscheinlich können Sie sich daran nicht mehr erinnern. Jedenfalls sehen Sie so aus, als ob Sie sich nicht mehr erinnern würden.

Polster: So wie ich ausseh', so geht's mir auch [Publikum lacht.]

Jacobs: [lächelnd] Ich bin wirklich einfühlsam, wissen Sie ... Aber wie dem auch sei, das war tatsächlich das einzige Mal, dass wir uns zusammensetzten und uns miteinander unterhielten. Sonst habe ich Sie nur gesehen, wenn Sie Vorträge hielten. Und Sie haben mich gesehen, wenn ich Vorträge hielt.

Polster: Ja, wir hatten manchen Meinungsaustausch.

Jacobs: Ja, ein paar wenige. Aber jetzt freu ich mich darauf, mit Ihnen eine ganze Stunde zuzubringen, zum ersten Mal seit dreißig Jahren. [Erv stimmt zu.]

Ich möchte direkt einsteigen mit einem wichtigen Thema. Ich glaube, das ist so am besten, wenn es auch für Sie in Ordnung ist. Könnten Sie uns etwas darüber sagen, wie Ihr Leben nach dem Tod von Miriam aussieht. Denn natürlich wissen alle hier im Raum vom Tode Miriams. Aber manch einer hat keine Vorstellung davon, wie es für Sie danach weiterging. Den Zuhörern könnte es helfen, sich zu orientieren.

Polster: Wie lange sollte ich darüber sprechen? Es ist so viel. [Lange Pause.] Ich weiß einfach nicht, wie tief ich darin einsteigen soll. Aber Sie können sich vorstellen, Miriam und ich waren 52 Jahre verheiratet, wir haben zusammen gelebt und zusammen gearbeitet. Ich habe sie sehr verehrt, und sie hatte einen festen Platz in allem, in fast allem, was ich tat. Es war ein bewegender Prozess, all dies noch einmal durchzuleben, als sie krank war, und schließlich, als sie starb. [Pause.] Ich hatte ein Gefühl wie noch nie zuvor, nämlich das Gefühl eines weiten Raums, in dem sich überhaupt nichts bewegt. Und ich machte trotzdem weiter und hatte dabei auch viel Unterstützung von Freunden. Mir taten die Beziehungen mit ihnen sehr gut.

Jacobs: Ich kann mich erinnern, wie Sie mir in einer Email schrieben, dass Sie diese Freundschaften jetzt noch mehr schätzten als je zuvor.

Polster: Ja, ich weiß jetzt nicht, wie ich es genau darin sagte. Aber das Bedeutsame an diesen Freundschaften war, dass sie nicht so sehr UNS meinten, sondern dass sie MICH meinten und ich SIE meinte. Mit Freunden hatten wir immer viel gemeinsam unternommen. Damit will ich nicht sagen, ich wäre kein Individuum geblieben oder Miriam wäre kein Individuum geblieben. Aber früher, wenn ich mit ihnen zusammen war, war ich nicht als Einzelner mit ihnen zusammen. Ich will auch nicht sagen, ich wäre niemals als Einzelner mit ihnen zusammen gewesen. Aber nun fühlte es sich doch anders an.

Jacobs: Das ist wie eine Neudefinition.

Polster: Ja, denn jetzt war kein weiteres Verbindungsglied dabei. Ich war mir zunächst gar nicht sicher, ob sie mich allein genau so gern haben würden, wenn Miriam nicht mit von der Partie war. Anscheinend taten sie es. [Lynne kichert.] Das war für mich sehr ermutigend und sehr beflügelnd und leistete einen sehr großen Beitrag dazu, dass ich in Bewegung bleiben konnte. Ich habe einfach weitergelebt mit der Einstellung, dass das als nächstes passiert, was als nächstes passiert. Da war das Leben reich. Allerdings waren dies, egal wie intensiv ich mit meinen Freunden zusammen war, jeden Tag nur ein paar Stunden, im besten Fall. Ansonsten war ich gewohnt, dass ich nach Hause komme, ein paar Anrufe mache, Miriam in den Arm nehme, mit ihr lache, Erlebnisse erzähle und einfach mit ihr zusammen bin.

So ungefähr also ist es mir ergangen. Und dann, nachdem sie gestorben war, kam ich aus dem Rückzug wieder heraus. Ich nahm zwar nicht die Praxis wieder auf, aber ich machte Workshops, hielt Vorträge, schrieb Artikel, alles Dinge, die ich vorher eine ganze Zeitlang liegen gelassen hatte. Das war sehr bereichernd. Und noch ein wenig später machte ich Verabredungen mit anderen Frauen. Es passierte auf geradezu unerklärliche Weise. Ich entdeckte, dass sich meine Freunde sehr um mich bemühten. Später verrieten sie mir, dass Miriam sie dazu angehalten hatte: »Bitte sorgt dafür, dass er sich auch mit Frauen trifft.« Sie war sich nicht sicher, ob ich das alleine hinbekäme [lacht]. Ja, in unserer Beziehung waren Abhängigkeit und Unabhängigkeit eigentümlich verwoben.

Ich bin jemand, der so aussieht, als könnte er nichts richtig in die Hand nehmen. Und doch habe ich das allermeiste, was auf der Tagesordnung stand, gut hinbekommen. Irgendwie ging es also. Dabei fällt mir allerdings ein, wie in unserem Kurs jemand bange auf mich zukam, um mir einen Scheck für den Teilnehmerbeitrag zu übergeben. Und dabei wohl dachte: »Kann ich ihm den anvertrauen? Weiß er, wie man damit richtig umgeht?« [Zuhörer und Erv lachen.]

Jacobs: Wenn Sie ihn in die Tasche stecken, könnte er für immer verschwinden.

Polster: Ja, so was in der Art. Auf jeden Fall war es so, dass die Leute damit anfingen, mich mit anderen Leuten bekannt zu machen, und ich bin mit vielen Leuten ausgegangen. Das war oft sehr schön. Dann bin ich Rose Lee begegnet, und wir kamen uns sehr nah, und zwar sehr rasch. Anfang des Jahres bin ich zu ihr gezogen. Und vor zwei Monaten haben wir geheiratet.

Jacobs: Phantastisch.

Polster: Sie fühlt sich mit Miriam in keinerlei Konkurrenz oder dergleichen. Ja, sie kommt sogar von sich aus öfter auf Miriam zu sprechen und fragt zum Beispiel: Was würde Miriam wohl hierzu meinen, was würde sie damit machen, und so weiter. Es besteht für mich also gar keine Notwendigkeit, an meiner Verbundenheit mit Miriam zu rütteln, damit ich mit ihr zusammen leben kann. Und das ist für mich von großer Bedeutung. Ja, das wär' also das, was ich hierüber... Also ich meine, ich weiß jetzt nicht ... [zögert]

Jacobs: Ja sehr gut. Vorhin hatten Sie keine Vorstellung, was Sie auf meine Frage am besten antworten sollten. Und was Sie nun gesagt haben, schätze ich wirklich sehr. Ein wenig davon wusste ich ja schon aus Emails. Aber wenn ich die Geschichte jetzt anhöre, steigen mir die Tränen auf. Was für eine wunderbare Geschichte [sehr emotional gesprochen].

Polster: Es ist schon erstaunlich, welche Kraft das Leben hat.

Jacobs: Ereignisse?

Polster: Ich meine damit nicht einfach, dass das Leben eine Kraft ist. Sondern das Leben hat auch die Kraft, die Richtung zu bestimmen. Es verfolgt seinen eigenen Kurs.

Jacobs: Das hört sich an wie ...

Polster: Es führt unablässig weiter. Selbst wenn man glaubt, es täte es nicht, so treibt es trotzdem voran.

Jacobs: Ja, ich höre, was Sie sagen. Also ich möchte diese Überlegungen im Moment nicht zu weit vertiefen. Aber eines muss ich doch sagen: Das, was Sie eben äußerten, klingt mir sehr nach Martin Heidegger.

Polster: Ach, tatsächlich!

Jacobs: Ja. Die Auffassung, dass das Leben bzw. das Sein seine eigenen Ziele mit uns hat und wir ihm auf dieser Fahrt folgen. Einer meiner Lieblingsartikel aus Ihrer Feder ist ein Aufsatz über Martin Heidegger.[3] Vielleicht können wir später mehr darüber reden. Im Moment möchte ich aber nicht zu viel über Gedankengänge sprechen. Auf jeden Fall, die Dinge, die Sie geschrieben haben, durchleben Sie tatsächlich selbst und bezeugen sie mit ihren eigenen Worten. Es steckt, es steckt ihnen sozusagen in den Knochen. In dem, was Sie erzählten, hat es sich gerade ereignet.

Ich möchte Sie noch etwas anderes fragen, möchte mit Ihnen noch über etwas anderes reden ... Wie Sie ja wissen, ist das Thema dieser Konferenz – genau genommen des heutigen Tags dieser Konferenz – eine Würdigung der Anfänge, des Werdens und der Weiterentwicklung der Gestalttherapie in Australien. Dabei steht die hiesige Weiterentwicklung auf den Schultern der Weiterentwicklung in anderen Teilen der Welt. Unter den Einflüssen, die dabei zum Tragen kommen, sind auch viele von Ihnen. Um ein genaueres Bild davon zu zeichnen, möchte ich mit den nächsten Fragen darauf eingehen.

Ich will mal so einsteigen: Sie haben ein ganzes Leben lang unterrichtet, geschrieben, ausgebildet und therapiert. Natürlich ist es für mich ein Kinderspiel, Sie einfach danach zu fragen. Aber ich weiß wohl, dass es für Sie Mühe machen kann, eine Antwort darauf zu geben. Was meinen Sie oder empfinden Sie, wenn Sie über Ihr Lebenswerk nachdenken? Gibt es unter Ihren Schriften oder unter Ihren Erfahrungen mit Unterricht und Ausbildung irgendwelche, die Ihnen besonders viel bedeuten oder die aus den anderen besonders herausragen?

Polster: Na ja, ich könnte jetzt im Moment einfach eine herausgreifen, um nicht ins freie Assoziieren zu verfallen.

Jacobs: Das wäre aber auch okay. Wir können so tun, als wären wir Analytiker. Fahren sie fort.

Polster: [lacht] Ich denke besonders an den Artikel »Von Zigeunern geraubt«. Geschrieben vor langer, langer Zeit.[2]

Jacobs: Ich las ihn gerade neulich noch einmal.

Polster: Aber wie auch immer. Als ich diesen Artikel schrieb, war das eine ganz neue Erfahrung für mich. Schreiben war für mich etwas Neues, zumindest Schreiben in dieser Art. Es war für mich neu, etwas aus meinem Leben in meinen Schriften widerzuspiegeln. Und das war das Thema des ganzen Buchs. Es war ein Sammelband mit den Beiträgen von 12 verschiedenen Therapeuten. Alle schrieben darüber, wie Sie ihr persönliches Leben in ihr Werk einfließen lassen. Davon konnte ich eine Menge lernen. Das gefiel mir gut. Das war, was ich selber wollte.

Jacobs: Dieser Artikel war einer der ersten, die ich noch einmal las, um mich auf unser heutiges Gespräch vorzubereiten. Mir ist darin etwas besonders aufgefallen, was mir auch in manchen anderen Schriften von Ihnen besonders auffällt, nämlich eine – ich will's mal so nennen – eine »Hermeneutik des Wohlwollens«. Ich weiß nicht, ob diese Bezeichnung genau trifft, aber ich kann es auch mit einfacheren Worten versuchen. Sie bauen immer auf Optimismus, und Sie bauen auf Vertrauen in den nächsten Augenblick. Egal, was drum herum passiert. Und dazu kam mir eine Frage, die ich gerne mit Ihnen klären würde. Wenn Sie mir darauf keine Antwort geben möchten, werden Sie sicherlich Ihre Grenzen wahren können. Es geht darum, dass Sie in diesem Artikel auf eine Tragödie Bezug nehmen. [spricht langsam, nach Worten suchend]. Nur in einem einzigen Satz, in einer einzigen Zeile. Das ist alles. Und das weckte mein Interesse, wie Sie es mit dem Tragischen halten, in Ihren Gefühlen und in Ihrer Theorie. Es ging um den Tod eines – war es ein totgeborenes Kind? Ist das ... ?

Polster: Miriam und ich hatten ein Kind, das gleich nach der Geburt starb. Sie lebte nur ein paar Minuten.

Jacobs: Das tut mir leid. Es lebte nur ein paar Minuten.

Polster: Sie lebte nur ein paar Minuten.

Jacobs: [sich korrigierend] Sie lebte nur ein paar Minuten.

Polster: Wir hatten vorher gewusst, dass es schwierig würde, weil Miriam Rhesus-negativ war. Unser vorheriges Kind hatte zerebrale Paralyse. Miriam wollte noch ein Kind. Sie war bereit, die Chance zu nutzen, aber wir wussten auch um das große Risiko. Und zuletzt wussten wir auch, dass es sehr unwahrscheinlich wäre, dass sie – falls es ein Mädchen würde – überleben könnte.

Jacobs: Ja gut. Wenn es Ihnen nichts ausmacht, werde ich jetzt nicht in dem Stil weiter fragen wie »Und wie sind Miriam und Sie damit umgegangen«. Sondern lieber, also mir stellt sich die Frage so: Was meinen Sie, welche Rolle spielen Tragödien in Ihrer Arbeit als Therapeut und in Ihrem eigenen Leben? Falls diese Frage jetzt zu schwierig ist ...

Polster: Oh, diese Frage ist nicht zu schwierig. Diese Frage ist möglicherweise genau richtig formuliert, und nur ich bin möglicherweise nicht in der Lage, sofort eine gute Antwort zu geben. Mit »gute Antwort« meine ich eine, die ich gerne geben würde, und über die ich auch nach einer halben Stunde noch froh wäre.

Jacobs: Okay, wir haben noch eine halbe Stunde zusammen. Deshalb ...

Polster: Wie bitte?

Jacobs: Weil wir noch eine halbe Stunde oder 40 Minuten zusammen haben, reicht die Zeit, dass Sie Ihre Antwort noch korrigieren können, wenn Sie wollen.

Polster: Das finde ich beruhigend [lacht]. Und das ist auch einer der Aspekte von Tragödien, über den wir nachdenken können. Nämlich dass das Leben weitergeht. Das hat etwas mit der Beweglichkeit und den kaleidoskophaften Qualitäten des Geistes zu tun. Wenn wir Glück haben, sprudelt er vor sich hin. Aber natürlich kann er auch ins Stocken geraten. Das ist der Fall bei Tragödien. Ein Ereignis ist so problematisch, es ist so schwer zu bewältigen, dass alles stockt. Wenn dann die Säfte einmal wieder in Fluss kommen, wandert die Tragödie in den Hintergrund. Sie kann jedoch nicht einfach verschwinden. Es geht hier nicht um ein reines Vergessen, nach dem wieder alles okay ist. Es geht um mehr, es geht um einen Hintergrund, der bei bestimmten Anlässen auch wieder nach vorn kommen kann.

So kann es mir auch heute noch, fünf Jahre später, passieren, dass ich das Radio anschalte oder eine bestimmte Kassette einlege und beim Anhören der Musik in Tränen ausbreche. Das ist allerdings nicht ein Weinen aus akutem

Schmerz. Sondern es ist ein Weinen aus einer inneren Fülle heraus. Die Fülle fließt einfach über, fast so wie bei einem Orgasmus. Übervoll sein und loslassen. Die gängige Auffassung von Tragödie ist hingegen, dass sich die Stauung nicht mehr löst. Dann sind wir in unserem Funktionieren beschränkt. Das, was das Tragische auflösen könnte, steht nicht zur Verfügung. Neben dem einen Ereignis, welches auch immer es war, hat alles andere keinen Bestand.

Jacobs: Es kann gut sein, dass Sie in einer halben Stunde mit dieser Antwort immer noch zufrieden sind. [Zuhörer applaudieren.] Jetzt möchte ich mit Ihnen ein wenig über diese Antwort sprechen. Als ich Ihnen zuhörte, wurde mir klar, dass ich bisher Tragödie als ein Trauma verstanden hatte, das in der Lebensgeschichte eines Menschen nicht den ihm angemessenen Platz als etwas Vergangenes einnimmt. Sondern es besteht fort und existiert gleichzeitig neben dem manifesten Leben der Gegenwart. Man lebt also dauernd in zwei Welten zugleich, einer traumatisierten und einer regulären, wenn man so sagen will. Aber vorhin haben Sie etwas formuliert, was ich so noch nicht gesehen hatte, und das finde ich jetzt sehr aufregend. Sie sagten, die normale Erfahrung hat etwas Kaleidoskopartiges. Das ist tatsächlich, das finde ich tatsächlich sehr zutreffend. Und die unbeweglich gewordene Tragödie blockiert den ganzen verfügbaren Raum, so dass für den kaleidoskopartigen Fluss neuer Erfahrung kein Platz mehr übrig bleibt. So lange, bis ...

Polster: Ich schrieb einmal etwas über den Begriff der »Schmerz / Drama-Relation«.[4] Der Zusammenhang, in dem ich diese Bezeichnung einführte, war das Geschichtenerzählen als Entfaltung der Lebensgeschichte eines Menschen. Wenn im Leben etwas sehr Schmerzhaftes passiert, dann sammelt sich aller Schmerz um diese Stelle herum, um sie zu schützen. Ähnlich wie bei einem verletzten Knie. Es schwillt an, und der Schmerz zieht alle Aufmerksamkeit auf diese Stelle. Das ist zur Heilung nötig. Aber es gibt dann keinen Kontext des Schmerzes mehr.

Jacobs: Es gibt nichts anderes als den Schmerz.

Polster: Wenn man sich dann daran begibt, die Geschichte des schmerzvollen Ereignisses in einer Erzählung zu entfalten – dabei weiß ich durchaus, dass dies nicht immer gelingt –, dann kann eine erzählte Geschichte den nötigen Abstand zur Betrachtung wiederherstellen und damit das Drama. Dann hat man sein Leben wirklich gelebt. Dann ist man nicht mehr ums Leben betrogen, sondern hat sein Leben so erlebt, dass für alles genügend Raum da war.

Jacobs: Sie haben Ihr Leben wirklich gelebt, so dass es jetzt, so dass Sie jetzt alles nacheinander anordnen können. Das heißt, es gab auch noch Neues nach der Tragödie.

Polster: Ja. Der alte Spruch »Das Leben geht weiter«. Wie in vielen Sprüchen steckt in ihm viel Weisheit.

Jacobs: Steckt in ihm etwas Wahres. Ich weiß noch, wie ich in meinem eigenen Leben weitermachte, nachdem sich ein unerwarteter tragischer Todesfall ereignet hatte. Im darauf folgenden Jahr war eine meiner liebsten Tätigkeiten, zu meinen Patenkindern zu fahren, sie zu baden, ihnen eine Geschichte vorzulesen und sie zu Bett zu bringen. Das war auch eine Art, das Leben weitergehen zu lassen.

Polster: Ja, ganz genau. Aber es gibt auch Leute, die mit der Besonderheit einer bestimmten Erfahrung so sehr – ich hätte fast gesagt – verheiratet sind, dass sie das Universelle in ihr nicht mehr fühlen.

Jacobs: Ich glaube, es gibt geradezu einen Hunger nach der Universalität einer Leidenserfahrung, aber zugleich auch die Angst davor, dass die Bedeutsamkeit des eigenen Leidens dabei untergeht. Es ist wohl eine schwierige Gratwanderung, im eigenen Leid verstanden zu werden. Auch weil es keine Worte hat. Tragödien haben oft keine Worte. Sie, Erv, sind in dieser Hinsicht jedoch sehr wortgewandt. Aber das gehört zu Ihrem besonderen Charme. [Gelächter.]

Ich möchte jetzt zu einem anderen Thema kommen. Ich habe immer noch unsere Entstehungsgeschichte im Sinn. Dazu würde ich gerne eine Notiz vorlesen, die ich bei der Lektüre eines Ihrer Artikel verfertigte. Es handelte sich um einen der Nachdrucke aus »Das Herz der Gestalttherapie. Beiträge aus vier Jahrzehnten«.[5] Diese Notiz hat eher spielerischen Charakter.

»Mit Vergnügen las ich die Beschreibung der Unterschiede in den Arbeitsstilen von Paul Goodman und Paul Weiss. Wo Sie das Interesse von Goodman an Inhalten beschreiben, besonders in erzählter Lebensgeschichte, da dachte ich an Sie selber. Wo Sie Weiss mit seiner quälenden Aufmerksamkeit auf kleinste Details und sein Vorgehen in kleinsten Schritten beschreiben, konnte ich mich selbst mit ihm identifizieren.« Ich fand diese beiden Beschreibungen wunderbar, und ich fühle mich versucht, Sie um weitere Charakterisierungen wichtiger Figuren in Ihrem Leben zu bitten. Vielleicht ist diese Frage etwas zu umfassend. Aber wenn Ihnen spontan einige Leute einfielen, zu denen Sie eine solche Skizze geben könnten, wäre das phantastisch. Und eine ähnliche Frage an Sie wäre, wen Sie besonders gerne kennen gelernt haben, was Ihnen die Bekanntschaft mit ihm bedeutet und was Sie darüber mitteilen können, wie diese Leute heutzutage leben.

Polster: Oh je [wegen des Umfangs dieser Frage]. Meinen Sie jetzt Leute, die ich während meiner Berufszeit kennen lernte, oder meinen Sie welche aus meiner Kindheit und Jugend?

Jacobs: Ich meine vor allem Leute aus der Berufszeit oder zumindest, wer auf ihre Berufstätigkeit besonderen Einfluss hatte. Diese Gruppe speziell, würde ich vorschlagen.

Polster: Also ich glaube - jetzt wollte ich etwas sagen, was mit etwas anderem im Konflikt steht.

Jacobs: Lassen Sie sich ruhig Zeit, oder folgen Sie der andern Fährte.

Polster: Vielleicht kann ich doch zu beiden etwas sagen. Als erstes dachte ich an Calvin Hall, den Dekan meines Fachbereichs an der Western Reserve [Universität in Ohio, d. Ü.], wo ich nach der Zwischenprüfung studierte. Er hatte so viel geistige Eleganz und Kreativität, einen so breiten Horizont und eine so wunderbare Gabe der Rede. Als ich dort eine Assistentenstelle in Psychologie hatte, durfte ich mit Studienanfängern Therapien durchführen. Ich war also viel am Fachbereich anwesend. Einige von uns pflegten mit ihm und anderen Mitgliedern des Fachbereichs zusammen Mittag zu machen. Während wir meistens die Brötchen beisteuerten, gaben Calvin Hall und die anderen vieles zum Besten, was mich, essender Weise, weiterbrachte. Er ist auch derjenige, der mich dazu motivierte, aus der Soziologie in die Psychologie umzusteigen.

An der Ohio University hatte ich auch mal einen Professor, der in Jugendkriminalität unterrichtete.

Jacobs: Er lehrte Sie, ein jugendlicher Straftäter zu werden?

Polster: Keine Sorge [lachend]. In diesem Kurs habe ich einen Einfluss entdeckt, der meinen Blick auf die Menschen sehr prägte. Ich wuchs nämlich in einem Milieu der unteren Mittelschicht auf, wo es keine Kriminalität gab. Ich liebte meinen Stadtteil. Dann bekam ich einen Job in einem Kino, zunächst als Platzanweiser, dann in einem anderen Stadtteil als Türsteher. Ich selbst besuchte in Cleveland die High School, aber meinen Job als Türsteher tat ich in einem der verrufensten Viertel dieser Stadt. Da stand ich nun, hier ich der Türsteher, da Jungs im gleichen Alter wie ich, doch mit einer Besserungsanstalt als Hintergrund. Ich hatte bis dahin überhaupt noch niemanden gekannt, der in einer Besserungsanstalt gewesen war. Was um Himmels willen macht man in einer Besserungsanstalt? Nun, die Bezeichnung ist heute vielleicht nicht mehr so üblich, aber dem Wesen nach handelt es sich um nichts anderes als um ein Jugendgefängnis.

Meine große Entdeckung war, dass man mit diesen Jungs Spaß haben konnte. Sie haben mir niemals etwas angetan. Wir haben miteinander gelacht. Wir haben uns geneckt. Wir haben uns Geschichten erzählt. Es war meine erste Erfahrung mit einem anderen Menschenschlag, und zwar mit leibhaften anderen Menschen, nicht mit den abstrakten Merkmalen, die man zum Einordnen und zur Abgrenzung von Menschen benutzt, so wie ich das beim Aufwachsen immer nur gehört hatte. Hier lernte ich also wirklich etwas über Jugendkriminalität.

Um nun auf den Professor zurückzukommen: er war der erste überhaupt, der mir Aufmerksamkeit schenkte. Er interessierte sich wirklich sehr für meine Erfahrungen. Er lud sogar ein paar von uns zu sich nach Hause zum Abendessen ein. Ich entwickelte meinerseits ein Verlangen nach Lernen. Das war für mich etwas Neues.

Jacobs: Ja. Davon haben Sie auch viel in Ihrem Artikel »Von Zigeunern geraubt« vermittelt, viel von dieser – ich will mal so sagen – Inselhaftigkeit Ihrer Jugendjahre. Und dieser Professor war nun jemand, der ihnen gewissermaßen das Tor geöffnet und das Vertrauen mitgegeben hat, dass Sie in die weite Welt hinausgehen konnten.

Polster: Ja, ganz genau. Ich habe immer mehr von solchen Leuten gelernt, die es mit mir gut meinten, als von solchen, die mir kritisch gegenüber standen.

Jacobs: Das gefällt mir. Ich könnte mir diesen Satz in einem Rahmen aufhängen. Eine wunderschöne Formulierung. Jetzt würde ich gerne noch auf einen anderen Punkt eingehen. Das ist einer, von dem ich Ihnen neulich in einer Email erzählte. Vielleicht gefällt er Ihnen, vielleicht auch nicht. Wenn Sie keine Lust auf ihn haben, können wir ihn auch einfach weglassen. Die Frage, die sich mir stellte, ist: Wie haben Sie sich in verschiedenen Abschnitten und in verschiedenen Augenblicken Ihres Lebens vorgestellt, was aus der Gestalttherapie werden würde? Haben Sie überhaupt daran gedacht?

Polster: Ich hab erst neulich erzählt, wie nach meinen ersten Begegnungen mit der Gestalttherapie – das war 1953, also noch ganz am Anfang des Spiels, noch vor den sechziger Jahren – wie da jemand auf mich zu kam und mich fragte: »Glauben Sie, diese Therapiemethode hat eine Zukunft?« Da habe ich ihm geantwortet: »Ja aber sicher doch, absolut. Bloß wird sie wahrscheinlich nicht diesem Namen behalten.«

Jacobs: Diese Geschichte habe ich noch nie gehört.

Polster: Und ich glaube, dass sich das auch bewahrheitet hat.

Jacobs: Ja. Und ich kann aus meiner Erfahrung als intersubjektive Analytikerin bestätigen, dass hier nach denselben Grundsätzen verfahren werden soll, die wir als Gestalttherapeuten befolgen, aber dass es dafür keine adäquate Ausbildung gibt. Dem Analytiker fehlt die persönliche Übung, die alleine ihm die gleiche Fähigkeit zum Arbeiten nahe am Prozess – wie Sie es ausdrücken würden – vermitteln könnte. Genaue Beachtung des affektiven Prozesses, Moment für Moment, Übergänge vom einen Jetzt zum nächsten Jetzt, so wie Sie es beschrieben haben. Dies könnte man auch als Emotions-Fokussierungs-Therapie bezeichnen.

Ich habe noch eine andere Frage. In der Terminologie Ihrer eigenen Arbeit – [sieht, wie sich Erv auf seinem Sessel bewegt] ... Aber hatten Sie noch mehr, was Sie dazu sagen wollten?

Polster: Ja, es gibt ... Ich habe mir schon die Frage gestellt, warum sich unser therapeutischer Ansatz nicht so stark verbreitet hat, wie es unsere Lehre eigentlich verdient. Darüber kann man nur spekulieren. Ich weiß auch nicht, warum.

Jacobs: Es ist entmutigend.

Polster: Ein Grund mag sein, dass wir zu stolz darauf sind, einer Gegenkultur anzugehören.

Jacobs: Diese Spannung wird sicher weiter bestehen, denn so viel von unserer Lebendigkeit verdanken wir ja auch dieser anarchistischen Tradition. Das müsste zwar nicht so sein, aber es ist so.

Polster: Gut, Anarchismus ist ein Teil der Erklärung, übertriebene Vereinfachung ist der andere. Die Grundlage ist eine Theorie der Paradoxe. Sie versucht eine Synthese von weit auseinander liegenden Aspekten des Daseins. Ist das nicht grundlegend für Gestalttherapie?

Jacobs: Ja.

Polster: Und dennoch blieben wir - griffen wir von vielen Paradoxen nur die eine Seite auf. Wobei ich gar nicht weiß, ob wir dazu »Paradoxe« sagen sollten oder lieber »Gegensätze«.

Jacobs: Oder »Polaritäten«?

Polster: Wir blieben zu eng, wir blieben in den Gründerjahren zu engstirnig. Ich sehe erst in der Gegenwart mehr Weite und Breite. Wir werden offener gegenüber Fragen der Gemeinschaft. Gerade jüngst bekam ich eine Email von Brian ... jetzt habe ich seinen Nachnamen vergessen.

Jacobs: O'Neil. Brian O'Neil. Er ist hier im Publikum.

Polster: Offenbar ist er dabei, in Australien Gruppen zu gründen, die mit dem übereinstimmen, was ich in meinem letzten, in meinem jüngsten Buch geschrieben habe. [6]

Jacobs: Wirklich?

Polster: Es gab einmal in den ganz frühen Tagen der Gestalttherapie das Versprechen, Therapie über die Grenzen der Praxis hinauszutragen. Ein Versprechen, die menschliche Erfahrung zu humanisieren. Schon ganz zu Beginn des Spiels sahen wir Menschen, die Patienten waren, als Menschen an, die Menschen sind. Aber irgendwie hat sich das nie über den Therapieraum hinaus in die allgemeine Öffentlichkeit ausgebreitet. Jedenfalls nicht in dem Maße, das es verdient hätte.

Jacobs: Gut, das ist aber auch gar nicht so einfach zu bewerkstelligen. Denn diejenigen, die sich für die Ausbildung interessieren, sind Leute, die Einzeltherapie anbieten. Es bilden also Therapeuten Therapeuten aus. Man müsste stattdessen die Ausbildung mit allem Nachdruck auf andere Zielgruppen zuschneiden. Das ist auch das Thema Ihres letzten Buches. Wollen Sie nicht mehr darüber sagen? Erzählen Sie uns von Ihrem letzten Buch. Ich will es für unsere Zuhörer einmal hochhalten [hebt das Buch »Uncommon Ground«[6] in die Höhe und zeigt es den Zuhörern].

Polster: Der Grundgedanke ist der: Die unausgesprochene Grundlage von Psychotherapie ist Religion. Was wir tun, ist tatsächlich dasselbe, was auch Religion tut. Wir geben den Menschen Orientierung für ihr Leben und leiten sie zum Leben an. Schon immer war unsere Neutralität trügerisch, die besagt, dass man keinen Menschen wirklich zum Leben anleiten könne. Jeder müsse das für sich tun. Man könne auch keine Methoden oder Gruppen oder Führungsseminare anbieten, die das für ein ganzes Leben leisten könnten, sondern es könne darin immer nur um begrenzte Probleme gehen.

Der Unterschied zwischen uns war also gewissermaßen einer der Medikation. Wir behandeln nicht mehr allein Pathologien, sondern weiten die Anwendung aus und schließen Wachstum mit ein. Trotzdem unterliegt ein therapie-orientierter Prozess aber weiterhin einschneidenden zeitlichen Begrenzungen. In meinem Buch dagegen geht es mir um Menschen, die sich für ein ganzes Leben zusammenfinden. Dabei geben sie sich durchaus nicht das Versprechen, für immer beieinanderzubleiben. Aber die Gruppe selbst bleibt ein Leben lang bestehen. Man kann nach eigenem Bedürfnis wieder dazukommen oder wieder weggehen. Aber man hat eine Form für das Erfordernis, dass das Leben immer wieder der Anleitung bedarf, und nicht nur eine Form für ein spezielles Problem.

Ich versuche dabei, eine Konzeption des Heiligen zu entwerfen, die sich operationalisieren lässt, anstatt dass sie so etwas Windiges würde, das sich letztlich in Aberglaube und Esoterik auflöst. Wir praktizieren in der Therapie Dinge, die ich als heilig verstehe. Ihre Funktion und Anwendung lassen sich durchaus genau beschreiben. Das ist es, was ich in meinem Buch unternommen habe.

Jacobs: Wenn ich hier einmal etwas einschieben darf. Ich würde gern aus dem Buch den Abschnitt vorlesen, in dem Sie die Merkmale des Heiligen definieren. Dann können sich diejenigen unter uns, die noch keinen Blick in das Buch taten, zumindest eine gewisse Vorstellung davon machen, worum es Ihnen darin geht.

»Die vier Qualitäten der Erfahrung des Heiligen, die aus meiner Sicht in Religion und Psychotherapie wirksam sind und die Grundlage einer Definition der geheiligten Erfahrung darstellen, sind: Verstärkung, Symbolismus, Heiligung [im Sinne von ›Wichtigkeit verleihen‹, L. J.] und unteilbare Einheit mit dem Anderen.«

Diese vier waren auch schon immer Thema in Ihren therapeutischen Ausbildungsgruppen.

Polster: Ja. Und sie sind die Themen der Psychotherapie.

Jacobs: So wie Sie sie verstehen.

Polster: Sie sind das, was wir tun. Das Buch beschreibt also diese besonderen Merkmale und wie sie in Religion und Psychotherapie zur Anwendung kommen. Es zeigt, wie Psychotherapie ihre Dinge erledigen kann, ohne zu Aberglauben oder anderen Begleitmerkmalen von Religionen Zuflucht nehmen zu müssen, die dem Psychotherapeuten viele Bauchschmerzen bereiten. Ich befasse mich jedoch über weite Strecken hinweg überhaupt nicht mit dem Begriff Gottes, ausgenommen den Hinweis, was für ein hartes Brot es ist, dem treu zu bleiben. [Gelächter im Publikum.] Hier liegt eine der großen poetischen Leistungen der Menschheitsgeschichte vor. Und Wege zu finden, wie man sich bei allem menschlichem Engagement nicht von der Andersheit anderer trennen lässt, ist eine Aufgabe, die den Lebenslauf umspannenden Gemeinschaften zukommen wird.

Jacobs: Das Buch ist wirklich faszinierend. Ich muss gestehen, dass ich über seine extensive Benutzung des »Sprachspiels« der Religion, wenn ich es richtig verstanden habe, ziemlich schockiert war. Aber es funktioniert. Denn ich als nicht-religiöser Mensch war in der Lage zu verstehen, worauf Sie hinaus wollen.

Polster: Ich habe noch nie gemocht, wenn eine einzelne Gruppe ein Monopol auf Begriffe beansprucht, die von anderen mit gleichem Recht verwendet werden könnten. So gefällt es mir zum Beispiel gar nicht, wenn eine politische Partei das Wort »Werte« für sich mit Beschlag belegt, so, als ob sie die einzigen wären, die mit Werten zu tun haben. Genau so kann ich es nicht leiden, wenn es ein Monopol auf das Heilige gibt, wo doch in Wirklichkeit das Heilige in vielen verschiedenen Dimensionen erfahren wird, ja sogar im alltäglichen Leben. Zum Beispiel die Bar, die ich während meiner Collegezeit regelmäßig mit Freunden besuchte, ist mir heilig.

Jacobs: Oh ja. Das ist auch eines der Beispiele, die Sie in dem Buch erwähnen.

Polster: Wieso ist wohl gerade dieses so auffällig? [Lacht.]

Jacobs: Ich trinke nicht, Erv. Es müssen Sie sein, dem es auffällt.

Polster: Ja ich weiß. Denn ich bin derjenige, der es erwähnt hat. - Mit Ihnen macht es wirklich Freude, sich zu unterhalten. Wussten Sie das? [Lächelt schelmisch.]

Jacobs: Doch, schon. Meistens bin ich mir dessen bewusst [lächelt verlegen]. Ja, danke.

Was ich hier tun möchte, ist, Sie zu würdigen und zugleich Sie herauszufordern, über etwas nachzudenken. Als ich zur Vorbereitung auf unser heutiges Gespräch diese und jene Veröffentlichung von Ihnen noch einmal durchlas, da sah es so aus, als würde ich immer nur sagen können als: »Ach wie gut haben Sie dies gesagt. Ach wie gut haben Sie das gesagt. Ach wie gut haben Sie jenes gesagt.« Dabei weiß ich natürlich, dass wir nicht die ganze Dauer unseres Gesprächs damit füllen können, dass ich der Gruppe vorschwärme, wie gut mir dies und das in Ihren Schriften gefällt. Aber einen kleinen Abschnitt unseres Gesprächs möchte ich doch dafür reservieren. Und danach unterhalten wir uns über Ihre Art des Nachdenkens. Wären Sie dazu bereit?

Polster: Okay.

Jacobs: Also gut. Wollen wir mal schauen, wie das gelingt. Als erstes möchte ich Ihnen sagen, welche drei Artikel von Ihnen mir am besten gefallen. Auf die Bücher will ich nicht eingehen, nur auf Artikel. Es sind die folgenden: Ihr Aufsatz über Heidegger,[2] Ihr Artikel über »Dichte therapeutische Sequenzen«[7] und Ihr vor langer langer Zeit gemeinsam mit Miriam veröffentlichter Artikel »Therapie ohne Widerstand«.[8] Ich will darauf ein bisschen genauer eingehen.

In »Therapie ohne Widerstand« nahmen Sie den Therapeuten in den Blick. Mir gefiel besonders gut, wie Sie herausstellten, dass der Therapeut dafür zuständig ist, dass Kontakt in guter Qualität möglich wird. Zwar kann er Kontakt nicht erzwingen, doch liegt bei ihm die Verantwortung dafür, dass er zustande kommen kann.

Außerdem haben Sie in diesem Artikel an das Grundverständnis der Gestalttherapie angeknüpft, dass Widerstand kein Hindernis auf dem Weg des

Wachstums ist, sondern ein vergessener Bündnispartner. Er steht stellvertretend für das Ringen des Patienten um die Wiedergewinnung seiner Würde und Autonomie. Was dem Patienten dabei bloß noch fehlt, ist quasi der Zugang zur schöpferischen Quelle hinter seiner kreativen Anpassung.

Schließlich fand ich noch einen weiteren Gedanken in diesem Artikel besonders hilfreich für Therapeuten, nämlich Ihre Betonung, dass Wachstum und Erweiterung nicht so sehr durch einen Blick auf den Mangel in Gang kommen, sondern vielmehr durch die Öffnung für das, was da ist.

Generell zeigt sich in mehreren Ihrer Artikel die Neigung, dem anderen lieber mit einer Grundhaltung des Wohlwollens als mit einer Grundhaltung der Verdächtigung zu begegnen. Das bestärkt uns sehr darin, uns vertrauensvoll auf die Bewegung einzulassen, mit der unsere Patienten von diesem Moment zum nächsten Moment weitergehen wollen. Dafür haben Sie den Terminus »Richtungshinweise bzw. -pfeile« geprägt. Sie ist eine der Sachen, die die Psychoanalyse noch zu lernen versucht. Ich habe sie von Ihnen gelernt.

Etwas anderes, was ich herausstellen möchte, haben Sie im Heidegger-Artikel[2] dargelegt. Sie haben dies auch während unseres Gesprächs hier immer wieder betont. Ich meine die Erfordernis, die Dinge umfassend und ausgewogen zu betrachten. Das haben Sie zwar nicht in diesen Worten gesagt, aber Ihr Anliegen ist klar: Wir sollen uns nicht dadurch selber beschneiden, dass wir nur einen Teil eines komplexen Sachverhalts gelten lassen. Stellen wir uns auf den Boden der Feldtheorie oder auf den Boden der Systemtheorie? Arbeiten wir nach einem Prozessmodell oder nach einem Inhaltsmodell? Im Heidegger-Artikel gehen Sie auf so etwas ganz besonders ein. Ich kann nur jedem raten: Beschaffen Sie sich diesen Artikel und lesen Sie ihn, wenn Sie nur irgend dazu kommen. In diesem Artikel wird zunächst einmal Heidegger so dargestellt, dass man ihn wirklich versteht und dass man als Gestalttherapeut etwas mit ihm anfangen kann. Aber das Hauptanliegen, das hinter diesem Artikel steht, lautet meines Erachtens: »Leute, hört zu und vertraut, hier liegt der Schlüssel, vertraut dem unsortierten Denken«.

Worauf ich hinaus will – Sie verwenden in dem Artikel die Formulierung »Punkt-Kontrapunkt« – was ich glaube, ist, dass Sie für das unsortierte Denken ein Plädoyer abgeben. In der Gegenposition dazu stehe ich selbst. Ich lege sehr großen Wert auf die Reinheit der Erkenntnismethode. Natürlich hat jede dieser Positionen ihre Stärken und ihre Schwächen. Unsortiertheit ist umfassend, und sie vermeidet zu scharfe Grenzziehungen. Sie kann brillant sein, aber dadurch auch sehr verführerisch, wie ich in einer Email an Gary Yontev über Sie schrieb, und dem stimmte er zu.

Ihr Denken ist umfassend und arbeitet mit fließenden Übergängen. Dabei verschwimmen gelegentlich auch die Unterschiede zwischen Begriffen verschiedener Herkunft. Solch ein Verschwimmen kann aber auch dazu führen, dass dahinter liegende erkenntnistheoretische Widersprüche unsichtbar bleiben. Das ist die Schattenseite davon. Andererseits werden dadurch kühne Schritte und mitreißende Visionen möglich.

In meinem psychoanalytischen Institut gibt es beide Fraktionen, die Unsortierten und die Übergenauen. Ich gehöre zu den Übergenauen. Wir Übergenauen sind in Fragen der Erkenntnisgewinnung Puristen. Wir hoffen, Widersprüche dadurch ausräumen zu können, dass wir unser Denken immer weiter präzisieren und dass wir dadurch zuletzt Raum für neue Entwicklungen der Theorie frei machen.

Sie und ich nehmen also anscheinend Position und Gegenposition ein. Nehmen wir mal ein Beispiel. Also das ist jetzt alles Hintergrund, es schafft den Kontext, in dem ich Ihre Brillanz als verführerisch bezeichne. Ein Beispiel dafür ist, wie Sie in Ihrem neuen Buch und in einigen Artikeln den Begriff »konfigurativer Reflex« benutzen. Dieser Begriff ist, wie Sie ihn hier auf etwas anwenden, erkenntnistheoretisch sehr unscharf. Er trifft allerdings einen Erfahrungsinhalt gut. Sie haben also unsere wohlbekannte Idee, dass wir Erfahrungen nur in Gestalten, nur in Ganzheiten machen, aufgegriffen und nun mit dem Terminus »konfigurativer Reflex« bezeichnet. Dadurch soll deutlicher werden, dass wir in unserer Erfahrung eine aktive Rolle spielen. Tatsächlich kann sich jeder mit dem, was er selbst erlebt, in diesem Begriff gut wieder finden. Dagegen kann man sich nur schwer in den Termini »Gestalten«, »Gestaltbildung« und »Gestaltauflösung« wieder finden. Es fällt einfach leichter, die Bezeichnung »konfigurativer Reflex« zu benutzen.

Polster: Für mich ist das Entscheidende nicht, ob einem die Wortverwendung schwerer oder leichter fällt, sondern dass in dem Begriff »Gestalt« das inhaltliche Merkmal fehlt, dass die Elemente einer Gestalt erst zu einer Gestalt geformt werden müssen. Der Begriff »Gestalt« tut so, als lebten wir von Natur aus in Gestalten. Alles sei bereits eine Gestalt. Aber dem ist nicht so. Vielmehr ist es unser interner schöpferischer Prozess, der Verstreutes miteinander verbindet und zusammenfügt. Bei jedem von uns passieren unendlich viele Dinge. Wir würden tatsächlich völlig ins Schwimmen geraten, wenn wir nicht den Reflex besäßen, darin Ordnung zu schaffen. Dabei bin ich nicht der Auffassung, dass wir über diesen Prozess erst nachdenken. Sondern er passiert einfach. Darum nenne ich ihn »Reflex«. Um diesen Sachverhalt geht es mir. Aber Reflex, die innovative Qualität von »Reflex« enthält das, was man mit dem Wort »Gestalt« gerne einfangen würde. Im Begriff Reflex ist enthalten, dass sich die Dinge erst dadurch zu Gestalten fügen, dass der Reflex am Werke ist.

Jacobs: Sie meinen also, dass stets eine Herausforderung dazu besteht.

Polster: Nichts ist einfach vorgefertigt da.

Jacobs: Ich würde jetzt gern einen Abschnitt aus einem Ihrer ...

Polster: Hat das [die Erklärung] denn eine Auswirkung auf unser Verhältnis von Position und Gegenposition?

Jacobs: Ja, doch. Ich würde letztlich dafür plädieren – ok, dann will ich es sagen. Ich würde jetzt dafür plädieren, ich würde Sie dazu drängen, ein anderes Wort als »Reflex« zu benutzen. Und ich würde gegen die Bezeichnung »intern« argumentieren. Aber das liegt wohl daran, dass ich mich lieber auf die Feldtheorie stütze, während Sie sich mehr an Systemen orientieren. Also, ich würde die Auseinandersetzung schon gerne weiterführen, so dass sich unsere Sprache weiterentwickelt. Aber ich hätte nicht das Ziel, dass einer von uns beiden gewinnt!

Polster: Okay. Es gibt bestimmte Dinge, bei denen man – Man muss einen Unterschied machen zwischen dem, was in der ewigen Wirklichkeit des ganzen Universums intern ist und dem, was Menschen kraft ihrer Sprache als intern bezeichnen. Für mich ist es nur natürlich, dass ich begrifflich zwischen intern und extern unterscheide.

Jacobs: Ja, weil auch unsere Erfahrung diesen Unterschied macht.

Polster: Ja. Und ich weiß wohl, dass die Ewigkeit aus ihrem Blickwinkel sich nicht darum scheren würde, was für mich persönlich intern oder extern ist. Die Ewigkeit kümmert sich nicht um Dinge, um die ich als Mensch mich kümmere.

Jacobs: Jetzt muss Ihnen sagen, welches Wort mir für Sie gerade in den Sinn kommt. Sie sind atemberaubend. Ich muss mich vor Ihnen verneigen. Sie sind atemberaubend mit Ihrer Redegabe und ihrem Bemühen um eine erfahrungsnahe Sprache. Das ist eine der schönsten Erfahrungen, die ich bei der Lektüre Ihrer Texte machte. Mir kommen dabei die Tränen, gerade im Moment. Das ist einfach unglaublich [mit starkem Gefühlsausdruck gesagt].

Jetzt möchte ich etwas von Ihnen vorlesen. Es stammt aus Ihrem Artikel über Heidegger, auf den ich gerne alle neugierig machen möchte. Sie sprechen darin über das Verhältnis zwischen dem Denkstil von Heidegger und dem Denkstil von Perls. Das passt jetzt nicht völlig in unseren Zusammenhang, aber lassen Sie sich davon doch einfach mitnehmen.

»Während Heideggers Sein in das Konzept des ›Ich bin‹ gehörte, beschäftigte sich Perls mehr mit dem ›Ich nehme wahr‹ und umging damit die philosophischere Suche nach dem Wesen des Seins.«[9] Er wollte nahe an der Erfahrung bleiben. Und dies ist meines Erachtens auch das Erbe Perls, das Erv fortentwickelt hat. »Wenn der Therapeut den Patienten fragt, was er wahrnimmt, richtet sich die Frage auf eine spezielle Erfahrung. Der Patient wird konkret antworten, indem er sagt, ›Ich bin hungrig‹ oder ›Ich bin traurig‹ oder ›Ich zittere‹ oder, paradoxer Weise, ›Mich verwirrt Ihre Frage‹. Deshalb ist die Frage nach dem Gewahrsein, anstelle derjenigen nach dem Sein, sprachlich viel zugänglicher und macht sie somit therapeutisch gesehen praktikabler. Obwohl das Konzept des Gewahrseins näher als das des Seins an die gewöhnliche therapeutische Brauchbarkeit heranrückt, bleibt es gleichsam in der ›Familie‹ des Seins, indem es die Aufdeckung von Qualitäten der Existenz, der ›Ist-heit‹ wie Heidegger es sagen könnte, fordert und die Aufmerksamkeit auf Sinneswahrnehmungen, Gefühle und Werte lenkt, alles Aspekte des Seins, die normalerweise von Intellektualismus, Tradition, Technik oder Alltagsgegebenheiten ›überdeckt‹ sind.«[10]

Also ich finde dies von einer verführerischen Brillanz. Es ist so einfach ausgedrückt und dabei so brillant. Da kann ich nur sagen: »Wie schaffen Sie das bloß?«

Polster: Danke.

Jacobs: Bitte. Gerne. Ich glaube, wir müssen uns jetzt auch schon auf das Ende zu bewegen. Vielleicht kann die Abschlussfrage ... Was ich jetzt noch tun möchte, ist, Ihnen Raum zu geben für Anmerkungen zu dieser Veranstaltung, die jetzt zum zehnten Male stattfindet. Natürlich hat die Gestalttherapie in Australien eine längere Geschichte. Aber ihre verbandliche Organisation in GANZ gibt es erst seit zehn Jahren. Wenn wir jetzt einmal absehen von Ihrer Vision einer lebensbegleitenden Gemeinschaft (Life Focus Communities), von lebenslang lernenden und anleitenden Gemeinschaften - haben Sie dann noch irgendwelche anderen Visionen oder Wünsche oder noch irgend etwas anderes, mit dem Sie unser heutiges Gespräch abschließen möchten?

Polster: Zum Glück nicht. Denn wenn ich das hätte, wäre ich frustriert. Ich weiß nicht, wie ich etwas über die Zukunft sagen könnte. Gut, ich hege immer noch den Wunsch, dass wir uns von den Gemeinplätzen der Theorien frei machen und uns allen Ernstes fragen: »Worüber reden wir hier eigentlich?«

Jacobs: Ja. Das ist auch das, was Sie in Ihren Veröffentlichungen tun.

Polster: Anstatt dass wir uns in einen einzelnen Begriff verlieben. So wie es Leute gab, die sich darin verliebten, Gestalttherapie als »Prozesstherapie« zu bezeichnen. Wie wäre es denn überhaupt möglich, dass es eine Prozesstherapie gäbe? Wie kann man ohne Inhalt leben? Man kann es eben nicht. Andere verstanden sie als eine Hier-und-Jetzt-Therapie. Aber auch das hat einfach keinen Sinn.

Jacobs: Doch, hat es. Wenn man Erv's Publikationen liest. Denn er zeigt, wie der gegenwärtige Augenblick auch Vergangenheit und Zukunft in sich trägt.

Polster: Ja, gut, aber er bewegt sich dabei. Er steht nicht still, sondern bewegt sich weiter. Und es ist diese Bewegung, auf die es ankommt. Ich will damit ja nur unterstreichen, dass wir uns manchmal in solchen Gemeinplätzen verfangen haben. Danach fanden wir Wege, um daraus wieder herauszukommen und die Beengtheit zu korrigieren. Das ist der Grund, warum wir dann sagten, im Hier und Jetzt seien Erinnerung und Planung halt mit enthalten.

Jacobs: Ja, sonst wäre es nicht genug.

Polster: Und das wird leicht vergessen.

Jacobs: Und das wäre auch nicht genug.

Polster: Ja. Und sowieso gibt es das Jetzt eigentlich gar nicht. Wann wäre denn das Jetzt? Es ist nur eine Konvention unserer Aufmerksamkeit. Ich habe nichts dagegen, sich darauf zu konzentrieren. Ich habe auch nichts dagegen, dass man das Jetzt als eine Zeitangabe versteht, wie zum Beispiel »Jetzt reden wir miteinander«. Das ist völlig in Ordnung, und ich brauche keine genauere Bestimmung dessen, was dieses Jetzt ist. Wenn ich sage »Ich bin froh, dass wir jetzt miteinander sprechen und nicht damals oder demnächst«, dann ist mir klar genug, was ich damit meine. Aber meinen Geist damit einzuengen ...

Auf jeden Fall stehen eine ganze Reihe theoretischer Grundbegriffe in der Gefahr, auf diese Art verabsolutiert zu werden. Ich glaube, auch in der Gestalttherapie blieben wir vor solchen Verengungen nicht geschützt. Und ich würde gerne sehen, dass sie wieder verschwinden.

Jacobs: Ja. Das ist Reduktion von Komplexität. Sie haben uns immer dazu angehalten, uns mit einer breiteren Sicht und größeren Komplexität anzufreunden.

Polster: Na ja, ich weiß nicht. Ich meine, auf der einen Seite mit mehr Komplexität, aber auf der anderen mit mehr Einfachheit. So wie ich es gerade tue!

Jacobs: [gespielt ärgerlich, Hände in der Hüften] Sie tun es schon wieder! Genau!

Polster: Ja, es ist paradox. Und ich habe mir das nicht ausgedacht. Es funktioniert einfach so. Es ist paradox. Darüber gibt es etwas ... Wenn ich darüber rede wie aus der Position der »Radikalen Mitte«, dann meine ich Mitte nicht als etwas Konservatives. Ich will nicht die Dinge so erhalten wie sie schon immer waren. Sondern ich meine, ich will in der Mitte des Handelns stehen.

Jacobs: Erv, ich danke Ihnen herzlich, dass Sie das tun. Es war mir ein Vergnügen. [Beifall.]

Anmerkungen

1 Polster, Erving und Miriam (1973), Gestalttherapie. Theorie und Praxis der integrativen Gestalttherapie. Wuppertal 2002 (Edition GIK im Peter Hammer Verlag; erweiterte Neuauflage).

2 Polster, Erving (1988), Die Theorie und Praxis übersetzen: Martin Heidegger und die Gestalttherapie. In: Erving und Miriam Polster, Das Herz der Gestalttherapie. Beiträge aus vier Jahrzehnten. Wuppertal, 2002 (Edition GIK im Peter Hammer Verlag), S. 249 ff.

3 Polster, Erving (1972), Von Zigeunern geraubt. Persönliche Erfahrungen mit der Gestalttherapie. In: Gestaltkritik. Die Zeitschrift für Gestalttherapie, 1/2009 (GIK Gestalt-Institut Köln).

4 Polster, Erving (1983), Jedes Menschen Leben ist einen Roman wert. In: Erving und Miriam Polster, Das Herz der Gestalttherapie. Beiträge aus vier Jahrzehnten. Wuppertal, 2002 (Edition GIK im Peter Hammer Verlag), S. 187 ff.

5 Polster, Erving und Miriam (1999), Das Herz der Gestalttherapie. Beiträge aus vier Jahrzehnten. Wuppertal, 2002 (Edition GIK im Peter Hammer Verlag).

6 Polster, Erving (2006), Uncommon Ground. Harmonizing Psychotherapy and Community. Phoenix, AZ (Zeig, Tucker, & Theisen, Inc.).

7 Polster, Erving (1990), Dichte therapeutische Sequenzen. In: Erving und Miriam Polster, Das Herz der Gestalttherapie. Beiträge aus vier Jahrzehnten. Wuppertal, 2002 (Edition GIK im Peter Hammer Verlag), S. 171 ff.

8 Polster, Erving und Miriam (1976), Therapie ohne Widerstand. In: Erving und Miriam Polster, Das Herz der Gestalttherapie. Beiträge aus vier Jahrzehnten. Wuppertal, 2002 (Edition GIK im Peter Hammer Verlag), S. 123 ff.

9 Anm. 2, S. 262.

10 Anm. 2, S. 262 f.

LITERATUR

Armstrong, K. (1993). A History of God: The 4,000-Year Quest of Judaism, Christianity and Islam. Collingdale, PA: Diane Publishing.

Benson, H. (1975). The Relaxation Response. New York: William Morrow.

Bentall, R. P. (2000). In: E. Cardena, S. J. Lynn, & S. Krippner (Eds.), Varieties of Anomalous Experience (p. 94). Washington, D. C.: American Psychological Association.

Brooks, D. (November 16, 2004). New York Times, p. A31.

Buber, M. (1955). Between Man and Man. Boston: Beacon. Dt.: Das Dialogische Prinzip. Gerlingen 1994: Schneider.

Campbell, J. (1972). Myths to Live By. New York: Bantam Books. Dt.: Lebendiger Mythos: Gedanken über die inneren Horizonte. München 1988: Goldmann.

Cloninger, C. R. (2004). Feeling Good. New York: Oxford.

Conrad, J. (1942). A Conrad Argosy. New York: Doubleday and Moran.

Csikszentmihalyi, M. (1990). Flow. New York: Harper Perennial. Dt.: Flow: Das Geheimnis des Glücks. Stuttgart 2008: Klett-Cotta.

Csikszentmihalyi, M. (1993). The Evolving Self. New York: HarperCollins.

Damasio, A. (1999). The Feeling of What Happens. New York: Harcourt Brace. Dt.: Ich fühle, also bin ich. Berlin 2007: List.

Etzioni, A. (1994). The Spirit of Community. New York: Simon and Schuster.

Freud, S. (1957). Collected Papers, Vol. 2 (p. 367). London: Hogarth Press. Dt.: Erinnern, Wiederholen und Durcharbeiten. In: Gesammelte Werke, Bd. X. Frankfurt a. M. 1999. S. 125-136.

Friedman, R. (1995). The Disappearance of God. New York: Little, Brown

Hillman, J. (1983). Healing Fictions. Barrytown, N.Y.: Station Hill Press.

The Holy Scriptures. (1937). Psalm 46 (p. 808). Philadelphia: Jewish Publication Society of America.

Jaynes, J. (1976). Origins of Consciousness in the Breakdown of the Bicameral Mind. Boston: Houghton Mifflin.

Jung, C. G. (1964). Man and His Symbols. London: Aldus Books. Dt.: Der Mensch und seine Symbole. Freiburg im Breisgau 1991: Walter.

Kohut, H. (1971). The Analysis of the Self. New York: International Universities Press. Dt.: Narzissmus: Eine Theorie der psychoanalytischen Behandlung narzisstischer Persönlichkeitsstörungen. Frankfurt am Main 1988: Suhrkamp.

Koop, C. E. (1992). In A. Katz & H. Hedrick (Eds.), Self-help: Concepts and Applications (p. 18). Philadelphia: Charles Press.

LeDoux, J. (2002). Synaptic Self. New York: Penguin Books. Dt.: Das Netz der Persönlichkeit: Wie unser Selbst entsteht. München 2006: DTV.

Lewis, T., Amini, F., & Lannon, R. (2001). A General Theory of Love. New York: Vintage.

Madara, E. (1999). In: P. G. O'Brien, W. Z. Kennedy, & K. A. Ballard (Eds.),
Psychiatric Nursing: An Integration of Theory and Practice. New York: McGraw Hill.

Mahler, J. (March 27, 2005). The Soul of the Exurb. New York Times Magazine, p. 36.

Moreno, J. (1985). Psychodrama. Ambler, PA: Beacon House.

Newberg, A., D'Aquili, E., & Rause, V. (2001). Why God Won't Go Away. New York: Ballantine. Dt.: Der gedachte Gott: Wie Glaube im Hirn entsteht. München; Zürich 2003: Piper.

Nietzsche, F. (1967). Birth of Tragedy. New York: Random House. Dt.: Die Geburt der Tragödie aus dem Geiste der Musik. Frankfurt am Main 2000: Insel-Verlag.

O'Brien, T. (1990). The Things They Carried. New York: Penguin Books. Dt.: Was sie trugen: Erzählungen. Frankfurt am Main 2001: Fischer.

O'Keeffe, G. (1976). Georgia O'Keeffe. New York: Viking Press.

Perls, F., Hefferline, R., & Goodman, P. (1951). Gestalt Therapy: Excitement and Growth in the Human Personality. New York: Julian Press. Dt. 2 Bände: Gestalttherapie. Grundlagen der Lebensfreude und Persönlichkeitsentfaltung. Stuttgart 2006: Klett-Cotta. Gestalttherapie. Zur Praxis der Wiederbelebung des Selbst. Stuttgart 2007: Klett-Cotta.

Polster, E. (1987). Every Person's Life is Worth a Novel. New York: W. W. Norton. Dt.: Jedes Menschen Leben ist einen Roman wert. Köln 1987: EHP.

Polster, E. (1995). A Population of Selves: A Therapeutic Exploration of Personal Diversity. (Jossey Bass Social and Behavioral Science Series). New York: John Wiley.

Polster, M. (1992). Eve's Daughters: The Forbidden Heroism of Women. (Jossey Bass Social and Behavioral Science Series). San Francisco: Jossey

Bass. Dt.: Evas Töchter: Frauen als heimliche Heldinnen. Köln 1994: EHP.
Polster, M., & Polster, E. (1974). Gestalt Therapy Integrated: Contours of Theory & Practice. New York: Vintage. Dt.: Gestalttherapie: Theorie und Praxis der integrativen Gestalttherapie. Wuppertal 2001: Hammer.
Polster, M., & Polster, E. (1999). From the Radical Center: The Heart of Gestalt Therapy. Selected Writings. Cambridge: GIC Press. Dt.: Das Herz der Gestalttherapie: Beiträge aus vier Jahrzehnten. Wuppertal 2002: Hammer.
Potok, C. (1991). The Gift of Asher Lev. Greenwich, CT: Fawcett.
Rogers, C. (1959). A theory of therapy, personality and interpersonal relationships, as developed in the client centered framework. In: S. Koch (Ed.), Psychology: A Study of Science (pp. 200-201). New York: McGraw Hill.
Siegel, D. J. (1999). The Developing Mind. New York: Guilford. Dt.: Wie wir werden die wir sind. Paderborn 2006: Jungfermann.
Spence, D. P. (1982). Narrative Truth and Historical Truth: Meaning and Interpretation in Psychoanalysis. New York: W. W. Norton.
Updike, J. (November 1, 2004). The New Yorker, p. 104.
Wheeler, G. (2000), Byond Individualism: Toward a New Understanding of Self, Relationship, and Experience. Hillsdale, NJ: GICPress. Dt.: Jenseits des Individualismus: Für ein neues Verständnis von Selbst, Beziehung und Erfahrung, Wuppertal 2006: Peter Hammer Verlag.
Whitman, W. (1921). Leaves of Grass (Song of Myself), Stanza 16 (p. 49). New York: Modern Library. Dt.: Grashalme. Zürich 1985: Diogenes.
Woolf, V. (1927). To the Lighthouse. New York: Harcourt Brace. Dt.: Die Fahrt zum Leuchtturm. Fankfurt a. M.: 1956: Fischer.
Wright, R. (1940). Native Son. New York: Harper. Dt.: Native Son: Sohn dieses Landes. München 1993: Droemer Knaur.

Edition des Gestalt-Instituts Köln GIK im Peter Hammer Verlag

Gestalttherapie – Einführungen

Erhard Doubrawa und Stefan Blankertz, **Einladung zur Gestalttherapie:** Eine Einführung mit Beispielen, 104 Seiten, € 10,50

Erhard Doubrawa, **Die Seele berühren:** Erzählte Gestalttherapie, 123 Seiten, € 11,90

Daniel Rosenblatt, Erhard Doubrawa, Stefan Blankertz, **Gestalt Basics.** Zwei Einführungen in einem Band: »Gestalttherapie für Einsteiger« (Rosenblatt) sowie »Einladung zur Gestalttherapie« (Doubrawa/Blankertz), 192 Seiten, gebunden, € 18,50

Gestalttherapie – Bibliothek

Arnold Beisser, **Wozu brauche ich Flügel?** Ein Gestalttherapeut betrachtet sein Leben als Gelähmter, 156 Seiten, € 13,90

Judith R. Brown, **Zwei in einem Sieb:** Märchen als Wegweiser für Paare, 192 Seiten, gebunden, € 18,90

Daniel Rosenblatt, **Gestalttherapie für alle Fälle:** Eine Anleitung zum selbstbestimmten Leben, 92 S., € 8,90

Daniel Rosenblatt, **Zwischen Männern:** Gestalttherapie und Homosexualität, 204 Seiten, € 13,90

Stephen Schoen, **Die Nähe zum Tod macht großzügig:** Ein Therapeut als Helfer im Hopiz, 103 Seiten, € 12,90

Stephen Schoen, **Wenn Sonne und Mond Zweifel hätten:** Gestalttherapie als spirituelle Suche, 118 Seiten, € 11,90

Stephen Schoen, **Greenacres:** Ein Therapie-Roman, 289 Seiten, € 16,90

Barry Stevens und Carl R. Rogers, **Von Mensch zu Mensch,** 261 Seiten, € 18,90

Bruno Schleeger, **... und wo ist das Problem ...?** Zen-Buddhismus und Gestalttherapie; 428 S., € 24,90

Robert L. Harman (Hg.), **Werkstattgespräche Gestalttherapie**: Mit Gestalttherapeuten im Gespräch, 191 Seiten, € 20,90

Michaela Pröpper, **Gestalttherapie mit Krebspatienten:** Eine Praxishilfe zur Traumabewältigung, 202 Seiten, € 22,90

Frank-M. Staemmler und Werner Bock, **Ganzheitliche Veränderung in der Gestalttherapie,** 150 Seiten, € 21,90

Gordon Wheeler, **Jenseits des Individualismus:** Für ein neues Verständnis von Selbst, Beziehung und Erfahrung, 348 Seiten, € 29,90

Gordon Wheeler / Stephanie Backman (Hg.), **Gestalttherapie mit Paaren,** 376 Seiten, € 25,50

GIK-Business

Stefan Blankertz, **Wenn der Chef das Problem ist:** Ein Ratgeber, 249 Seiten, gebunden, € 24,90

Hans Emge, **Wie werde ich Unternehmer?** GIK-Businessguide Existenzgründung und Selbständigkeit, 247 Seiten, € 20,00

Heilende Texte

Heilende chassidische Schriften: Martin Buber für Gestalttherapeutinnen und Gestalttherapeuten, herausgegeben, eingeleitet und kommentiert von Cornelia Muth, 105 Seiten, gebunden, € 14,90

Heilende Texte: Meister Eckhart, ausgewählt und kommentiert von Stefan Blankertz, herausgegeben und eingeleitet von Erhard Doubrawa, 171 Seiten, gebunden, € 14,90

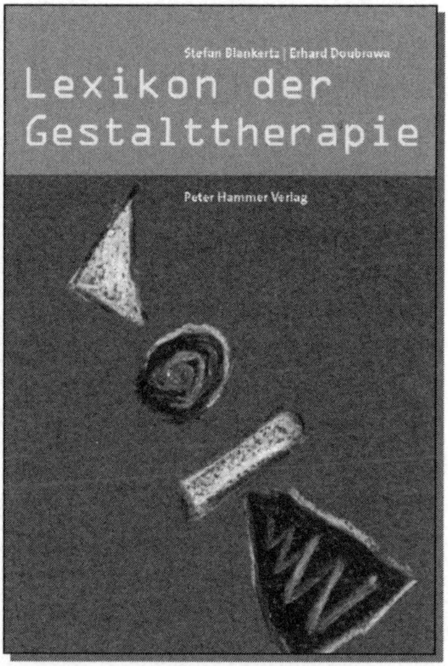

Stefan Blankertz
Erhard Doubrawa

Lexikon der Gestalttherapie

Wuppertal 2005,
336 S., € 19,90

In übersichtlicher, systematischer und zugänglicher Form erläutert dieses Lexikon die Begriffe der Gestalttherapie (u. a. Aggression, Deflektion, Introjektion, Konfluenz, Kontakt, Projektion, Retroflektion, Selbst usw.) und stellt die Ideen und das Leben der Begründer Laura Perls, Fritz Perls und Paul Goodman, sowie die Weiterentwicklung der Gestalttherapie bis heute dar. Es beleuchtet die vielfaltigen Wurzeln und Einflüsse der Gestalttherapie wie Gestaltpsychologie, Psychoanalyse, Phänomenologie, Existenzialismus, Holismus, Wilhelm Reich, Martin Buber usw. Den zentralen Stichworten ist die Etymologie vorangestellt, die interessante Dimensionen eröffnet.

Dieses Lexikon ist die erste lexikalisch-systematische Aufarbeitung der Gestalttherapie und ein unverzichtbares Hilfsmittel für jeden, der sich mit den Erkenntnissen dieses Therapieansatzes beschäftigen möchte.

Edition des Gestalt-Instituts Köln im Hammer Verlag
Herausgegeben von Anke und Erhard Doubrawa